浙江省普通高校"十三五"新形态教材

高等院校数字化融媒体特色教材

临床药物治疗学

主 编 支雅军 王 芳 董 俭

副主编 王 硕 闫宇辉

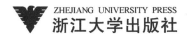

ZHEJIANG UNIVERSITY PRESS

浙江大学出版社

图书在版编目（CIP）数据

　临床药物治疗学 / 支雅军，王芳，董俭主编. —杭
州：浙江大学出版社，2021.8（2023.2 重印）
　ISBN 978-7-308-21647-0

　Ⅰ．①临… Ⅱ．①支… ②王… ③董… Ⅲ．①药物疗
法—教材 Ⅳ．①R453

中国版本图书馆 CIP 数据核字（2021）第 158235 号

临床药物治疗学

主　编　支雅军　王　芳　董　俭
副主编　王　硕　闫宇辉

丛书策划	阮海潮（1020497465@qq.com）
责任编辑	阮海潮
责任校对	王元新
封面设计	周　灵
出版发行	浙江大学出版社
	（杭州市天目山路 148 号　邮政编码 310007）
	（网址：http://www.zjupress.com）
排　　版	杭州好友排版工作室
印　　刷	绍兴市越生彩印有限公司
开　　本	787mm×1092mm　1/16
印　　张	18.5
字　　数	462 千
版 印 次	2021 年 8 月第 1 版　2023 年 2 月第 2 次印刷
书　　号	ISBN 978-7-308-21647-0
定　　价	65.00 元

《临床药物治疗学》
编委会名单

主　编　支雅军　王　芳　董　俭

副主编　王　硕　闫宇辉

编　者　（按姓氏笔画为序）

万　欣（惠州卫生职业技术学院）

王　芳（浙江医药高等专科学校）

王　硕（浙江医药高等专科学校）

王华英（宁波大学附属人民医院）

支雅军（浙江医药高等专科学校）

闫宇辉（江苏食品药品职业技术学院）

李继川（宁波市第一医院）

杨　辉（浙江医药高等专科学校）

吴静怡（浙江医药高等专科学校）

岑丹维（浙江医药高等专科学校）

邹陈君（宁波市康宁医院）

张应忠（宁波市康宁医院）

张聪聪（浙江医药高等专科学校）

邵静萍（浙江医药高等专科学校）

武敏霞（山西药科职业学院）

孟　艳（宁波市医疗中心李惠利医院）

姚晓坤（浙江医药高等专科学校）

袁祖国（宁波大学附属人民医院）

贾　姝（浙江医药高等专科学校）

梅新路（浙江医药高等专科学校）

曹伟娟（浙江医药高等专科学校）

董　俭（宁波市第一医院）

谭学莹（浙江医药高等专科学校）

前　　言

　　为适应现代职业教育的发展,建立以立德树人为根本、以职业需求为导向、以实践能力培养为重点、以产学研用结合为途径的高层次应用型人才培养模式,我们坚持高起点、高标准,启动了《临床药物治疗学》的编写。

　　本教材为浙江省普通高等教育"十三五"新形态教材,与在线开放课程(网址 1:https://www.zjooc.cn;网址 2:http://ningbo.nbdlib.cn)配套使用。本教材在"互联网＋教育"背景下,遵循科学性、严谨性、先进性、系统性、适用性的原则,通过构建临床药物治疗学的知识体系,使读者掌握合理用药的原则和方法,实现了信息技术与教育教学的深度融合。本教材共有 23 章,第一至第六章为总论,介绍了临床药物治疗学的基本理论、基本知识和基本方法;第七至第二十二章为各论,以各个系统常见病、多发病为主线,在病因、发病机制、主要临床表现等疾病概述的基础上重点介绍了药物治疗的原则、如何规范地选择治疗药物、药物的不良反应和相互作用等内容。在每个章节以二维码的形式嵌入微课(51 个)、PPT 课件(62 个)、知识点拓展(53 个)、习题(62 个)等多种形式的数字资源。第二十三章为实训,提供了评定 14 类疾病药物治疗方案的实际操练,并以二维码形式附有分析提示,旨在提高学生的临床思维和实践能力。

　　本教材的编写者都是经验丰富的"双师型"教师和临床一线的专家,他们在编写时参考了最新的图书、期刊和疾病诊治指南。本教材可供全国高职院校药学类、医学类及其他相关专业教学使用,也可供医药行业从业人员学习参考使用,还可供执业药师考前培训使用。

　　我们在此向各参编单位领导、同仁及浙江大学出版社等支持、帮助本教材撰写出版的朋友们致以衷心的感谢！对本教材参考引用的相关文献的作者，表示诚挚的谢意！

　　在本教材的编写过程中，我们尽量做到细致、严谨，但由于临床药物治疗学内容多、进展快，加上编者水平有限，难免存在错误和不足之处，恳请读者批评指正。

支雅军

2021 年 7 月

目　　录

第一章

绪　论

学习目标

1. **掌握**　临床药物治疗学的基本概念和学习方法；合理用药的概念。
2. **熟悉**　临床药物治疗学的任务、与相关学科的关系。
3. **了解**　临床药物治疗学的发展历史。

第一节　临床药物治疗学概述

一、临床药物治疗学的概念

临床药物治疗学是以患者为中心,研究药物预防、治疗疾病的理论和方法的一门学科。

1-1　课件

1-2　概述

临床药物治疗学的主要任务是使临床医师和临床药师运用基础医学、临床医学等药学相关学科的基础知识,针对疾病的病因和发病机制,结合患者的个体情况及药物的属性,制订和实施合理的个体化给药方案,并根据患者的用药反应和药物的治疗效果及时评估、调整用药方案,以获得最佳的治疗效果并承受最低的治疗风险。

研究影响药物治疗效果的因素是临床药物治疗学的重要内容。药物治疗的对象是患者,产生的效应是药物—机体—疾病共同作用的结果。因此,影响药物治疗效果的重要因素就是药物、机体和疾病。药物方面包括药物的理化性质、药理作用,以及药物的剂型、剂量、给药次数、途径等因素,另外,药物的联合使用会引起协同或拮抗作用,甚至出现配伍禁忌,这些都会影响药物的疗效及其安全性,必须引起重视。机体方面包括患者的年龄、性别、遗传、心理、营养状况、病理状态等,这些因素均会影响药物疗效。例如,老年人生理功能逐渐减退,对药物的代谢和排泄能力降低,因此对药物的耐受性较差,用药剂量一般比成人减少;正常人服用利尿剂后血压无明显变化,而高血压患者服用后血压会明显降低。疾病方面包括病因、发病机制、病理变化及分型、分期、合并症等,这些因素也均会影响药物的疗效。因此,在进行疾病的药物治疗时,不是疾病和药物的简单配对,而是需要将具体的病情与药物的性质和患者的实际生理心理特征相结合,具体情况具体分析,实施个体化的药物治疗。

临床药物治疗学的核心是合理用药。早在 1985 年世界卫生组织(World Health Organization, WHO)在肯尼亚首都内罗毕召开的世界合理用药大会上,来自各国的专家就达成了共识,将合理用药的概念描述为:"要求患者接受的药物适合其临床的需要,所用剂量及疗程符合患者个体化要求,所耗经费对患者及其社区均属最低廉。"此概念可概括为"安全、有效、经济、适宜"。安全性是合理用药的基本前提,是指尽量给予患者最有利的药品,使患者受到尽可能小的危害;有效性是合理用药的首要目标,是指尽量给予患者最大的、确切的治疗效果,"治标"与"治本"均视为有效;经济性是指给予患者以尽可能低的成本换取尽可能大的治疗效益,但不能理解为就是选择最便宜的药品;适宜性是指给患者选用适宜的药物,以适宜的剂量和疗程,进行适宜的监护,为患者提供适宜的信息。

二、临床药物治疗学的发展历史

临床药物治疗学的发展历史始终伴随着人类文明发展的历史。早在远古时期,神农就将医药结合,进行了人类最早的人体试验。《神农本草经》被认为是人类临床药物治疗学的起源之一。19 世纪以前,

1-3　发展概况

药物治疗长期处于经验主义阶段,其中还不乏有谬误之处。19 世纪以后,随着人们对药物的理化特征(尤其是药理学)、机体的结构和功能、疾病的认识不断深入,药物治疗学逐渐上升到科学阶段。自 20 世纪以来,伴随着循证医学、循证药学、人类基因组学等学科的建立和发展,药物治疗学真正进入了现代科学化发展的轨道。

20 世纪 70 年代末,美国等西方发达国家开始重视药物治疗学的教学和研究,最早提出和实践临床药物治疗学。1980 年,美国为其药学博士开设了这门课程,随后陆续出现了 *Pharmacotherapy* 杂志、WHO 药物应用专家委员会等专门的期刊、组织及相关的国际定期会议。在我国,改革开放以后制药工业迅速发展,药物种类明显增加,但医务人员用药知识明显不足,不合理用药现象日趋严重。鉴于这种情况,从 20 世纪 90 年代中后期开始,我国相关部门和医学界、药学界开始重视医院药学的转型和药师职责的转变,中国药学会成立了药物治疗专业委员会。2002 年 1 月 21 日我国卫生部颁布的《医疗机构药事管理暂行规定》明确提出:"医院要建立临床药师制,药学部门要建立以患者为中心的药学管理工作模式,开展以合理用药为核心的临床药学工作,参与临床疾病诊断、治疗,提供药学技术服务,提高医疗质量。"这个规定极大地促进了我国临床药物治疗学的建立与发展。目前,很多国家和学术机构在不断制定、修订详细的药物合理应用指南,也推动着临床药物治疗学水平的不断提高。

三、临床药物治疗学与相关学科的关系

临床药物治疗学是医学和药学之间的桥梁学科。这三个学科各自侧重不同。医学是以

各系统疾病为主线,阐述重点在于疾病的病因、发病机制、临床表现、诊断与鉴别诊断、治疗。尽管药物治疗是治疗手段的一部分,但医学对于如何在众多的药物中为不同的患者制订个体化的合理用药方案阐述仍然不够。药学是以药物分类为主线,阐述重点在于药物的理化性质、体内代谢过程、对机体的作用及不良反应,但很少介绍疾病的知

1-4 学科之间关系

识。而临床药物治疗学就是利用医学和药学各自的知识,综合起来研究如何为患者正确选用药物、制订个体化治疗方案,达到合理用药的目的。这也是目前很多大型医疗机构要求医师和药师共同负责患者临床药物治疗的重要原因。

药物基因组学是一门新兴的交叉学科,主要研究人类基因组信息与药物反应之间的关系,是未来临床药物治疗学的基础。它可以通过研究遗传多态性和药物反应个体差异的关系,解答相同疾病不同个体对同一药物的反应存在差异的原因,可以用于指导个体化的药物治疗。例如,通过分析不同患者的基因型,可以选择那些能获得好的疗效而不良反应轻微的基因型患者接受相应的治疗,或者进行一些严重不良反应的预测,使药物治疗更加安全有效。药物基因组学使得临床药物治疗的未来模式由诊断定向治疗转向基因定向治疗,真正实现精准的个体化医疗。

药学服务是近年来提出的概念,是指药学人员应用专业知识和技能向医护人员、患者及其家属、普通人群等社会公众直接提供负责任的、与药物治疗相关的服务。其工作内容不仅是提供合格的药品,更重要的是要关注社会公众合理用药等与药物治疗相关的全部需求,如

1-5 研究内容与任务

参与临床药物治疗方案的制订、落实和监督,药品不良反应的监测与报告,处方点评,用药咨询和健康教育,人文关怀等,最终实现的目标是提高患者的生活质量。显而易见,所有这些环节均离不开必要的医学和药学知识,而临床药物治疗学的内容正是医学和药学知识的有机结合,是指导医师和药师进行合理药物治疗的基础,是药师进行药学服务的基础,也是药师当好医师合理用药参谋的基础。

1-6 与药学服务关系 1-7 习题

第二节 临床药物治疗学的特点和学习方法

一、临床药物治疗学的特点

临床药物治疗学是以患者为中心,以合理用药为核心的一门应用型学科,具有以下特点:

1. 医药知识相结合 临床药物治疗学通过对人体生理、病理状态的认识及对药物属性特点、药动学、药效学的认识,并融入社会学、经济学、管理学等多学科的专业知识,以及来源

于循证医学的证据、诊疗指南规范中的阐述,最终形成了一整套系统的专业理论体系,用于指导临床合理用药。

  2.理论与实践相结合 药师在医疗实践中运用学过的药学、医学及临床药物治疗学知识,通过分析和评估患者的病情

1 8 课件   1 9 学习内容和方法

与药物作用之间的关系,与医师共同遴选最佳的药物治疗方案,执行最佳的药学监护计划,并在临床实践中不断优化,同时还可以通过反馈去促进理论知识的提出和修正。临床药物治疗学就是在这种理论与实践的磨合中不断发展的。

  临床药物治疗学具有很强的实践性和应用性,它可以促使药师树立"以人为本"的观念,关注患者,关注药物使用的全过程,并在临床实践中发现问题、解决问题,保障患者的合理用药。

二、临床药物治疗学的学习方法

  正是基于以上特点,学好临床药物治疗学必须首先系统地学习药学专业知识和相关的医学知识,然后融会贯通,在面对很多作用相似的不同药物和各种临床表现相似的不同疾病状态时,能为患者选择合适的药物,制订恰当的治疗方案,达到个体化合理用药的目的。

1-10 药师专业技能

  本教材以各系统疾病为主线,基于医学与药学知识的有机结合,参考目前最新的循证医学诊疗指南与规范,阐明临床药物合理选用知识。同时临床药物治疗学也是一门实践性极强的课程,需要同学们重视临床用药实践与技能的学习和培养。我们建议在教学中安排一定的临床实践或实训,让同学们真正参与到患者药物治疗方案的制订中。本教材附有实训内容,且大多数章节的最后附有病例讨论,就是为了设置各种真实的场景,帮助同学们锻炼临床思维,培养合理用药的实践能力,学会与医师与患者的沟通技巧,在实际工作中善于发现问题、解决问题。

  本教材的编写是基于对目前医药发展现状的认识,随着临床医学理论和诊疗技术的进步,随着新药的不断出现,临床药物治疗学的理论和实践技术也在快速发展。同时,我们对患者各种情况下用药选择的阐述也不可能面面俱到。所以读者在学习过程中如果遇到问题,一定不要机械地生搬硬套,而是要用发展的眼光辩证地看问题,不断学习新知识、新进展,全面了解患者的具体情况,仔细核对药物的适应证和用法,学好临床药物治疗学,更好地为患者服务。

思考题

1.谈谈你对临床药物治疗学课程的理解。
2.请结合个人实际,谈谈怎样学好临床药物治疗学这门课程。

1-11 习题

（支雅军）

第二章

药物治疗的基本原则与过程

 学习目标

1. **掌握** 药物治疗的基本原则和基本过程；患者的依从性。
2. **熟悉** 患者不依从的类型、原因及后果。
3. **了解** 提高患者依从性的措施。

很多疾病需要采取综合治疗措施，包括药物治疗和非药物治疗，如康复治疗、手术治疗、心理治疗等。目前，药物治疗仍是临床上最基本、最常用的治疗手段，是指使用可以消除病因、保持机体内环境稳定并改善病变器官的功能、减轻或者解除患者痛苦、治愈患者的药物而进行的治疗。药物治疗与非药物治疗发挥互补优势，配合密切，为疾病的预防和治疗发挥了重要作用。

第一节　药物治疗的基本原则

药物治疗的基本原则包括药物的安全性、有效性、经济性和方便性。

一、安全性

安全性（safety）是指保证患者的用药安全，这是药物治疗的前提。药物在发挥

2-1　课件

2-2　方案的制订

其防治疾病作用的同时，也可能改变病原体对药物的敏感性或者对机体产生不良反应，导致机体器官功能和组织结构的损害，甚至会产生药源性疾病。重视药物安全性应贯穿药物治疗的始终。因此，选用的药物应是经过临床前试验、临床试验及毒理学评价，允许进入临床使用，能够保证基本安全的药物。然而，绝对安全是不可能的，安全是相对的，患者从药物治疗中获益的同时，也势必要承担一定的风险。医药工作者在为患者选择治疗药物时，要权衡

利弊,使患者承担最小的风险,获得最大的治疗效果。

不同的疾病对药物安全性的要求不同,这与患者的获益程度相关。例如,抗感冒药一般只是减轻不适感觉,或许也能缩短自然病程,但如果药物有导致脱发或骨髓抑制的风险,患者是不能接受的;而抗肿瘤药能延长患者的生存期,即使有引起脱发和骨髓抑制的风险,也能被患者接受。

了解药物治疗产生安全性问题的原因有助于更好地保证药物治疗的安全性。产生药物治疗安全性问题的主要原因有:①药物本身的生物学特性。药物具有双重性,在具有治疗作用的同时,也可能产生不良反应。②药物的质量问题。药品制剂中不符合标准的有害有毒物质超标或者有效成分含量过高均会影响药物安全性。③药物的不合理使用。如药物使用的疗程过长、剂量过高、不合理的联合用药、停药过程突然、在长期使用药物过程中未按要求及时监测重要脏器功能等,都属于不合理使用药物的范畴。

二、有效性

有效性(efficacy)指药物的作用应是确切的,所选药物的适应证应与病情相符,给药方案(包括给药剂量、给药方式、时间间隔等)要与患者情况相符合。有效性是选择药物的首要目标,是药物用于临床治疗时达到预期治疗效果的唯一保障。药物能否发挥其应有的效应,取决于是否达到最低的有效血药浓度。血药浓度的高低与用药的剂量、药物的剂型、给药的途径、给药的时间及间隔时间、联合用药及患者的年龄、性别、个体差异、病理状况等因素相关。理想的治疗药物应具有良好的药动学特性,采用简便的给药方案即能达到所需的治疗浓度。

要达到理想的药物疗效,应考虑下列的因素:①药物方面的因素。治疗药物的生物学特性、理化性质、剂量、剂型、给药途径、药物间的相互作用等因素都能影响药物的治疗有效性。②机体方面的因素。患者的年龄、性别、体重、病理状态、精神因素、遗传因素等对药物的治疗效果均可以产生影响。一些疾病,如脑血管疾病、肿瘤等,早期用药最可能取得预期疗效,因此抓住有利的治疗时机十分重要。患者良好的生理、心理状态,积极的配合也是药物治疗取得良好疗效的关键。③药物治疗的依从性。患者对医生提出的治疗方案能否依从,对药物治疗效果有很大的影响。

三、经济性

经济性(economy)是合理用药的基本要求,指消耗最低的成本,获取最大的治疗效果,而非指用药越少、越便宜越好。根据有效性和安全性原则选择的药物,若超出患者的支付能力,也会影响患者的依从性。因此,选择药物时要考虑到治疗的成本、患者经济状况、医疗保险情况等。另一方面,考虑药物的治疗成本时,也应考虑治疗总支出即治疗的总成本,而不仅是单一的药费。较高的药费支出(与低费用药物相比)有可能缩短住院天数,减轻甚至避免不良反应,早日恢复工作,从而使治疗总成本降低。显然,这种虽药费较高,却有良好治疗效果的药物,也是值得选用的。

把经济性作为药物治疗的基本原则之一,在于药品属于重要的卫生资源,而我国仍处在发展中阶段,保障人民基本的医疗卫生保健需要仍是我国目前医疗工作的重点。所以经济、合理地利用药品,可以优化治疗方案,节约医疗资源,减少医疗成本,从而实现医疗卫生事业可持续性发展。

四、方便性

方便性(convenience)是影响患者依从性的重要因素,在确保治疗效果的前提下,应尽量选择剂型和给药方案更方便患者的药物。如婴幼儿不会吞咽药片,应选择水剂、冲剂或栓剂等;而缓释制剂减少了给药次数,不易发生漏服现象,从而可提高患者的依从性。

2-3　习题

第二节　药物治疗的基本过程

药物治疗是否能达到安全、有效的目的,与药物、机体和疾病三者相互作用的结果有关。对于一位患者的药物治疗,首先要明确患者存在的问题,根据患者的症状、体征及辅助检查(包括影像学检查和实验室检查等)的结果做出明确诊断,然

2-4　课件

2-5　基本过程

后制定治疗目标,选择适当的药物、剂量和疗程,开具处方并指导用药。在治疗过程中和治疗结束时,要对药物疗效进行评价,如果解决了患者的问题,即达到治疗目标,可以停止药物治疗或继续目前药物治疗方案,否则,需要重新评估上述步骤,并且调整用药。

一、明确疾病诊断

正确诊断是正确治疗的决定性步骤。正确的诊断是在综合分析各种临床信息的基础上做出的,如患者的主诉、详细的病史、体格检查、实验室检查及影像学检查等。正确的诊断意味着对疾病的致病因素、病理改变及病理生理学过程有比较清楚的认识,在此基础上,才可能使治疗措施准确地在疾病发生发展的关键环节发挥作用,促使疾病向好的方向转归。

在实际临床工作中,有时候确诊某种疾病的依据可能并不充分,而治疗又是必需的,此时,仍需要拟定一个初步诊断,才能进行下一步治疗。例如,一位 40 岁的女性,近日出现对称性关节僵硬和红肿、疼痛等症状,晨起加重,无感染史,初步诊断为类风湿关节炎。若无其他禁忌证,可选用阿司匹林片口服治疗,如果症状很快得到明显缓解,即有助于验证以上诊断,在临床上属于诊断性治疗。

需要指出的是,若诊断完全不明,不能进行盲目治疗,否则可能会造成严重后果。如急性腹痛患者,在诊断不明确的情况下,若盲目使用镇痛药缓解疼痛,则可能掩盖急腹症病情恶化的临床表现,贻误诊断,可能导致弥散性腹膜炎,甚至导致死亡等严重后果。同时,所有疾病都有一个动态的发展过程,在疾病的不同阶段,其症状、预后等也可能不同。

二、确定治疗目标

治疗目标,即在对患者和疾病情况充分认识的基础上确立的疾病治疗预期所能达到的最终结果。确定目标是一个决策过程,不仅要考虑疾病本身,更应考虑患者的整体综合情

况。如对于原发性高血压的治疗,普通患者血压应降至 140/90mmHg 以下,合并肾病和糖尿病患者血压则应降至 130/80mmHg 以下,而老年人的收缩压应降至 150mmHg 以下。

治疗目标越明确,治疗方案越简洁,药物选择就越容易,比如镇咳、镇痛、控制糖尿病患者血糖至正常范围等。但临床上,在确定治疗目标时,既需要改变患者目前的病理状态,又需要改善患者的生活质量,这就决定了药物治疗方案的复杂性,同时也决定了患者可以获得的最大疗效。如有效地控制血压是治疗高血压的首要目标,同时也要更有效地减少心、脑、肾等靶器官的损害并降低死亡率。对于妊娠高血压患者,不仅要积极降低血压,还应考虑降压药物对胎儿的潜在危险。

治疗目标的确定不仅建立了医患双方对最终治疗结果的评估标准,同时也是双方对治疗结果的共同期望。值得注意的是,有时患者对治疗结果的期待和医药工作者确定的治疗目标可能有所不同,这会导致患者对医药工作者的不信任,降低患者的依从性,甚至可能产生医疗纠纷。因此,要加强医患双方的有效交流,使患者理解治疗目标确定的原因,产生合理预期,接受正确治疗。

三、选择治疗方案

治疗目标决定治疗方案,而一个治疗目标往往有多个治疗方案及多种治疗药物,要综合考虑患者的具体情况和药物的药理学特征,依据安全、有效、经济、方便的原则,确定药物的品种、剂量和疗程。确定治疗方案时还应考虑药物代谢动力学。患者一旦存在与药物消除相关的器官疾病,就会使药物的消除减慢,用药剂量和用药间隔时间就需要进行调整。例如,布洛芬主要经肾消除,如果患者肾功能正常,根据其半衰期约 2h,可推荐剂量 200~400mg,每日 3 次,而如果患者肾功能减退,则应适当减少用药剂量,或减少给药次数,或选用缓释制剂。

四、开始药物治疗

治疗方案确定以后,应为患者开具格式规范、书写清楚的处方。这标志着医师接诊的结束。此时也恰恰是药物治疗的开始。药物治疗目标能否达成,不仅取决于治疗方案,也取决于患者因素,临床医药工作者应与患者有效沟通,向其提供必要信息,指导用药,使其成为知情的治疗合作者,提高患者的依从性,保证治疗效果。如向患者解释抗结核病药为什么需要在每日清晨一次性服用;为什么长期服用糖皮质激素不能突然停药;用药过程中应立即停药就诊的毒副反应有哪些等。

五、监测、评估与干预

在确立治疗目标的同时,也就设定了反映疗效的观测指标和毒性的观测终点,所以在治疗过程中要对观测指标和观测终点进行监测,用以评估治疗效果,进行适度干预,以选择继续、调整或是终止治疗方案。目前,治疗—监测—治疗的反复尝试优化是药物治疗的最实用方法。

1.临床上对治疗进行监测的两种方式

(1)被动监测:医药工作者向患者解释出现治疗效果的表现,告知患者如果无效或者出现不良反应时应怎么做等,即由患者自己监测。

（2）主动监测：医药工作者根据疾病治疗效果，通过治疗药物监测可以得出治疗有效和治疗无效两种结论。

2.治疗有效　患者按治疗方案完成了治疗，疾病已治愈，则可停止治疗。若疾病未治愈或转为慢性，治疗有效且无不良反应，或不良反应不影响治疗，则可继续治疗，直到病愈或长期用药维持。若治疗有效但出现严重不良反应，则应对治疗方案进行适当调整，权衡疗效和患者受益的关系，决定是否继续用药治疗。

3.治疗无效　如果治疗无效，此时不论有无不良反应，均应重新评估治疗过程，应考虑诊断是否正确、治疗目标和治疗方案是否恰当、药物剂量和疗程是否合理、患者的依从性及对治疗的监测是否正确等。若能找出治疗失败的原因，则可提出相应的解决方案，否则，应考虑停药，以免对患者造成不必要的损害，避免贻误治疗时机和浪费医疗资源。

2-6　习题

无论因何种原因计划停止药物治疗时，应切记某些药物不能立即停药，应经过一个逐渐减量的过程才能停药，如糖皮质激素、精神神经系统用药、β受体拮抗剂等。

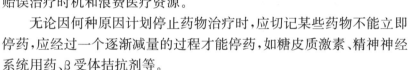

第三节　患者的依从性

患者的依从性（compliance）是指患者对医师、药师药物治疗方案的执行程度，是药物治疗有效性的基础。不执行医嘱的，称为不依从（noncompliance），会导致病情延误、治疗失败、病情加重或增加不良反应等。无论药物治疗方案制订得多么正确，如果患者不依从也难以产生预期的治疗效果。

2-7　课件

一、患者不依从的主要类型

1.不按处方取药　有的患者出于各种原因，擅自取舍处方中的某些药物。

2.不按医嘱用药　包括擅自更改药物使用剂量、用药次数、用药途径或方法、用药时间或顺序、疗程等。

2-8　依从性

3.不当地自行用药　患者凭经验或直觉擅自用药，有的患者认为自己的症状和他人相似而使用他人的药物。

4.重复就诊　患者先后就诊于不同专科，或者就诊于不同医院，或正在使用其他药物却不告诉医生，造成相同或相似药物的重复使用。

5.提前终止用药　患者错误地认为不需要继续用药了，比如仅症状缓解或仅将一次开具的药量用完。

二、患者不依从的常见原因

正确的药物治疗方案须在医生、护士、药学人员和患者的共同执行下，才能产生预期效果。对患者而言，常常由于人、药、疾病等多种因素而出现不依从情况，常见原因如下：

1. 医药人员因素　与患者缺少有效的沟通,对患者的用药指导不清楚。比如在用药过程中,医药人员没有向患者说明药物的作用、用法用量、不良反应及注意事项,患者因自感疗效不佳加大用药剂量,从而出现不良反应。

2. 患者因素　因病情好转而中断用药、求治心切而擅自超剂量用药、"久病成医"或相信其他人经验而自行用药、年迈健忘而不及时用药、对医生缺乏信心而自行更改用药方案、担心药物的不良反应或难以忍受不良反应而自行停药等。

3. 药物因素　如药片太小,使视力减退和手指活动不灵活的老年人拿或掰困难;药片太大,患者难以吞咽;制剂带有不良气味或颜色,使患者特别是儿童拒服等。

4. 疾病因素　一些疾病(如原发性高血压)本身无明显症状或经过一段时间治疗后症状得以改善,患者缺乏症状提醒而漏服药物。

5. 给药方案因素　方案过于复杂,如药物品种过多或服药次数过多、用药疗程太长、用药方式不便捷、产生明显不良反应等。

三、患者不依从的主要后果

患者不依从造成的后果取决于不依从的程度、药物种类和疾病的种类等,可能是延误病情,还可能会引起药物中毒反应。

1. 导致毒性反应　属于直接后果。如果患者擅自增加强心苷类药物的剂量,轻者可出现胃肠道反应,重者可能出现心律失常等毒性反应。

2. 导致药物无效　亦属于直接后果。在结核病治疗过程中,如果患者擅自更改服药的剂量、种类、时间、疗程等,则可能导致药物疗效降低甚至治疗无效。

3. 导致医师错误判断　属于间接后果,会导致医生在监测药物治疗效果时做出错误判断。患者因不依从而导致的治疗失败,可能被医生误认为是诊断错误、选用药物不合理、药物剂量不足等造成的,从而有可能导致额外的化验检查、改变药物剂量、更换毒性或费用更高的药物等错误决策。

四、提高患者依从性的措施

根据疾病实际情况、药物治疗方案、用药剂量、患者个体情况等不同,可以考虑从以下几个方面来提高患者的依从性。

1. 与患者建立良好的医患关系　临床医药人员要尊重患者的感受和观点,理解患者的心理,取得患者的信任和合作。

2. 优化药物治疗方案　复杂的药物治疗方案是造成患者不依从的常见原因之一,因而,合理的药物治疗方案应是尽可能减少药物品种,尽可能缩短疗程,尽可能选择合适的剂型和简单的剂量方案。

3. 加强用药指导　临床医药人员应以患者能理解的方式(如通俗的语言、友善的态度、真诚的同理心等)向患者说明用药目的、用法用量、不良反应及注意事项等,使患者能够正确认识药物,以达到正确地使用药物、发挥药物预期疗效的目的。

4. 检查医嘱的执行情况　医药人员要经常检查医嘱执行情况,及时了解、解决患者在用药过程中出现的问题,消除患者的顾虑。

五、向患者提供用药指导

向患者提供用药指导的目的是帮助患者正确认识药物,正确使用药物,确保药物发挥其应有的疗效。要多替患者考虑,若语言不通,可以写下要说的话。指导或回答问题时应重点突出、语言通俗,因为一般的患者很难在短时间内记住太多陌生的专业技术内容。用药指导的基本内容包括:

1. 药物的疗效　为什么要采用此药治疗;哪些症状会改善或消失,哪些不会;估计何时会起效;如果不服药或者不正确地服药将会出现什么情况。

2. 药物的不良反应　帮助患者适当了解药物的不良反应,预防或避免不必要的危险。告知患者可能会出现哪些药物(最重要的)不良反应;怎样识别药物不良反应;药物不良反应可能持续多久;有多严重;可以采取什么措施。对于多疑者,还需要强调不良反应的发生是一个统计概率事件,是针对整体人群的反应,对于个人来说并不一定发生。提醒的目的是万一发生不良反应时,可以采取相应的措施,例如停药或者就医。

3. 药物使用　何时服用此药;怎样服用此药;连续服用多长时间;药物怎样贮存;剩余的药品应如何处理。忘记按时服药是比较常见的情况,可以提示患者利用闹钟、移动电话等工具的提醒功能,或者向患者推荐缓释剂型药物。

4. 告诫患者　什么情况下不能再服用此药;不要超过服用最大剂量;为何必须全程服药。

5. 关于复诊　何时复诊;哪些情况下要提前复诊;哪些情况下不必复诊;下次复诊时医生需要了解哪些信息。

6. 确认沟通效果　询问者对上述各项是否都已理解;让患者复述最重要的信息;确认患者是否还有其他问题。

对于任何疾病的治疗,最具效益的方案是对患者进行药物指导、宣传教育,以避免可能发生的问题。有的高血压患者说:“血压高时,才需要吃药,血压不高,就不需要吃了。”应告知患者:“高血压对机体器官的危害是长期的,控制血压的治疗是终身的,且治疗的目的不仅是控制血压,更要防止并发症的发生。”

服药方法也是经常遇到的问题,尤其是一些新型或不甚常见的剂型。有的长效片剂必须整粒吞服,不能掰开或咀嚼,否则便会失去缓释作用。口服液体制剂应使用有刻度的量杯准确量取,不宜推荐汤匙(调羹)等模糊概念。

思考题

1. 根据你掌握的信息和个人观点,提出药物治疗的有效性、安全性、经济性的建议。

2. 结合学习内容,举例说明制订一个合理的药物治疗方案应考虑的主要因素。

2-9　习题

（曹伟娟）

第三章

药物不良反应

> **学习目标**
>
> 1. **掌握** 药物不良反应的识别及防治的基本原则。
> 2. **熟悉** 药物不良反应的基本概念及类型。
> 3. **了解** 药物不良反应发生的原因及监测方法。

世界卫生组织将药物不良反应（adverse drug reaction，ADR，也称药品不良反应）定义为：人体接受正常剂量的药物预防、诊断、治疗疾病或调节生理功能时出现的有害的、与用药目的无关的反应。在药物治疗过程中发生的任何不幸的医疗事件被称为药物不良事件（adverse drug event，ADE）。这种事件不一定与药物治疗有因果关系，除药物不良反应外，还包括药品标准缺陷、药品质量问题、用药失误和药品滥用等用药不当。

药源性疾病（drug induced diseases）是指由药物引起的不良反应，若持续时间较长或发生的程度较严重，造成机体出现某种疾病状态或组织器官发生持续功能性、器质性损害而出现的一系列临床症状或体征。除正常的药物用法和用量外，过量及误用药物也可导致药源性疾病。

第一节　药物不良反应的类型和发生原因

一、药物不良反应的类型

药物不良反应的分类方法有多种。20 世纪 70 年代，药物不良反应依据是否与药物的药理作用相关，分为 A 型和 B 型两类。随后，由于不断发现不能准确归类于 A 型和 B 型的新的不良反应，又将药物不良反应增加了 C 型、D 型、E 型和 F 型四类。

3-1　课件

1.A 型药物不良反应　是剂量相关性不良反应,主要由于药物药理作用过强所致,常与剂量有关,可以预测,在人群中虽发生率较高,但死亡率低,包括药物的副作用和毒性反应。例如 β 受体拮抗剂治疗高血压导致患者出现的心动过缓、乏力等。

2.B 型药物不良反应　是剂量不相关性不良反应,是一种与药物药理作用无关的异常反应,常与剂量无关,难以预测,在人群中发生率较低,但死亡率高,包括药物的过敏反应和特异质反应。例如,青霉素所致的过敏性休克。

3.C 型药物不良反应　是一种剂量和时间依赖性不良反应,与剂量的逐渐累积有关,发生缓慢且发生率较低。如长期使用肾上腺皮质激素对下丘脑-垂体-肾上腺皮质轴的抑制。

4.D 型药物不良反应　是一种时间依赖的迟发性不良反应,常与剂量有关,随着药物的应用逐渐显现出其效应,发生率低,包括药物致畸、致癌、致突变的“三致”反应及迟发性运动障碍。如在某些地区治疗一些慢性疾病时使用砷制剂,可致砷角化病,严重可致癌变。

5.E 型药物不良反应　发生于停药后,属撤药反应,发生率低。如停用吗啡后出现的戒断症状,停用 β 受体拮抗剂后出现的反跳现象等。

6.F 型药物不良反应　属于治疗意外失败型(unexpected failure of therapy)不良反应,与药物剂量相关,发生率较高,药物间相互作用是导致其发生的原因。如联合用药过程中应用了特异性药物代谢酶抑制剂可引起此类反应。

药物不良反应按其严重程度不同,可分为一般和严重药物不良反应。

严重不良反应包括:①导致死亡;②危及生命;③致癌、致畸、致出生缺陷;④导致显著的或者永久的人体伤残或者器官功能的损伤;⑤导致住院或者住院时间延长;⑥导致其他重要医学事件,如果不进行治疗可能出现上述所列的情况。

3-2　沙利度胺事件

二、药物不良反应的发生原因

由于临床应用的药物种类繁多,用药途径不同,个体之间又存在差异,因此药物不良反应的发生原因也是复杂的。

(一)药物方面的原因

1.药物作用的选择性　有些药物选择性低,治疗过程中与用药目的无关的药理作用会产生不良反应。如抗菌药红霉素可抑制 G^+ 球菌、支原体生长繁殖,还具有胃动素样作用,可促进胃肠道蠕动。当应用红霉素治疗 G^+ 球菌或支原体感染时,患者会出现消化道不适、胃肠绞痛等不良反应。

2.药物的剂量和剂型　药物使用剂量过大或连续用药时间过长,发生不良反应的可能性增大。同一药物由于剂型或生产工艺不同,会影响药物的生物利用度,进而影响药物的体内过程,导致不良反应发生。

3.给药途径　不同给药途径对药物的吸收、分布等过程均有影响,从而影响药物起效的快慢、强弱及药效的持续时间。静脉注射药物直接进入血液循环,药物起效迅速但较易发生不良反应。口服刺激性药物可引起患者恶心、呕吐等胃肠道刺激症状,改为注射给药可避免。

4.药物的质量控制　由于技术所限,药物在生产过程中往往会残留微量杂质或中间产物,这些物质虽然含量不多,但仍可引起不良反应。如青霉素在发酵生产过程中会降解产生微量青霉烯酸,在酸性条件下,部分青霉素分解产生青霉噻唑酸,这两种产物均可引起过敏性休克。

5.药物添加剂 药物生产过程中添加的各类添加剂(溶剂、赋形剂、稳定剂、着色剂、增溶剂等)可引起不同类型的不良反应。如将抗癫痫药苯妥英钠的赋形剂碳酸钙改为乳糖后,由于碳酸钙与苯妥英钠形成可溶性复盐,使药物吸收减少,而乳糖则与苯妥英钠没有上述作用,导致苯妥英钠的生物利用度在原来基础上增加 20%～30%,因此患者会出现共济失调、精神障碍及复视等神经系统不良反应。

6.联合用药 联合应用的药物种类越多,不良反应发生率越高。据报道,联合应用 5 种药物时,不良反应发生率为 4.2%,联合应用 6～10 种药物的不良反应发生率为 7.4%,联合应用 11～15 种药物的不良反应发生率为 24.2%。联合用药引起不良反应发生率增加的原因是多方面的,常见的原因是药物在体内的相互作用影响了药物在体内的代谢过程,导致血药浓度升高而诱发不良反应。如,5-氟尿嘧啶可抑制肝药酶 CYP2C9 的合成并抑制其活性,抗凝药华法林在体内主要经 CYP2C9 代谢,两者联合应用时可使华法林代谢减少,血药浓度升高而引发不良反应。还有些药物可诱导肝药酶合成并增强其活性,使与之合用的其他药物代谢加速,血药浓度降低而影响药效,因此应增加药物剂量以达到和维持疗效。若突然停用肝药酶诱导剂,则原合用药物的血药浓度升高,可能会导致不良反应。

(二)机体方面的原因

1.生理因素

(1)种族:药物不良反应的差异与种族差异有关。例如,乙酰化是多种药物在体内灭活的重要途径,受遗传基因的影响,机体分为快乙酰化和慢乙酰化两种类型。用异烟肼治疗肺结核时,日本人中快乙酰化者较多,使用异烟肼后易发生肝损害;而英国人则慢乙酰化者较多,使用异烟肼后不易发生肝损害,但易发生周围神经炎。在我国,快乙酰化者占 70%～80%,使用异烟肼后肝损害发生率较高。

(2)性别:不同性别对同一药物的反应性不同。在通常情况下,女性药物不良反应发生率高于男性。例如,由解热镇痛抗炎药保泰松所引起的粒细胞缺乏症,女性发生率是男性的14 倍左右;由氯霉素引起的再生障碍性贫血,女性发生率是男性的 13 倍左右。当然,临床用药时也有相反的情况出现,如由药物所致的皮炎,男性发生率显著高于女性,可高达 32 倍左右,因此不能一概而论。

(3)年龄:与成年人相比,其他年龄段的人群对药物反应性有明显差异。如少年、儿童不良反应发生率较成年人高,尤其是新生儿和婴幼儿,其肝对药物的代谢能力及肾对药物的排泄能力较弱,更易发生药物不良反应。例如,新生儿在使用氯霉素时极易发生灰婴综合征(Grey syndrome),四环素可与新生骨螯合形成络合物,引起新生儿骨骼生长抑制及幼儿牙齿黄染、畸形等,但对成年人则无明显影响。此外,与成年人相比,老年人各组织器官功能发生变化,靶器官对某些药物的敏感性增高,均可导致不良反应发生。例如,与成年人相比,镇静催眠药地西泮在老年人体内的半衰期可由 40h 延长至约 80h,因此易致蓄积中毒。

(4)特殊人群:孕妇及哺乳期妇女在用药时,要格外关注对胎儿或乳儿的影响。例如,孕妇服用沙利度胺会导致胎儿出现海豹肢畸形;又如哺乳期妇女使用吗啡、阿托品等弱碱性药物时,由于乳汁偏酸,故这类药物自乳汁中排泄增多,易影响到乳儿。

2.病理因素 疾病可改变机体器官的功能,进而影响药物在机体内的药效和药动学过程,诱发不良反应。

(1)胃肠道疾病:对于便秘患者,口服药物在消化道内停留时间延长,吸收多,易发生不良反应;而对于腹泻患者,口服药物在体内停留时间缩短,不良反应发生率低,但药物的疗效也可能降低。

(2)肝肾疾病:慢性肝病患者由于蛋白合成能力下降,血浆蛋白含量降低,导致药物在血中游离型浓度升高而引发不良反应。肝肾功能减退的患者,对药物的代谢或排泄能力下降,导致药物在体内的半衰期延长而诱发不良反应,如地西泮在正常人体内半衰期约为40h,而在肝硬化患者体内半衰期可延长至105h。因此,患有肝肾疾病者在使用药物时应注意调整给药剂量或用药间隔,以免发生严重不良反应。

3.其他因素　患者的饮食习惯、营养状态等,也会影响药物不良反应的发生。如患者长期饮酒可致肝肾功能损害,进而使药物代谢和排泄能力下降,容易导致药物不良反应发生。服药时,如果用某些饮料如西柚汁送服,会使抗组胺药特非那定的血药浓度成倍升高,引起心、脑等脏器损害。在通常情况下,营养不良患者对药物的耐受性差,更易发生不良反应。

3-3　习题

第二节　药物不良反应的识别

正确判断药物不良反应与药物治疗间是否存在因果关系,直接关系到患者目前及将来的治疗,关系到对药物的正确评价和新药研究过程。临床医药工作者应严格遵循临床诊断步骤和思维方法,注重调查研究,全面收集资料,在此基础上综合分析并做出判断。

3-4　课件

一、识别药物不良反应的主要依据

识别药物不良反应的主要依据如下:

1.时间联系　确定不良反应是在用药期间发生,还是在没有使用该药前就已存在。

2.既往文献报道或评述　已出版的文献及药品说明书中所列的药物不良反应资料是获取药物不良反应信息及知识的主要途径。若与药物不良反应的既往报道或评述相符,则药物不良反应的发生可能与所用药物有关,否则需要进行更详细的研究来确定两者之间的因果关系。需要注意的是,若为新上市药品,可能会发生新的、以往未被报道的药物不良反应。

3.去激发(dechallenge)和再激发(rechallenge)反应　撤药的过程即为去激发,减量则可看作是一种部分去激发。药物不良反应发生后,常采用停药或减量的措施,并同时施以对症治疗。若停药或减量后,药物不良反应所引发的症状随之消失或减轻,则有利于因果关系的判断。多药联合应用,可采取逐一去激发的方式辨别是何种药物造成不良反应。再次给患者用药并观察可疑的药物不良反应是否再次出现,能够有力地验证药物与不良反应之间是否存在因果关系。

4.影响因素甄别　详细询问患者病史和复述病历,寻找是否存在影响或干扰药物不良反应识别的其他因素,如饮食或环境的变化等。

二、识别药物不良反应的方法

目前,国际上对药物不良反应因果关系的评价有多种方法,如 Karsh 和 Lasagna 法、计分推算法、贝叶斯不良反应判断法等,以第一种方法最为常用。结合国情,我国借鉴 Karsh 和 Lasagna 法制定了药物不良反应因果关系评价分析原则,并参照国际药物监测中心的分级方法将其分为 6 级。

(1)肯定:指用药与反应发生时间顺序合理,停药以后反应停止或迅速减轻或好转,再次使用反应再现并可能加重,即激发试验阳性,同时有文献资料佐证,并已排除原患疾病等其他混杂因素的影响。

(2)很可能:指无重复用药史,其余同"肯定",或虽有合并用药,但可基本排除合并用药导致反应发生的可能性。

(3)可能:指用药与反应发生时间关系密切,同时有文献资料佐证,但引发药物不良反应/药物不良事件的药品不止一种,或原患疾病病情进展因素不能被排除。

(4)可能无关:药物不良反应/药物不良事件与用药时间相关性不密切,反应表现与该药已知的药物不良反应/药物不良事件不吻合,原患疾病发展可能有类似的临床表现。

(5)待评价:报表内容填写不齐全,需补充后再评价,或因果关系缺乏文献佐证,难以定论。

(6)无法评价:报表缺项太多,而资料又无法补充,因果关系难以定论。

肯定、很可能和可能 3 个等级的判定结果可作为药物不良反应的主要判断依据。

当药物不良反应因果关系难以判定时,还可采用 Naranjo 概率量表(见表 3-2-1)进行打分,最后根据得分判定等级。

表 3-2-1　Naranjo 药物不良反应判定概率量表

需要回答的问题	是	否	未知
1. 对于本反应是否已有结论性报告?	+1	0	0
2. 是否本反应发生于可疑药物用药后?	+2	−1	0
3. 停药后或应用特异性拮抗剂后反应是否减轻?	+1	0	0
4. 重新用药后该反应是否又重新出现?	+2	−1	0
5. 是否有引起该反应的其他原因?	−1	+2	0
6. 应用安慰剂后该反应是否出现?	−1	+1	0
7. 血药浓度是否达到中毒浓度?	+1	0	0
8. 增加或减少药物剂量不良反应是否随之增强或减弱?	+1	0	0
9. 患者既往应用同样或类似药物是否出现过类似反应?	+1	0	0
10. 不良反应是否有客观依据证实?	+1	0	0

注:≥9 分表示"肯定",5～8 分表示"很可能",1～4 分表示"可能",0 分表示"怀疑"。

3-5　贝叶斯方法

3-6　习题

第三节 药物不良反应的监测

药品上市前，临床试验病例少、研究时间较短，其试验对象经过严格筛选，与药品上市后实际用药人群有差别，尤其是儿童、老年人、孕妇等特殊人群常常被排除在外。一些发生率较低、潜伏期较长的药物不良反应只有在药品上市后被广泛应用的过程中才有可能被发现。因而被正式批准上市的药物并不意味着对其临床评价的结束，而是表明已具备在社会范围内对其进行更深入研究的条件，其中药物不良反应监测是药物上市后研究的重要内容。

3-7 课件

一、药物不良反应监测的方法

1. 自发呈报系统（spontaneous reporting system） 由国家或地区设立专门的药物不良反应监测中心，负责收集、整理、分析由医疗机构和药品生产与经营企业自发呈报的药物不良反应，并反馈相关信息。该系统的主要作用是可以及早发现药物潜在的不良反应信号，使药物不良反应得到早期警告。自发呈报对罕见药物不良反应的发现是唯一可行的方式，也是发现任何新的、特殊人群中发生的药物不良反应最为经济的方式。因此，该系统在药物不良反应监测中具有极其重要的地位。其优点是监测范围广、参与人员多、不受时间和空间的限制，缺点是存在资料偏差和漏报现象。

2. 医院集中监测（hospital intensive monitoring） 医院集中监测指在一定时间和范围内，根据研究目的详细记录特定药物的使用和药物不良反应发生情况。医院集中监测可以是患者源性监测，即以患者为线索了解用药及药物不良反应情况；也可以是药物源性监测，即以药物为线索对某一种或几种药物不良反应进行考察。其优点是资料详尽、数据准确可靠，缺点是数据代表性和连续性差、费用高。

3. 病例对照研究（case-control study） 病例对照研究是通过调查一组发生了某种药物不良事件的人群和一组未发生该药物不良事件的人群，了解过去有无使用过（或曾经暴露于）某一可疑药物的历史，然后比较两组暴露于该药物的百分比（暴露比），以验证该药物与这种药物不良事件之间的因果关系，如果病例组的药物暴露比显著高于对照组，则提示该药物的使用与这种药物不良事件的发生之间有很强的因果关系。其优点是样本需要量少、耗时短、费用低，缺点是易发生回忆或选择偏倚，影响资料的准确性。

4. 队列研究（cohort study） 将人群按是否使用了某药物分为暴露组与非暴露组，然后对两组人群都同样地追踪随访一定时间，观察在这一时期内两种药物不良事件的发生率，从而验证因果关系的假设。如果某个药物不良事件的发生率暴露组显著高于非暴露组，那么说明该药物与这一药物不良事件的发生有关。与病例对照研究相比，队列研究能提供更直接有力的因果关系判断。其优点是可对同一药物的多个不良反应进行研究，结果较为准确，缺点是样本量大，耗时长且费用较高。

5. 记录联结（recorded linkage） 记录联结是指通过一种独特方式把分散在不同数据库

里的患者相关信息联结起来,如出生、婚姻、家族史、住院史、处方等,进而发现与药物有关的不良事件的方法。该方法可以充分利用计算机技术和现有的医疗信息资源,高效率地获取药物不良反应监测所需的数据且不干扰正常的医疗活动。其优点是能够监测大量人群,有可能会发现不常用药物的不常见的不良反应。

6. 处方事件监测(prescription event monitoring)　处方事件监测是一种非干预性、观察性的队列研究方法,通过收集新上市药品的处方,要求医生填写问卷,询问患者使用某个药品后的结果,积累数据,从中找出药物不良反应信号,并计算其发生率和报告率。该方法是监测新上市药品使用安全性的有效方法,是自发呈报系统的有效补充。

二、药物警戒

世界卫生组织国际药物监测合作中心对药物警戒的定义是:与发现、评价、理解和预防不良反应或其他任何可能与药物有关问题的科学研究与活动。

3-8　与药物警戒的区别

药物警戒的目的是:①评估药物的效益和风险,以促进其安全、合理及有效地应用;②防范与用药相关的安全问题,提高患者在用药、治疗及辅助医疗等方面的安全性;③告知患者药物相关的安全问题,对患者进行培训教育,增进公众对涉及用药安全与健康的认识。

药物警戒要求有疑点就上报,不论药品的质量、用法用量正常与否,更多地重视以综合分析方法探讨因果关系,容易被广大报告者所接受。其主要工作内容包括:①早期发现未知的药物不良反应及其相互作用;②发现已知药物不良反应的增长趋势;③分析药物不良反应的风险因素和可能的机制;④对风险/效益评价进行定量分析,发布相关信息,促进药品监督管理和指导临床用药。

3-9　习题

第四节　药物不良反应的防治原则

药物治疗在取得疗效的同时也伴随着发生药物不良反应的风险,理想的药物治疗应该是以最小的药物不良反应风险来取得最佳的治疗效果。预防药物不良反应的发生,应从药物上市前研究开始,并贯穿于药物治疗整个过程。新药上市前要进行严格审查,其研发过程必须严格遵循临床前药理试验和临床试验指导原则,并提供完整的试验

3-10　课件

研究及临床观察资料。新药上市后,仍要对其进行密切追踪观察,由于用药人群的扩大,某些在上市前未被发现的不良反应仍可能发生。我国将上市 5 年内的药品纳入新药范畴,并建立了药物不良反应监测制度,从而最大限度地降低药物不良反应的发生率,提高合理用药水平。

一、药物不良反应的预防原则

合理使用药物是保证药效和有效预防不良反应发生的最重要因素。预防药物不良反应

的发生,应做到以下几点:

1.详细了解患者的病史,正确地选择药物　在正式确定治疗方案和选定治疗药物前,要详细了解患者的病史、药物过敏史和用药史。对某个药物有过敏史的患者应终身禁用该药,对可能发生严重过敏反应的药物,可通过皮试等方法进行筛查。

2.严格掌握药物的用法用量,实行个体化给药　在药物治疗过程中要严格遵照说明书的用法、剂量,掌握药物的适应证和禁忌证,并根据患者的生理及病理特点执行个体用药,不同人群根据需要调整药物的剂量和用法。如对于儿童,尤其是新生儿,其给药剂量应按体重和体表面积进行计算,并在用药期间加强观察;对于孕妇和哺乳期妇女,在必须进行药物治疗时,应当参照药品危险等级分类和药品哺乳期安全性资料慎重选择。

3.合理选择联合用药的种类,避免不必要的联合用药　联合用药要警惕药物相互作用,对于可用可不用的药物,尽量不用;当有指征必须联合用药时,要兼顾药物的疗效增加与不良反应的减少。

4.密切观察患者用药反应,必要时监测血药浓度　对于一些长期用药的患者,在使用头孢类和氨基糖苷类抗生素、利尿药等时要定期监测肝肾功能,注意预防电解质紊乱及酸碱失衡。长期使用地高辛、氨茶碱等安全范围窄的药物时,尽可能定期到医院进行血药浓度监测,一旦发现异常反应,应尽快查明原因并及时调整药物剂量,必要时更换治疗药物。

3-11　血药浓度监测

5.加强对执业者的专业水平训练和职业道德教育,避免用药错误　药物不良事件和药源性疾病的发生,有些是由医药工作者在处方配制、调剂及监督用药过程中出现差错所导致的,通过加强对医药执业者的专业技能培训和职业道德教育,在一定程度上可以避免此类事件的发生。药师应严格审核处方,认真调配药品,监督患者正确使用药物,提高用药依从性。

6.提高患者防范意识,及时报告异常反应　最早发现药物不良反应症状的常常是患者自己,因此,除向患者介绍药品的疗效外,还应详细地介绍相关的药物不良反应和用药注意事项等信息,告诫患者出现药物不良反应早期征兆时采用何种应对方法,从而增强患者对药物不良反应和药源性疾病的防范意识,提高用药依从性。

二、药物不良反应的治疗原则

1.停用可疑药物　在药物治疗过程中,如果怀疑患者出现的病症是由药物引起的,但又不能准确判定时,在治疗允许的情况下,停用可疑甚至全部药物是最可靠、有效的方法。若治疗不允许中断药物,对于 A 型不良反应,可采取减量或更换选择性更高的药物的方式,但对于 B 型不良反应,通常必须更换药物。

2.采取有效的救治措施　多数药物不良反应经过上述方法处理后可逐渐消失,患者恢复至正常;但对于某些较为严重的药物不良反应和药源性疾病,则需要采取进一步的治疗措施。如药物中毒时,可酌情采用拮抗药来减轻或消除不良反应。对于没有特异性解救药的过量中毒,如巴比妥类镇静催眠药、阿司匹林等,可静脉输注碳酸氢钠以碱化尿液,加速其从尿中排出,必要时,可通过人工透析加速药物从体内排出。若发生过敏性休克,应立即停用可疑药物并就地抢救,以免延误救治时机。使用易引起过敏性休克的药物时,要准备好抢救药物备用。

值得注意的是,并非所有的药物不良反应都需要药物治疗,尤其是轻度的一般性药物不良反应,可依赖机体自身的消除与代偿机制恢复。对可能出现药物不良反应的治疗药物不宜选用过多,治疗过程中也不要随意增加或更换药物,以免出现新的反应致病情恶化。

思考题

1. 举例说明药物不良反应的类型。
2. 简述药物不良反应发生的原因。
3. 简述防治药物不良反应的原则。

3-12　习题

（闫宇辉）

第四章

药物相互作用

药物相互作用（drug interaction）是指同时或相继使用两种或两种以上药物时，由于药物之间的相互影响而导致其中一个或几个药物作用的强弱、持续时间甚至性质发生不同程度改变的现象。临床上药物相互作用对患者的影响可分为对患者有益的、无关紧要的和有不良影响的三种情况。虽然临床上联合使用多种药物的情况非常普遍，但药物相互作用往往只在对患者有不良影响时才引起充分的注意。因此，狭义的药物相互作用通常指两种或两种以上药物同时或相继使用时对患者产生的不良影响，这种不良影响可以是药物效应降低甚至治疗失败，也可以是毒性增加，并且是单一药物应用时所没有的。

第一节　药物相互作用的分类及发生机制

按发生机制和形式不同，药物相互作用可分为体外药物相互作用和体内药物相互作用，体内药物相互作用又包括药动学相互作用和药效学相互作用。

4-1　课件

一、体外药物相互作用

体外药物相互作用是指药物进入机体之前，药物之间直接发生的理化反应，导致药物的性质和作用发生变化，又称配伍禁忌。这种药物相互作用多发生于液体制剂，将一种或多种药物加入同一溶液中静脉输注是临床常见的给药方式之一，但要注意，不是任何药物都可以加入任意一种静脉输液中,向溶液中加入其他药物进行静脉输注时,更要注意药物之间在体外发生相互作用而导致毒性增强,危害患者。

配伍禁忌包括物理和化学配伍禁忌两种类型。药物配伍过程中发生了溶解度、外观性状等物理性质的变化,如出现沉淀、浑浊、变色等现象,称为物理配伍禁忌。例如,10%葡萄糖注射液的 pH 范围是 3.5~5.5,若加入 20%磺胺嘧啶钠溶液(pH9.5~11),可导致磺胺嘧啶钠结晶析出。药物配伍过程中发生了化学反应,除改变药物性状外,还发生药效性质的改变,导致药物减效、失效甚至毒性增强称为化学配伍禁忌。如氨苄西林、阿莫西林在葡萄糖溶液中可被催化水解并产生聚合物,增加过敏反应发生率,因此不宜选用葡萄糖溶液作为溶媒,而应选用 0.9%氯化钠溶液等中性溶液。

二、体内药物相互作用

(一)药动学相互作用

药动学相互作用是指一种药物使另一种药物在体内吸收、分布、代谢和排泄任一环节发生变化,从而影响其血药浓度,改变药物的效应或毒性。药动学相互作用改变的只是药效的强度及持续时间,但不会改变药效的类型。

1. 吸收环节的药物相互作用 药物可经不同给药途径被吸收入血,在给药部位或吸收过程中,药物发生相互作用会影响药物的吸收,导致药效变化。药物的相互作用多表现为妨碍吸收,促进吸收的例子较少。

口服是最常用的给药途径,药物在胃肠道吸收过程中会受多种因素的影响,包括胃肠道 pH 值、药物的解离度及其脂溶性、消化道的运动状态、肠道菌群等。

(1)胃肠道 pH 值的影响:药物在胃肠道被吸收的主要方式是简单扩散,药物的脂溶性和解离度是影响简单扩散的主要因素。胃肠道 pH 值的改变会影响药物的溶解度和解离度,进而影响其吸收。所以某些弱酸性药物(如磺胺类、水杨酸类、巴比妥类等药物)不宜与抗酸药同服,否则可使胃肠道 pH 值升高,导致其解离度增加而吸收减少。这类相互作用应尽可能避免,一般应间隔 2~3h 给药,如合用质子泵抑制剂,给药间隔应更长。反之,弱碱性药物(如氨茶碱)如与抗酸药同服,其解离度减少而吸收增加,应注意吸收增多可能毒性增强。

(2)络合与吸附作用的影响:四环素类、氟喹诺酮类抗生素等药物可与 Ca^{2+}、Mg^{2+}、Al^{3+}、Fe^{3+} 等二、三价离子形成不溶性络合物而影响吸收,因此在与碳酸钙、枸橼酸铋钾等药物合用时给药应间隔 2h 以上。降血脂药考来烯胺是季铵类阴离子交换树脂,对酸性药物如阿司匹林、普萘洛尔等有很强的亲和力,若同时应用会妨碍这些药物的吸收,同样可采用增加给药间隔时间的方法来避免。

(3)胃肠道吸收和运动功能的影响:绝大多数药物在胃肠道被吸收,因此胃肠道的吸收能力和运动的快慢将直接影响药物的吸收速率和吸收程度。非甾体抗炎药、细胞毒类抗肿瘤药对胃肠黏膜有破坏作用,减弱其吸收功能,可引起药物吸收不良。如对氨基水杨酸可影响抗结核药利福平的吸收程度,两药合用时利福平血药浓度可下降一半,影响疗效;抗肿瘤药环磷酰胺可使与之合用的地高辛吸收减少,血药浓度降低,疗效下降。

(4)肠道菌群的影响:人体肠道内寄生的种类繁多的微生物统称为肠道菌群。肠道菌群可产生大量药物代谢酶,使某些药物在吸收入血前被肠道菌群代谢,影响药物的吸收。通常来说,肠道菌群主要位于大肠内,因此主要在小肠吸收的药物很少受到肠道菌群的影响。但地高辛在肠道中可被肠道菌群灭活为无活性的双氢地高辛,如同时服用红霉素或克拉霉素,肠道菌群受到抑制,能使地高辛在肠道中的代谢减少,血药浓度增加一倍,易致中毒。

除口服给药途径外,其他给药途径也可能产生相互作用而影响药物的吸收。例如,临床上应用麻醉药时,常常加入微量肾上腺素,利用其收缩血管作用而延缓局麻药的吸收,从而达到延长局麻药作用时间,同时减少不良反应的目的。

2.分布环节的药物相互作用　分布环节的药物相互作用主要包括竞争与血浆蛋白的结合,改变游离药物比值,或改变药物在某些组织的分布量,从而影响约物在靶位的浓度。

(1)竞争与血浆蛋白的结合:药物吸收入血后与血浆蛋白结合,结合后的药物称为结合型药物,未结合的称为游离型药物。药物与血浆蛋白的结合是疏松、可逆的,结合型和游离型药物保持着动态平衡,且只有游离型药物才具有药理学活性。不同药物与血浆蛋白的结合率相差很大,当药物合用时,它们可在血浆蛋白结合部位发生竞争,导致与血浆蛋白亲和力低的药物被亲和力高的药物置换下来,前者的游离型药物浓度升高,在用药剂量不变的前提下,该药的药理作用可能会增强,甚至产生毒性反应,尤其是血浆蛋白结合率高、分布容积小、半衰期长和安全范围小的药物被置换下来后,往往更易导致不良的临床后果。一些常见的通过血浆蛋白置换而发生药物相互作用的实例见表 4-1-1。

表 4-1-1　血浆蛋白置换引起的药物相互作用

被置换药 (血浆蛋白亲和力较低)	置换药 (血浆蛋白亲和力较高)	临床后果
甲苯磺丁脲	水杨酸类、保泰松、磺胺类	低血糖
华法林	水杨酸类、水合氯醛	出血
甲氨蝶呤	水杨酸类、呋塞米、磺胺类	粒细胞缺乏
硫喷妥钠	磺胺类	麻醉时间延长
胰岛素	磺胺类、甲氨蝶呤	低血糖

(2)改变组织分布量:与药物在血浆蛋白上的置换相似的反应也可发生于组织结合位点上,当联合用药使其中某一药物组织结合程度下降时,也可导致药效变化及不良反应的发生。例如,地高辛能够与心肌和骨骼肌结合,当同时使用抗心律失常药奎尼丁时,后者能将前者从骨骼肌的结合位点上置换下来,导致绝大多数患者地高辛血药浓度升高约一倍,两药合用时应减少 30％～50％ 的地高辛用量。

4-2　竞争置换与药效

此外,某些作用于心血管系统的药物可以改变组织血流量,与其合用药物的组织分布也因此受到影响。例如,去甲肾上腺素减少肝血流量,使利多卡因在肝的分布量减少,导致代谢减慢,血药浓度增高;反之,异丙肾上腺素增加肝血流量,可降低血中利多卡因的浓度。

3.代谢环节的药物相互作用　影响代谢环节的药物相互作用约占药动学相互作用的 40％,具有重要的临床意义。绝大多数药物主要在肝经由肝微粒体酶(肝药酶)代谢,因此肝药酶活性的改变将直接影响药物的代谢。肝药酶中最重要的是细胞色素 P450 混合功能氧化酶系(cytochrome P450,简称 CYP),目前已知约有 25000 个化合物受其催化。而在 CYP 中最重要的是 CYP3A4 亚族,约 55％ 的药物经 CYP3A4 代谢。CYP 活性受到多种因素影响,尤其是药物可显著影响其活性。

(1)酶的诱导:某些药物能增加肝药酶的合成或提高其活性,这种现象叫作酶的诱导。常见的具有酶诱导作用的药物见表 4-1-2。对于大多数药物而言,肝药酶对其生物转化后,其药理活性下降或消失,因此,酶的诱导通过加速合用药物的代谢速率而导致药效降低或持续时间缩短。例如,烟草烟雾中含有的多环芳烃是肝药酶的诱导剂,吸烟者使用咖啡碱时,咖啡碱的血药浓度仅为正常者的一半。又如,失眠患者服用苯巴比妥时,初期使用常规剂量即可轻松入睡,但随着用药时间的延长,需要加大剂量才能达到原有药效,这是因为苯巴比妥的肝药酶诱导作用,既可以加速其他药物代谢,也可以加速自身代谢,因此长期应用后苯巴比妥的血药浓度降低,药效减弱,此时若需达到原有药效,常需增加药物剂量。

表 4-1-2　常见的酶诱导和酶抑制药物及其相互作用

	药物种类	受影响的药物
诱导剂	巴比妥类	巴比妥类、氯霉素、氯丙嗪、可的松、香豆素类、洋地黄毒苷、地高辛、多柔比星、雌二醇、保泰松、苯妥英钠
	灰黄霉素	华法林
	保泰松	氨基比林、可的松、地高辛
	苯妥英钠	可的松、地塞米松、地高辛、茶碱
	利福平	香豆素类、地高辛、糖皮质激素类、美托洛尔、口服避孕药、普萘洛尔、奎尼丁
抑制剂	氯霉素、异烟肼	安替比林、双香豆素、丙磺舒、甲苯磺丁脲
	西咪替丁	氯氮䓬、地西泮、华法林
	双香豆素	苯妥英钠
	去甲替林、口服避孕药	安替比林
	保泰松	苯妥英钠、甲苯磺丁脲

需要注意的是,某些药物须经肝药酶代谢后才产生药理学活性,个别药物经代谢后甚至生成毒性代谢物。如异烟肼与利福平合用治疗肺结核时,由于利福平的肝药酶诱导作用导致异烟肼代谢生成更多的乙酰异烟肼,乙酰异烟肼具有肝毒性,易致严重肝损害。

(2)酶的抑制:某些药物能减少肝药酶的合成或降低其活性,这种现象叫作酶的抑制。具有酶抑制作用的药物见表 4-1-2。在临床上,由于酶的抑制而引起的药物相互作用较酶的诱导更为常见。对于大多数药物来说,酶的抑制通过减慢合用药物的代谢速率而导致药效增强或持续时间延长,但能否引起有临床意义的药物相互作用还与合用药物毒性及治疗窗的大小、药物是否存在其他代谢途径以及酶抑制剂是否抑制多种 CYP 同工酶有关。

一般来说,治疗窗窄的药物,其治疗剂量和中毒剂量之间范围较小,药物浓度有轻微改变时,效应变化十分明显,易产生具有临床意义的药物相互作用。如抗组胺药阿司咪唑具有心脏毒性且治疗窗较窄,与红霉素等药物合用时,由于代谢减慢致血药浓度明显上升,可致患者因严重心脏毒性而死亡。

若药物可经由多种 CYP 催化代谢,当其中一种酶受到抑制时,药物可代偿性经由其他途径代谢消除,因而药物代谢速率可能受到的影响不大,但对主要经由某一种 CYP 代谢的药物,如果其代谢酶受到抑制,则会产生明显的药物浓度及效应的变化。如镇静催眠药唑吡坦可经由多种 CYP 代谢,而三唑仑则仅可通过 CYP3A4 代谢,故两者分别与酶抑制剂酮康唑合用时,三唑仑的血药浓度明显增加,可达 12 倍之多,但唑吡坦血药浓度受到的影响相对较小,仅增加 67% 左右。

此外,如果某一药物能抑制多种 CYP 同工酶,则与其他药物发生药物相互作用的可能性更高。如西咪替丁能抑制多种 CYP 同工酶,目前已有报道 70 余种药物与西咪替丁合用后,肝清除率出现不同程度的降低。当西咪替丁与其他药物合用时,更应注意调整剂量,必要时可用雷尼替丁替代。

除肝药酶的抑制外,其他代谢酶的抑制现象在药物相互作用中也会发生。如硫唑嘌呤与别嘌醇合用,由于别嘌醇抑制硫唑嘌呤代谢的主要限速酶(黄嘌呤氧化酶),使后者的活性代谢物 6-巯嘌呤不能被转化成硫尿酸盐而灭活,因此两者同时服用时,必须降低硫唑嘌呤的剂量。

酶的抑制引起的药物相互作用常常导致药物作用增强或不良反应的发生,但也有例外,如可待因经肝药酶代谢产生吗啡才发挥镇痛作用,因此若合用肝药酶抑制剂可导致其镇痛作用减弱。再如,抗 HIV 病毒药沙奎那韦生物利用度较低,如采用小剂量利托那韦(肝药酶抑制剂)与沙奎那韦合用,则可将沙奎那韦的每日用量从 3600mg 降至 800mg,在保持疗效的同时节约了治疗成本。可见,掌握酶的抑制规律并加以合理利用,也可对药物作用产生有利影响。

4.排泄环节的药物相互作用　肾脏是大多数药物排泄的器官,因此影响药物排泄的相互作用通常也在肾脏发生,主要表现在影响药物从肾小管的分泌和重吸收、改变肾脏血流量及影响体内电解质平衡。

(1)影响药物从肾小管的分泌:如果两种或两种以上药物都是通过相同的主动排泄机制从肾小管排泄,那么它们在分泌部位会发生竞争性抑制现象。分泌作用相对较强的药物更容易通过肾小管排泄,因此导致与之合用的药物排泄减少,在体内蓄积致药效增强,甚至产生毒性反应。如,丙磺舒和青霉素能够竞争肾小管上的酸性转运系统,导致青霉素排泄减少并能在体内发挥持久抗菌作用。再如,非甾体抗炎药与甲氨蝶呤合用时,两者可竞争肾小管的酸性转运系统,引起甲氨蝶呤蓄积中毒,甚至威胁到患者的生命。如临床上确有需要将两者合用,要将甲氨蝶呤剂量减半,同时密切观察骨髓毒性等反应。

(2)影响药物在肾小管的重吸收:与胃肠道吸收过程相似,尿液的酸碱度变化会影响药物在肾小管的重吸收。在酸性尿液中,弱酸性的阿司匹林、巴比妥类等药物不易解离,因此易于跨膜转运,导致其重吸收增多,从尿中排出减少;反之,在碱性尿液中,弱酸性药物的排出会增多,当巴比妥类药物过量而中毒时可采用输注碳酸氢钠碱化尿液的方法加速巴比妥类药物从尿中的排出。同理,当弱碱性药物过量而中毒时,可以输注氯化铵、氯化钙等酸化尿液,加速药物排出体外。

(3)改变肾脏的血流量:减少肾脏血流量的药物可妨碍药物通过肾脏排泄,但这种情况在临床上并不常见。肾脏血流量部分受到肾组织中扩血管物质前列腺素的调控,有报道指出,如果这些前列腺素的合成受到非甾体抗炎药的抑制,则锂的排泄量会降低,并伴有血清锂水平的升高。

(二)药效学相互作用

药效学相互作用是指药物联合应用时,一种药物通过直接竞争作用靶位、调控同一生理或生化功能的不同靶点、改变机体某一功能水平等方式改变了机体对另一种药物的敏感性或反应性,最终导致药物出现协同或拮抗的药理效应。

1.协同作用　药理效应相同或相似的药物如同时合用可能发生协同作用,表现为联合用药的效应等于或者大于单用效应之和。

有些药物联合应用后,表现为药理作用的相加,最常见的是药物作用于同一系统、器官、组织或酶。例如,乙醇具有非特异性中枢神经系统抑制作用,若同时应用具有中枢抑制作用的巴比妥类药物、苯二氮䓬类药物、抗精神病药、镇吐药、镇静药、阿片类镇痛药、抗抑郁药时,少量饮酒即可引起昏睡。再如四环素类、大环内酯类、氯霉素和林可霉素类抗生素均属于速效抑菌剂,若同时应用慢速抑菌剂磺胺类药物,则抗菌效应增强。

有些药物联合应用后,表现为药物的治疗作用和副作用相加。如,抗胆碱作用是抗帕金森病药的治疗作用,但却是氯丙嗪、丙咪嗪等抗精神病药的副作用,当它们合用时,抗胆碱作用相加会使患者出现精神病、回肠无力症、高温环境中暑等胆碱能被过度抑制的不良反应。

还有些药物联合应用后,仅表现为毒性相加。如氨基糖苷类抗生素与利尿药呋塞米合用,导致耳毒性和肾毒性的相加,甲氨蝶呤与复方磺胺甲噁唑合用,导致骨髓毒性相加等,此类联合应用应尽量避免。

2.拮抗作用　拮抗作用是指两种或两种以上药物合用所产生的效应小于其中一种药物单用的效应。在临床上通常尽量要避免药物治疗作用的相互拮抗,但可通过药理作用的拮抗减轻或规避药物不良反应。例如,长期大量使用糖皮质激素会使患者血压升高,此时可用抗高血压药来拮抗。根据作用机制可将药物的拮抗作用分为两类。

(1)竞争性拮抗:两种药物在共同的作用部位和受体上产生拮抗,这类相互拮抗可发挥治疗作用。如治疗虹膜睫状体炎时,交替使用毛果芸香碱和阿托品,可防止虹膜粘连;也可利用药理性拮抗在药物中毒时抢救患者的生命,如吗啡中毒引起的严重呼吸抑制,可用阿片受体拮抗剂纳洛酮进行救治,能够使患者的呼吸抑制得到迅速逆转。

(2)非竞争性拮抗:两种药物不是在共同的作用部位或受体上产生拮抗。如左旋多巴是治疗帕金森病的常用药物,可透过血-脑屏障,进入中枢后被多巴脱羧酶脱去羧基生成多巴胺发挥治疗作用。由于外周组织中也有大量的多巴脱羧酶,使一部分左旋多巴在外周被脱羧生成多巴胺,多巴胺不能透过血-脑屏障,因此不能发挥抗帕金森病作用。维生素 B_6 是多巴脱羧酶的辅酶,如将左旋多巴与维生素 B_6 合用,维生素 B_6 可增加外周多巴脱羧酶活性,加速左旋多巴在外周脱羧为多巴胺,减少左旋多巴进入中枢的药量,降低疗效,因此左旋多巴与维生素 B_6 不宜合用。

4-3　习题

第二节　不良药物相互作用的预测

药物相互作用是引起药物不良反应的主要原因,联合用药种类越多,不良反应发生率越高。但在临床上,很多情况下联合用药是不可避免的。因此,要求药物研究人员在新药研究阶段就应针对可能的药物相互作用进行筛查,尽早发现并降低临床用药风险。掌握一些基本的药物相互作用机制,对确定和处理临床药物相互作用十分重要。药物相互作用是否会产生有临床意义的效应,与药物的特性及患者的个体差异有关。

4-4　课件

一、应用体内外筛查方法进行预测

近年来,陆续有多种已经批准上市的新药因出现了严重的药物相互作用而被撤出市场,不仅给社会造成严重危害,也使制药公司蒙受了巨大的经济损失。因此,药物相互作用的临床研究越来越受到学者们的重视。

以往的临床前研究在筛查药物相互作用时,多采用哺乳动物整体筛查的方法,但动物与人类在药物代谢途径、药酶表达和调节等多方面存在明显差异,因而降低了这些实验结果的临床价值。加之伦理方面的限制,近年来,学者们建立了一些利用人体细胞或组织对 CYP 介导的药物相互作用进行体外筛查和评估的方法,如微粒体、肝细胞、肝组织薄片、纯化的或重组人 CYP 均已用于评估候选药物能否影响与其合用药物的代谢。通过体外评估方法预测药物在体内的相互作用情况,已成为判断创新药物是否有开发价值的一种有效方法。

由于体外实验不能对某种代谢途径或药物相互作用的临床重要性进行准确的定量估计,若在体外的药物相互作用实验中获得了阳性结果,则应进一步开展体内实验研究。

4-5　表型测定与预测

二、熟悉药物的特性

临床配伍用药时,应重点关注那些药效强、量效曲线陡的药物,如细胞毒药物、地高辛、华法林及降血糖药等,这些药物的安全范围小,药物相互作用后易致其血药浓度处于治疗窗之外,引发毒性反应。此外,熟悉影响肝药酶的主要药物类别,对规避不良药物相互作用十分重要。

三、了解患者间的个体差异

大量研究已证实,同一治疗方案不同患者的反应有很大差别,即个体差异。造成个体差异的原因涉及遗传、年龄、营养状态、伴随疾病、烟酒、重要器官功能状态等多个方面,如老年人、肝硬化及肝炎患者受酶的诱导影响较小。另外,遗传基因的多态性是造成个体差异的重要因素。基因多态性使药物代谢酶、作用靶点均呈现多态性,进而影响了药物的效应。未来,随着后人类基因组计划的实施,对控制药物代谢等功能性基因组的阐明,将能够方便地测定患者的基因型(genotype),并根据每位患者对特定药物在代谢、排泄、反应等方面的基因表达来选择药物和制定个体化治疗方案。

4-6　习题

第三节　不良药物相互作用的临床对策

临床医药工作者应该在充分掌握药物相互作用信息的基础上,根据疾病情况合理制订治疗方案,有效避免不良药物相互作用的发生。

4-7　课件

一、建立和利用药物相互作用数据库

将已经明确的不良药物相互作用纳入国家药品不良反应信息资料库,同时利用现有的权威药品信息数据库,查阅药品相互作用的详细信息,对治疗方案做出药物相互作用的预测和评价,指导临床制订合理的治疗方案。

二、对易致不良药物相互作用的高风险药物严加防范

易致不良药物相互作用的高风险药物,主要包括治疗窗窄、安全范围小、血浆蛋白结合率高、对药物代谢酶敏感的药物,临床应用过程中应密切观察。尽量使用那些安全范围大、剂量允许有较大波动范围的药物。发生药物相互作用频率较高的药物有以下几类:抗癫痫药苯妥英钠;心血管系统药普萘洛尔、氨氯地平、地高辛;口服抗凝药华法林、双香豆素;口服降糖药格列本脲;抗 HIV 病毒的蛋白酶抑制剂利托那韦;抗菌药物红霉素、利福平;消化系统药西咪替丁、西沙必利等。凡涉及这些药物的配伍应用应格外提高警惕。

三、对易发生不良药物相互作用的高风险人群提高警惕

大多数药物不易发生有临床意义的药物相互作用,但是对于发生药物相互作用的高风险人群应提高警惕。高风险人群主要包括:有各种慢性疾病的老年人、有肝肾疾病或多脏器功能障碍的患者、同时服用多种药物的患者、需长期应用药物维持治疗的患者(如高血压、糖尿病患者等)、接受多个医疗单位和多名医师诊治的患者等。

四、尽量减少或避免联合用药

在保证疗效的前提下,尽量减少合用药物数量或选择相互作用可能小的药物。如在大环内酯类抗生素中,阿奇霉素既不被 CYP 代谢也不具有药酶抑制作用,在联合用药方案中,可优先考虑使用阿奇霉素。

五、详细记录患者的病史和用药史

应详细了解并记录患者的病史和用药史,并注意以往联合用药史,患者是否发生过药物不良反应,尤其对于从多位医生处寻求治疗的患者,详细的用药记录特别重要。

六、适时调整用药方案

根据用药后的疗效和不良反应监测,常需要在适当时候调整用药方案,包括调换药物或调整用药时间、药物剂量、剂型、给药途径等,必要时可进行血药浓度监测,根据药代动力学原理调整给药方案。

思考题

1. 简述肝药酶抑制剂对于用药的影响。
2. 简述吸收过程中发生药物相互作用的原因。

4-8　习题

(闫宇辉)

第五章

疾病对临床用药的影响

 学习目标

1. **掌握** 肝脏疾病和肾脏疾病时的临床用药原则。
2. **熟悉** 疾病影响药动学、药效学的主要方式。
3. **了解** 疾病对临床用药影响的典型实例。

　　影响药物治疗结果的因素除了药物的化学结构、用药方法和患者的年龄、性别、营养状况等生理因素及遗传因素外,病理因素也起着重要的作用。本章主要阐述疾病对临床用药的影响。

第一节　疾病对药动学的影响

　　药物在体内的血药浓度水平与药物的吸收、分布、代谢和排泄过程密切相关。疾病可以引起这些环节发生变化,导致药动学改变。因此,应充分认识用药过程中病理状态对药动学的影响,及时调整药物治疗方案,做到合理用药。

5-1　课件

一、消化道疾病对药动学的影响

　　消化道疾病可能改变机体正常生理功能,如胃排空速率、胃肠道动力、胃肠道 pH 值、消化道酶的分泌及肠道菌群的变化。药物吸收的部位主要是胃肠道黏膜,因而消化道疾病对口服给药的吸收过程影响最大。因胃酸缺乏、胃癌等疾病,胃液的 pH 值往往会升高,可能影响药物的溶出和吸收;酮康唑的吸收会因为胃酸缺乏而变差;慢性腹泻患者药物的吸收会因为胃排空速率增加而变差。

二、肝脏疾病对药动学的影响

由于肝脏具有高血流量及大部分活性代谢酶，因而参与体内几乎一切物质的代谢过程，对药物在体内的吸收、分布、代谢、排泄等过程均有重要的影响。

肝脏可因胃肠激素如肠泌素、促胃动素等分泌减少，导致胃排空延迟，一些药物的吸收延迟，如呋塞米可因肝硬化而导致吸收延迟。

肝脏疾病对药物的分布也有影响。如肝硬化患者产生水肿和腹水时，亲水性药物的分布容积增加，因此肝硬化患者亲水性药物的用量必须增加，如 β-内酰胺类抗生素。

肝脏病变还使肝脏蛋白合成受影响，细胞色素 P450 等肝酶量减少，导致患者体内的药物血浆消除半衰期显著延长，一些药物的首过代谢被解除，血药浓度可能异常升高，导致药物在体内蓄积，增加药物毒性。另一个导致肝脏对药物代谢影响的原因，就是肝脏有效血流量减少。一般认为急性肝病主要影响肝药酶活性，而慢性肝病可能对肝血流和肝药酶活性均产生影响。

5-2 细胞色素 P450

肝脏疾病还通过使药物蛋白结合率降低，游离型药物浓度增加来影响肝清除率。肝脏的胆汁排泄是肾外排泄中最主要的途径，某些药物或其代谢产物，可从胆汁排出，在肝脏疾病时，由于进入肝细胞的药物减少，或从肝细胞到胆汁的主动转运过程发生障碍等因素，会部分或完全阻断某些药物从胆汁排泄。如健康人地高辛 7 日内从胆汁排出的量为给药量的 30％，而肝病患者则可减少到 8％，引起药物的体内蓄积，从而产生不良反应。

5-3 血-脑屏障

三、肾脏疾病对药动学的影响

肾脏疾病对药物吸收的影响主要是：影响胃肠道的正常运动和血液灌流，造成药物吸收减慢或减少；氨的含量增加使胃内 pH 值升高，造成弱酸性药物吸收降低等。

肾脏疾病时，一般是通过影响药物的解离状态、药物与血浆蛋白的结合、药物在脂肪组织中的分布三种不同的机制来影响药物的分布。此外，由于肾功能损害导致血-脑屏障功能受损，进入中枢的药量增加，这就是尿毒症患者应用镇静催眠药时中枢抑制效应明显增强的重要原因。

1. 肾脏疾病对药物代谢的影响　肾脏是一个仅次于肝脏的药物生物转化器官，也含有细胞色素 P450 等酶类，正常情况下参与某些药物的分解转化。肾脏疾病时除了影响代谢酶的功能，还可引起肾小球滤过率下降，使得某些药物或其代谢产物在体内潴留。此外，肾脏疾病还可通过影响肝脏的药物代谢，使其代谢途径和代谢速率发生改变。

2. 肾脏疾病对药物排泄的影响　肾功能不全时，药物的肾脏排泄速率减慢或者清除量降低，导致相应的药物及其代谢产物在体内蓄积，发生毒性反应。其机制包括肾小球滤过减少、肾小管分泌减少、肾小管重吸收增加及肾血流量减少等。尿毒症患者在使用常规剂量头孢菌素药物时，因排泄速率减慢，引起体内蓄积，可能会出现严重不良反应，所以必须减少给药剂量。

5-4 习题

第二节　疾病对药效学的影响

5-5　课件

　　疾病是影响临床用药的重要因素,它不但能导致药动学的改变,还能通过改变某些器官组织受体的数目和功能等机制,导致药效学的改变。因此,应充分认识用药过程中病理状态对药效学的影响,及时调整药物治疗方案,做到合理用药。

一、疾病引起药物受体数目的改变

　　大多数药物是通过与靶细胞上的受体结合产生药理效应的。在疾病状态时,细胞上受体的类型、数目、活性都可以发生变化,影响药效。例如,患高血压时,患者体内内源性儿茶酚胺浓度显著增高,使 β 肾上腺素受体长期暴露于高浓度的儿茶酚胺递质中,造成受体下调。在应用 β 受体拮抗剂普萘洛尔治疗高血压时,通过阻断 β 受体,使 β 受体数目增多。所以,对于内源性儿茶酚胺浓度高的患者,减慢心率、降低血压的作用明显,而在内源性儿茶酚胺浓度不高的患者,治疗效果较差。

二、疾病引起药物受体敏感性的改变

　　大量临床资料表明,当心脏、肝脏、肾脏等重要脏器发生病变时,由于影响了机体的代谢和内环境的稳定,会使机体组织的药物受体敏感性发生改变,从而影响临床用药。

　　如肝脏疾病时,体内氨、甲硫醇及短链脂肪酸代谢异常,使脑功能处于非正常状态,中枢神经细胞对临床常用的镇静催眠药、镇痛药和麻醉药的敏感性增强,甚至可能诱发肝性脑病。慢性肝病患者,尤其是肝性脑病或发生过肝性脑病的患者,在使用常规剂量氯丙嗪和地西泮时,会产生木僵和脑电波减慢,所以应选用奥沙西泮或劳拉西泮,而且仍需从小剂量开始,慎重给药。严重肝病患者对吗啡异常敏感,即使使用常规剂量的 $1/3 \sim 1/2$,也有诱发肝昏迷和脑电图改变的可能,所以这类患者不能使用吗啡。

三、疾病引起药物受体后效应机制的改变

　　药物的作用初始部位是受体,但受体仅仅是信息传导的第一站,受体激活后通过一连串的生化反应最终导致效应器官(细胞)的功能变化,即受体后效应机制。

5-6　钠钾泵

　　地高辛对不同类型心衰产生的不同效应是疾病引起受体后效应机制改变的典型实例。不同病因所致的心力衰竭,其 Na^+-K^+ ATP 酶后效应机制受到损害或抑制的程度也不一致,使用地高辛的临床效果也不一样。对高血压、心瓣膜病、先天性心脏病等心脏长期负荷过重引起的低心排出量型心衰,因为地高辛受体后效应机制没有受损,它可以增加心肌收缩力,增加心排出量,所以应用地高辛的临床效果较好;而由甲亢、贫血、肺源性心脏病等引起的高心输出量型心衰,因为存在心肌缺氧及能量代谢障碍,使地高辛受体后效应机制受到严重影响,所以应用地高辛的临床效果较差,且易引发毒性反应。

5-7　习题

第三节　肝脏和肾脏疾病时的临床用药原则

　　肝脏是药物代谢的主要器官,肾脏是药物排泄的主要器官,当发生肝脏、肾脏疾病时,药物的吸收、分布、代谢、排泄等过程均受到影响,尤其是代谢和排泄,从而影响药物的临床应用效果,并且可能造成药物的体内蓄积,引起严重的毒性反应。

5-8　课件

一、肝脏疾病时的临床用药原则

　　1.尽量避免使用引起肝脏损害的药物,尽量选择不经肝脏代谢、对肝脏无毒性的药物,避免肝功能进一步损害。

　　2.尽量避免使用经肝脏代谢方具有活性的药物。

　　3.尽量避免使用可诱发肝性脑病的药物。

　　4.精简用药,尽量避免使用无特异性治疗作用的药物和疗效不确定的保肝药,以免加重肝脏负担。

　　5.必须使用对肝脏有毒性的药物时,需严密监测肝功能、血药浓度等指标,并结合药物经肝脏清除的程度和肝毒性的大小选择用药种类、调整用药剂量(从小剂量开始,减少剂量,延长用药间隔时间)。

　　6.一般情况下,经肾脏排泄的药物在肝脏疾病时无须做调整,但需注意的是,当患者有明显肝功能减退,如慢性重症肝炎时仍不宜应用肾毒性药物,原因是在有肝功能严重损害时,要警惕出现功能性肾功能不全。

二、肾脏疾病时的临床用药原则

　　1.尽量避免使用有肾毒性的药物,尽量选择肾毒性较低或无肾毒性的药物,避免肾功能进一步损害。

　　2.坚持"少而精"的用药原则。肾功能不全患者往往出现多种并发症,在治疗中需要全面分析,选用有确切疗效的几种药物,尽量减少肾脏负担。

　　3.尽量选用疗效易衡量、毒副作用容易辨认的药物。

　　4.必须使用对肾脏有毒性的药物时,需严密监测肌酐清除率等肾功能及血药浓度等指标,选择用药种类、调整用药剂量(从小剂量开始,减少剂量,延长用药间隔时间)。

　　5.肾功能衰竭患者经过血液透析后,需调整药物的品种和剂量。

5-9　肝病药物选择

思考题

　　1.根据你所学知识并查阅相关资料,简述慢性重症肝炎合并甲亢性心脏病心功能衰竭患者的药物治疗原则。

　　2.根据你所学知识并查阅相关资料,结合实例简述肾脏疾病对药物排泄的影响。

5-10　习题

(支雅军)

第六章

特殊人群的药物治疗

医学上特殊人群一般指妊娠和哺乳期妇女、新生儿、婴幼儿、小儿及老年人。这些特殊人群在生理功能等方面与一般人群相比存在明显差异，而这些差异影响了特殊人群的药动学及药效学作用。若对这些特殊群体用常规的给药方案进行药物治疗，药物在机体内可能达不到最低有效浓度，导致治疗失败；可能超过最低中毒浓度，产生毒性反应；可能产生不同于一般人群的药物效应和不良反应。妊娠妇女用药不当可能会对胚胎和胎儿造成影响，引起流产、早产或者先天性畸形。哺乳期妇女用药，药物可能通过乳汁转运至乳儿，影响乳儿的生长发育。小儿的各种器官及生理功能正处在发育及完善阶段，对药物的反应不仅可能产生量的不同，还可能产生质的差异。老年人各种生理功能逐步减退，常因患有多种疾病而需要用多种药物治疗，但他们对药物的反应性、耐受性等都发生了改变。所以，要高度重视特殊人群的生理及生化功能特点，有针对性地合理用药，以保护特殊人群的用药安全。

第一节 妊娠期和哺乳期妇女用药

妊娠期和哺乳期母体用药，药物可通过胎盘和乳汁进入胎儿和婴幼儿体内，对其产生特殊影响，甚至会带来严重的危害。与此同时，由于伦理、医学、法律，以及胎儿安全等多方面原因，研究者又很少在妊娠期和哺乳期女性中进行临床试验。因此，了解相关治疗药物在妊娠期母体、胎儿和新生儿体内的药动学过程和药效学特点，适时适量地用药，具有非常重要的临床意义。

一、妊娠期的药动学特点

6-1 课件

母体在妊娠期由于生理、生化功能的变化和激素水平的影响,药物在母体内的吸收、分布和消除过程都与非妊娠期有很多不同。

1.药物的吸收 妊娠早期和中期,雌激素、孕激素分泌增加,孕妇胃酸和胃蛋白酶分泌减少;同时消化道平滑肌张力减弱、蠕动减弱,胃排空延迟。这些变化使得口服的弱酸性药物(如水杨酸钠等)吸收减慢、减少,血药浓度达峰时间后延,峰浓度及生物利用度降低;对弱碱性药物(如催眠药、镇痛药等)的吸收则较非孕妇增多。同时,因为早孕反应恶心、呕吐,口服药物的吸收可能较少。

2.药物的分布 妊娠期妇女的血容量较非妊娠期增加 30%～50%,体液总量平均增加 8000mL,使水溶性药物的分布容积明显增大,药物浓度降低,若仅就此因素考量,孕妇的用药剂量应高于非妊娠期。但因为血容量增加,孕妇血浆蛋白浓度逐步下降,并且妊娠期很多蛋白结合部位会被血浆中的内分泌激素等占据,所以药物与血浆蛋白的结合减少,游离型药物增多,药效和不良反应可能增强,特别是血浆蛋白结合率高的药物,比如地塞米松、水杨酸、地西泮、普萘洛尔、哌替啶等。

3.药物的代谢 妊娠期间雌激素、孕激素水平明显增高,可刺激肝微粒体酶,使其活性增强。因此,一些药物如苯妥英钠、苯巴比妥等肝清除率增加。此外,高雌激素水平可使胆汁淤积,胆囊排空能力降低,一些经胆汁排泄的药物如利福平的排出减慢,因而肝清除速率减慢。

4.药物的排泄 妊娠期的心排出量、肾血流量和肾小球滤过率增加,因此经肾脏排泄的庆大霉素、氨苄西林、地高辛等药物的清除率明显提高。而妊娠期高血压综合征的孕妇肾血流量下降,肾小球滤过率降低,药物的排泄反而减慢、减少,容易引起药物的蓄积。此外,在妊娠晚期,由于孕妇长期处于仰卧位,肾血流量降低,药物的清除率也可能会降低。

二、药物在胎盘的转运

胎盘是妊娠期间由母体子宫内膜和胚膜联合形成的,是母胎之间交换物质的器官。胎盘不仅具有供应营养物质、交换气体、排出胎儿代谢物质等功能,还具有一定的防御和合成功能。在孕妇用药时,一方面,药物能够通过胎盘,进入胎儿体内引起直接毒性反应,另一方面,药物作用于孕妇,通过影响胎盘功能而影响胎儿的生长发育。

胎盘转运药物的方式主要有被动转运(主要转运方式)、易化扩散、主动转运、膜孔转运和胞饮作用;此外,还有一些比较特殊的方式,如转运的底物通过胎盘的代谢转化后进入胎儿体内,如维生素 B_2 的转运。

胎盘是生物膜,因此影响药物通过胎盘的因素与影响药物通过其他生物膜的因素相似,主要有药物分子大小、解离程度、蛋白结合率、脂溶性和胎盘血流量等。随着妊娠的进展,胎盘绒毛膜逐渐变薄,表面积会逐渐增加,导致药物更容易通过。妊娠 28 周后,几乎所有药物都能通过胎盘。

三、胎儿药动学特点

虽然母体和胎儿之间存在胎盘屏障,但是该屏障功能比较弱,大多数药物可以通过胎盘进入胎儿体内,而胎儿各器官功能尚处于发育阶段,药物在胎儿体内的过程与成人差异很大,具有自身特点。

1. 药物的吸收 胎盘由羊膜、属于子体部分的密绒毛膜及属于母体部分的底蜕膜构成,可将母血与胎儿血分开,称胎盘屏障。绒毛膜是胎盘的主要功能部分,能进行物质交换及分泌某些内分泌激素,是胎盘循环的部位。药物可以经胎盘进入胎儿体内,还可经过羊膜进入羊水中,而羊水中的蛋白含量较低,仅为母体血浆蛋白浓度的 $1/20\sim1/10$,故大多数药物以游离型形式存在。妊娠 12 周后,药物被胎儿吞咽而进入胃肠道,并被吸收进入胎儿的血循环,被代谢后又随胎尿排入羊水,而排出的部分代谢物又随胎儿吞饮重吸收进入胎儿的血循环,形成羊水肠道循环。

2. 药物的分布 胎儿的器官血流量、胎儿体液及脂肪含量均影响药物在胎儿体内的分布。胎儿肝、脑等器官占身体的比例相对较大,并且肝脏血流量非常大,经脐静脉转运的药物中有 $60\%\sim80\%$ 会进入胎儿肝脏,促使肝脏药物浓度相对较高;由于胎儿血-脑屏障发育尚未完善,药物容易进入中枢神经系统。同时,妊娠 12 周前,胎儿体内脂肪含量相对较少,造成脂溶性药物的分布容积较小,影响一些脂溶性药物如硫喷妥钠的分布。

3. 药物的代谢 虽然胎儿的肝功能尚未发育完善,但是肝仍然是代谢药物的主要器官。妊娠早期,胎儿的肝内缺乏多种酶,尤其是葡萄糖醛酸转移酶,因此对某些药物的解毒能力差;由于肝的代谢能力较低,造成药物在胎儿的血药浓度高于母体。多数药物通过胎儿肝脏代谢后活性下降,但也有一些药物例外,例如苯妥英钠进入胎儿肝脏后,在胎儿肝微粒体酶的作用下,生成对羟基苯妥英钠,后者可影响叶酸代谢,竞争核酸合成酶,具有致畸作用,尤其与肝药酶诱导剂苯巴比妥合用时,苯妥英钠转化量增加,其致畸作用增强。

胎盘含有多种能参与代谢作用的酶系统,其代谢能力虽然比肝弱,但对肝代谢的药物有一定的补充作用。

4. 药物的排泄 胎儿的肾小球滤过率甚低,药物的排泄缓慢,即便药物被排泄入羊膜腔内,仍会被胎儿吞饮通过羊水肠道循环再次进入体内,因此经过胎盘向母体返运是胎儿体内药物排泄的最终途径。胎儿体内药物被代谢后极性增强,亲水性增大,通过胎盘屏障向母体转运的难度增大,因此容易在胎儿体内蓄积而造成损害。如沙利度胺在胎儿体内形成亲水性代谢物而难以排除,进而在胎儿体内大量蓄积,影响胎儿的肢体发育而造成畸形。

四、妊娠期用药的基本原则

妊娠期间,母体和胎儿是处于同一环境中紧密相连的两个独立个体,母体用药治疗必然会影响到胎儿。当尚不确定某药是否具有致畸危险时,孕妇应慎重选用,特别是孕期前 3 个月。此外,药物致畸除了应考虑妊娠期用药外,也要防止部分妇女在妊娠前就接触有致畸危险的药物,甚至还需要考虑父体用药造成后代致畸的可能。但如果确实病情需要,在权衡利弊的情况下,不应因过度顾虑而延误母体必要的治疗需要,因为一些疾病,如癫痫的惊厥发作、糖尿病、子宫内感染等也可能致畸。

为了更好地指导医药专家针对妊娠期妇女的药物选择,美国食品药品管理局(FDA)于 1975 年开始,根据药物对胎儿的致畸危险性,就药物对妊娠期妇女的治疗获益及胎儿的潜在危险进行评估,将药物分为 A、B、C、D、X 五类,A 级到 X 级致畸系数递增。

A 类:最安全的一类,经临床对照观察,早孕期用药未发现药物对胎儿有损害,妊娠中、晚期用药亦无危险证据,妊娠期使用较为安全,比如维生素 A、B、C、D、E 等。但仍应坚持没有适应证绝不用药的原则。

B 类:较安全,在动物生殖实验中未显示致畸损害,但缺乏临床对照观察资料,或动物生殖实验显示有损害作用,但这些损害未在临床对照试验中得到证实。多种临床常用药属于此类,如青霉素类、胰岛素等。

C 类:对胎儿有致畸作用或其他损害作用,对此类药物应用要谨慎。C 类药物占所有临床用药的66%,如有可以替代的安全药物,则应选用替代药,否则,需权衡利弊后再决定是否应用。

D 类:对胎儿有危害性,只有在妊娠期妇女患有严重疾病或有生命危险非用不可的情况下方可使用,比如多数抗癫痫药、链霉素、多数抗肿瘤药物等。

X 类:已证明对胎儿有严重危害,该类药物禁用于妊娠期妇女或备孕妇女。X 类药物约占临床用药的7%,如甲氨蝶呤、己烯雌酚等。

五、妊娠期妇女慎用的药物

(一)抗感染药物

抗菌药是妊娠期间常用的药物,抗菌治疗学的一般性原则也同样适用于妊娠期。然而,妊娠期妇女的生理改变会影响药物的药动学过程,为使感染部位达到足够的药物浓度,给药剂量应进行调整。

1. 妊娠期间可以安全使用的抗菌药　①青霉素类是最安全的抗菌药,大量研究均未发现对胚胎或胎儿有毒性。②第三、四代头孢菌素已广泛用于妊娠期,此类药物也较易通过胎盘屏障。③克林霉素可以通过胎盘屏障,并可在胎儿组织内达到治疗浓度,常用于治疗羊水内及分娩后耐药的厌氧菌感染。④红霉素是治疗妊娠期支原体感染的重要药物,因较难通过胎盘屏障而难以对胎儿有治疗作用。

2. 妊娠期间禁用或慎用的抗菌药　①四环素属 D 类,在胎儿骨和牙齿发育期间给四环素(妊娠4~5个月),导致牙齿黄染及骨骼发育不全。②氨基糖苷类除庆大霉素属 C 类外,其余多属 D 类。能够通过胎盘,导致胎儿听神经损害发生率提高。③磺胺类与甲氧苄啶均为叶酸合成抑制剂,复方新诺明在妊娠前3个月用,导致出生缺陷发生率明显提高,应禁用。④氟喹诺酮类多属 C 类,在未成年动物可导致负重关节的关节病,妊娠期应禁用。

3. 抗真菌药　妊娠期间容易感染真菌,引起真菌性阴道炎,可用制霉菌素、克霉唑局部治疗,未见其对胎儿有明显副作用。酮康唑、灰黄霉素可引起动物畸形,虽缺乏人类证据,如孕妇确有应用指征(如孕妇罹患真菌性败血症而危及生命),需衡量利弊后做出决定。

4. 抗病毒药　抗病毒感染目前尚无特效药,病毒感染如果发展成全身性重症病毒感染,可以使用阿昔洛韦、利巴韦林、更昔洛韦等抗病毒药物,但此类药物在妊娠期使用的临床资料缺乏,应充分权衡其安全性。若病情严重,对胎儿产生较大影响,则应终止妊娠。

(二)作用于心血管系统的药物

1. 抗高血压药　5%~10%的妊娠妇女并发高血压或子痫,应进行适当治疗。常用的口服药物有β受体拮抗剂拉贝洛尔和钙拮抗剂硝苯地平。

2. 抗心律失常药和强心苷　当妊娠期间发生孕妇和胎儿心律失常危及母亲及胎儿的生命时,应进行药物治疗。常用药物有:①地高辛,属 C 类。孕妇使用治疗剂量,尚未发现致畸或对胎儿的毒性。②普鲁卡因胺，属 C 类。易通过胎盘，可作为急性治疗尚未明确诊断的复合性心动过速的一线药。③奎尼丁，属 C 类。有发生室性心律失常的危险，故须在医院心电监护下给药。④利多卡因，属 B 类。若血浆浓度高，则对新生儿有中枢抑制的作用。⑤维拉帕米，属 C 类。在母体用药后，可成功转复胎儿的心律失常，

6-2　抗高血压药应用

但理论上维拉帕米可以减少子宫血流量，故应谨慎使用。⑥胺碘酮，属 D 类。胺碘酮对胎儿心脏和甲状腺功能均有影响，在妊娠的前三个月应避免使用，仅酌情用于其他治疗方法无效而危及生命的心律失常者。

3.抗凝血药　妊娠期处于一种高凝状态，静脉血栓栓塞是一种主要并发症，发生率约为 1/1000。肺栓塞是孕妇死亡的常见原因，抗凝药常用于阻止有栓塞倾向的妇女发生血栓栓塞。常用药物有：①香豆素类，属 X 类。孕妇在妊娠 6～9 周用药，约 50% 使用华法林的胎儿因末端发育不全而出现手指缩短。在妊娠中、后期应用香豆素衍生物与胎儿中枢神经缺陷、脑积水、小头畸形、精神呆滞及视神经萎缩等有关。②肝素，属 C 类。由于肝素分子量大，无法通过胎盘，故对胎儿是安全的。妊娠期间长时间的肝素治疗可导致孕妇骨质疏松和血小板减少。在分娩当日，使用剂量应减少至每 12h 7500U 或更少，以降低过度出血的风险。同时需监测凝血酶原时间，若延长则提示有发生出血并发症的风险，必要时可使用鱼精蛋白进行对抗。

(三)抗癫痫药

患有癫痫的妊娠期妇女，在服用抗癫痫药后所生的婴儿患有视觉异常或腭裂、智力障碍、手指和指甲增生的概率明显增高。发生胎儿畸形的概率不仅与癫痫的严重程度和发作频率有关，也与治疗选用的抗癫痫药有关。临床上最常用的抗癫痫药丙戊酸钠长期应用可致畸，所以要权衡利弊决定是否选用。

(四)降血糖药

胰岛素属 B 类药，不能通过胎盘，安全性大，动物实验也未见有致畸报道。许多口服降糖药有致畸风险，或对胎儿有其他副作用，或缺少药物安全性的临床资料。妊娠期糖尿病患者一般不选用口服降糖药，除饮食控制外，首选胰岛素治疗。

(五)止吐药

部分孕妇妊娠期剧烈呕吐，导致酮症、脱水，进而电解质紊乱等，需要进行治疗。止吐药短期应用副作用不大，但需要选择合适的药物，赛克利嗪和美克洛嗪为哌嗪衍生物，属 B 类药，目前流行病学调查和动物试验尚未发现致畸作用，但仍有必要进行深入研究。氯丙嗪、异丙嗪等属 C 类药，应慎用。

(六)抗甲状腺疾病药

病情轻的妊娠期妇女，一般不需用抗甲状腺疾病药物治疗；病情重的妊娠期妇女，需要继续选用抗甲状腺疾病药物治疗。抗甲状腺疾病药物可以通过胎盘，如果用药剂量过大，可能导致胎儿甲状腺激素的生成和分泌减少，引起其甲状腺肿和甲状腺功能减退。甲巯咪唑每天保持在 20mg 以下，丙硫氧嘧啶每天在 200mg 以下，比较安全。妊娠期应禁用放射性同位素碘。

(七)性激素药

妊娠期间雌激素和雄激素均不应使用，因为可能引起男婴女性化或女婴男性化，孕早期

使用己烯雌酚可导致孕妇所生女孩青春期后透明细胞癌、阴道腺癌的发生。口服避孕药经常用的是雌激素和孕激素的复方制剂,会对胎儿性器官的发育产生不利影响,导致畸形。

六、哺乳期用药

母乳是婴儿最理想的食物,它不仅能提供营养,还可以提供多种抗病物质,提高婴儿的免疫力,促进其生长发育。哺乳期妇女用药,药物会或多或少地分泌到乳汁中,被婴儿吸收,部分药物还会影响乳汁的分泌和排泄,因此,哺乳期的合理用药对乳母及乳儿均十分重要。

药物通过母乳进入乳儿体内的量主要与两方面因素相关:①药物分泌到乳汁中的量。虽然大多数药物可进入乳汁,但在母乳中的浓度并不高,仅为乳母摄入药量的 $1\%\sim2\%$,不足以对乳儿产生副作用。而一些药物在乳汁中分泌较多,对乳儿的影响较大。影响药物在乳汁分泌的因素有乳母的血药浓度、药物的脂溶性、分子大小、血浆蛋白结合率、解离度等;分子量小、脂溶性高、血浆蛋白结合率低的药物更容易进入乳汁中。②乳儿从母乳中摄入的药物量。乳儿每天大约能吸吮 $800\sim1000mL$ 的乳汁,因此,即使乳汁中药物浓度不高,也可能使乳儿吸收相当多的药物。乳儿体内的血浆蛋白含量较少,促使乳儿吸收具有药理活性的游离型药物增多;并且乳儿肝功能还未完善,葡萄糖醛酸转移酶的活性比较低,影响其对多种药物的代谢;乳儿肾小球滤过率较低,对药物及其代谢产物的清除率也比较低,容易导致药物在乳儿体内的蓄积。

6-3 习题

第二节　小儿用药

小儿时期,包括新生儿期、婴幼儿期、学龄前期、学龄期和少年期等生长发育阶段,其解剖结构和生理生化功能都处在不断发育的过程中,因此,小儿的药动学和药效学与成人有明显差异。应依据小儿的生理特征、药动学及药效学特点选择用药,以保证小儿的合理安全用药。

6-4 课件

一、小儿的生理特征及其对药动学、药效学的影响

1.药物吸收　口服药物的吸收主要与小儿胃肠道的生理特点相关。新生儿胃黏膜尚未发育完善,宜口服液体制剂;婴幼儿胃酸分泌很少,因此,弱酸性药物口服吸收较少,如苯妥英钠、苯巴比妥等,而弱碱性药物则胃内吸收较好,如氨茶碱等;新生儿胃肠蠕动慢,会使口服药物达到治疗血药浓度的时间延长,而对生物利用度的影响不定,地西泮、地高辛、磺胺类、甲氧苄啶等主要在胃内吸收的药物生物利用度高于成人,而苯妥英钠、苯巴比妥等因在胃内解离度增高则吸收减少。

新生儿皮肤嫩、角质层薄,黏膜血管丰富,并且其体表面积与体积的比例约为成人的 2 倍,外用药物容易吸收,某些药物可以经黏膜或皮肤给药。新生儿皮下脂肪少,肌肉发育不完全,局部肌肉血流不稳定,故不宜采用皮下注射给药或肌内注射给药,对于危重病患者,静脉注射给药为首选给药途径。

2.药物分布　小儿,特别是新生儿和婴幼儿,体液和细胞外液容量大,易导致水溶性药物的分布容积增大、血药浓度降低,药物的最大效应减弱,同时使药物的消除减慢。新生儿的脂肪含量低,随着年龄的增长脂肪含量也逐渐增加。脂溶性药物的分布和再分布受体内脂肪含量的影响,脂肪含量少,造成脂溶性药物的分布容积减少,血浆药物浓度增高而中毒,而且新生儿脑组织含有丰富的脂肪,血-脑屏障发育尚不完善,导致脂溶性药物易分布入脑,引起中枢神经系统的不良反应。

新生儿血浆蛋白浓度低,结合力较差,再加上体内存在许多与血浆蛋白竞争结合的内源性代谢产物,如游离脂肪酸、胆红素和激素等,影响药物与血浆蛋白的结合,导致血中游离型药物浓度增高,作用增强,易引起不良反应。因此,与血浆蛋白结合率较高的药物如苯巴比妥、苯妥英钠等,应减少剂量以避免中毒。磺胺类药物、阿司匹林可与胆红素竞争血浆蛋白结合位点使游离胆红素浓度升高,增加的游离型胆红素可透过血-脑屏障而引起胆红素脑病,故出生一周内的新生儿禁用上述药物。

3.药物代谢　新生儿肝功能发育尚不完善,尤其肝微粒体酶系发育不全,有些酶甚至完全缺乏。葡萄糖醛酸转移酶活性按单位体重计数仅为成人的 $1\% \sim 2\%$,催化 I 相反应的细胞色素 P450 酶系活性比较低,因此,多种药物如水杨酸盐、氯霉素等在新生儿体内的代谢率降低,半衰期延长易导致药物蓄积而中毒。

新生儿的肝药酶活性容易受药酶诱导剂及抑制剂的影响,如临床上给新生儿用苯巴比妥预防新生儿黄疸,就是通过对肝药酶的诱导作用加速胆红素的代谢。随着年龄增长,肝内药物代谢酶系迅速发育,一般约 6 个月即可达到成人水平,随后代谢能力继续增强而超过成人水平,约在 2～3 岁时降到成人水平。因此,婴幼儿时期年龄及成长速度对药物的代谢影响很大,选用经肝代谢的药物时,需根据患儿的综合成长状况考虑给药剂量。

4.药物排泄　新生儿肾功能发育不完善,肾小球滤过率和肾小管分泌功能均发育不全。因此,主要由肾小球滤过排泄的药物,如庆大霉素等,及由肾小管分泌排泄的药物如青霉素等消除明显减慢,血浆半衰期明显延长。婴幼儿期肾小球的排泄能力随月龄迅速提高,在 7～12 个月时接近成人水平。然而,小儿对水和电解质的调节能力较差,应用利尿剂时易造成水和电解质平衡紊乱,应注意用药剂量。

二、小儿用药的基本原则

小儿处于生长发育期,大部分药物的药动学及药效学特征与成人不同。为确保小儿用药的安全、有效,应明确小儿用药的基本原则,保证合理用药。

1.明确诊断,合理选药　依据病情明确诊断,因病施治,对症下药。药物的选择依据,除了看其疗效,还要考虑其毒副作用。布洛芬、对乙酰氨基酚副作用较少,常作为小儿退热的首选药物;而阿司匹林退热作用虽强,但小儿用药容易引起瑞夷综合征,因此一般不用于小儿退热。对于痢疾杆菌感染,氟喹诺酮类药物虽然有良好的抗菌作用,但其容易影响软骨发育,所以小儿应禁用。

2.选择合适的药物剂型和给药途径　药物剂型及给药途径对药物的生物利用度以及效应的发挥十分重要。给药途径可以根据患儿年龄、病情急缓、用药目标及药物的作用特点等选择。重症、急症患儿应多选择注射给药,尤其是静脉注射,轻症多采用口服给药。与此同时,口服药物尽量选择小儿剂型的药物,以免药物剂量分割不准确造成用药过量而中毒;并且应尽量选择小儿易于接受的剂型,如含糖颗粒剂、糖浆剂等。新生儿一般不采用口服给药。小儿皮肤嫩、角质层薄,经皮肤黏膜给药易引起经皮吸收过量而导致中毒,用药时应充分考虑。

3. 选择适宜的剂量　随着小儿年龄、体重的逐年增加,体质也在改变,用药的适宜剂量也发生着改变。因此,根据小儿体重、体表面积或者年龄计算适宜的给药剂量十分重要,具体方案可参考本章本节中"小儿用药剂量的计算方法"的内容。

4. 血药浓度监测和个体化给药　小儿生长发育迅速,药物反应及药物代谢存在较大差异,即使同龄小儿用药,其个体差异也很大,因此,对于安全范围较窄的药物如地高辛、氨茶碱等应实施血药浓度监测,做到个体化用药。

三、小儿慎用的药物

1. 抗菌药物　小儿使用抗菌药物的基本原则和成人相同,治疗前应了解感染源的性质及对药物的敏感性。新生儿免疫系统发育不成熟,初次接触药物的过敏反应发生率较低,但药物过敏反应的首次发生多在小儿期,且反应严重,应高度重视,特别是应用青霉素时应做过敏试验。长期使用广谱抗生素容易引起消化功能紊乱,故应避免长期用药;喹诺酮类药物可能引起低龄小儿软骨组织损害,儿童及青少年不宜选用;氨基糖苷类、氯霉素可分别导致新生儿出现听神经损害、灰婴综合征,故新生儿禁用;四环素可导致骨骼、牙齿损害,故新生儿及小儿禁用。

2. 镇痛药和解热镇痛药　镇痛药是用来缓解疼痛的主要药物,常与镇静药、抗焦虑药、抗抑郁药以及治疗相关性疾病的药物联合使用,但须避免有危险的联合用药(如冬眠合剂)。小儿中枢神经系统对药物敏感,因此要防止镇痛药对中枢神经系统的过度抑制。儿童镇痛使用阿片类药物可有多种给药方式,如口服、静脉注射、肌内注射、黏膜给药、直肠给药等。小儿应用解热镇痛药后,可因出汗、体温骤降而导致虚脱,应权衡利弊,掌握剂量,避免大剂量应用导致出汗过度。

3. 糖皮质激素　糖皮质激素可用于治疗许多儿童病症,如小儿哮喘、特异性湿疹、肾病综合征等,使用时应极为谨慎,根据疾病需控制的程度及可接受的副作用程度等考虑用药及剂量。成人使用糖皮质激素的副作用在小儿都有体现,其中,发育迟缓是小儿长期使用糖皮质激素最严重的副作用,因此用药时间尽可能短、剂量要尽可能小。为了减少全身性不良反应,有些疾病如哮喘治疗尽可能隔日用药或采取局部用药。

4. 抗癫痫药　抗癫痫药物的副作用较多,由于小儿处于快速生长发育阶段,药物代谢速率变化较大,所以需要根据血浆药物浓度的监测进行药物剂量调整。小儿使用苯妥英钠可引起多毛、牙龈增生及癫痫发作频率增加等副作用,因此,较少使用该药治疗小儿癫痫。应用丙戊酸钠,其不良反应发生率较低,但有肝毒性,2 岁以下小儿在合用其他抗癫痫药时较易发生,用药期间应注意监测肝功能。

四、小儿用药剂量的计算方法

小儿用药剂量计算方法很多,常用的是以成人剂量为基准,按小儿的年龄、体重或体表面积等来折算。

1. 根据小儿体重计算　小儿药物用量(每次)＝体重(kg)×药量/(每 kg 体重·次)。

若患儿未实测体重,可按下列公式估算:

1～3 月龄幼儿体重(kg)＝3＋月龄×0.7

4～6 月龄幼儿体重(kg)＝3＋月龄×0.6

7～12 月龄幼儿体重(kg)＝3＋月龄×0.5

1 岁以上小儿体重(kg)＝年龄×2＋8

这种估算方法对年幼小儿偏小,年长小儿偏大,需根据临床经验进行适当调整。同时,也可根据小儿营养状态适当增减。例如Ⅰ度营养不良应减少 15%～25%,Ⅱ度营养不良应减少 25%～40%,Ⅲ度营养不良应减少 40%以上。

2.根据体表面积计算　鉴于人体生理现象和体表面积的关系更为密切,按体表面积计算用药剂量科学性更强,既适用于成人,又适用于各年龄段小儿。

$$体表面积(m^2)＝0.035(m^2/kg)×体重(kg)＋0.1(m^2)$$

此公式一般限于计算体重在 30kg 以下的小儿,对于 30kg 以上者,体重每增加 5kg,则体表面积增加 0.1m²。

3.以成人剂量折算小儿用药剂量　以小儿各年龄体重、体表面积与成人体重、体表面积的比例进行折算,详见表 6-2-1。

表 6-2-1　小儿用药剂量折算表

年龄	成人用药量比例	年龄	成人用药量比例
新生儿～1 月龄	1/18～1/14	2～4 岁	1/4～1/3
1～6 月龄	1/14～1/7	4～6 岁	1/3～2/5
6 月龄～1 岁	1/7～1/5	6～9 岁	2/5～1/2
1～2 岁	1/5～1/4	9～14 岁	1/2～2/3

4.按药动学参数计算　按药动学参数计算设计小儿给药的方案是更为科学合理的,其原理就是依据血药浓度监测计算出药物的各种药动学参数,如药物的生物利用度(F)、表观分布容积(V_d)、消除速率常数(K_e)、半衰期($t_{1/2}$)等,用药时根据这些参数计算出达到有效血药浓度所需的剂量。

$$C=\frac{D \cdot F/t}{V_d \cdot K_e}$$

式中:C 为血药浓度,D 为剂量,t 为给药间隔。

虽然这种计算方法科学合理,但是我国目前血药浓度监测尚不普遍,使其在临床应用方面还受到一定限制。

6-5　习题

第三节　老年人用药

老年人一般指年龄超过 65 岁的人。随着年龄的增长,老年人生理、生化功能减弱,对药物的处置及药物的反应性等均发生了一系列变化,加之老年人常患多种疾病且多为慢性病,多个脏器常同时存在病变,用药机会及种类明显增多,使得老年人用药的副作用发生率明显增加。因此,充分了解老年人的生理、生化功能的特征性变化,了解衰老及疾病对药物处置的影响,对指导老年人的合理用药十分重要。

一、老年人生理特点及其对药动学和药效学的影响

6-6 课件

1.药物吸收 老年人的胃酸分泌减少,胃内酸度降低,对一些弱酸性药物如苯巴比妥,因解离度增加而吸收减少,而对弱碱性药物的吸收增多。四环素等因溶解度降低而减少吸收,对于青霉素 G 等在酸性环境中不稳定的药物则可能吸收增加。胃排空速度减慢,使得药物进入小肠的时间延迟,导致由小肠吸收的药物吸收率降低,血药浓度达峰时间延迟,峰浓度降低。肠蠕动减慢,让一些药物停留在肠道里,有利于药物的吸收,也易发生不良反应。胃肠的血流减少,使得药物经胃肠吸收减少,而肝血流减少使某些药物如普萘洛尔、利多卡因等首过效应减弱,血药浓度相应升高而容易发生不良反应。老年人的局部血液循环较差且肌肉萎缩、血流减少,皮下或肌内注射时,药物的吸收变慢,因此急症患者应采用静脉给药。

2.药物分布 药物分布影响药物的储存蓄积、消除速率。因为老年人体液量减少、脂肪组织增加、血浆蛋白浓度降低且其与药物的结合力减弱,所以老年人的药物分布表现出以下规律:亲水性药物表观分布容积减小、血药浓度增高;脂溶性药物表观分布容积增大、药物作用时间延长;血浆蛋白结合率低的药物,游离药物浓度增高,药效增强,甚至出现毒性反应。

6-7 分布影响因素

3.药物代谢 肝脏的生物转化功能随年龄增长而相应降低,主要是肝重量、有功能的肝细胞数减少、肝血流量下降和肝微粒体酶活性降低等因素所致,主要以后两项因素为主。这对肝清除药物也有很大影响。例如,老年人口服单剂量的普萘洛尔后,血药浓度明显高于年轻人,长期用药时,70 岁老年人的稳态血药浓度可达到 40 岁者的 4 倍。肝药酶活性随着年龄增长而降低,经肝药酶灭活的药物半衰期大多延长,血药浓度升高。例如苯巴比妥、保泰松、对乙酰氨基酚、吲哚美辛、三环类抗抑郁药、氨茶碱等,血药浓度增高,作用时间延长。老年人肝药酶活性的减弱也存在个体差异,肝药酶的活性还受营养及维生素是否缺乏等多种因素影响。值得注意的是,有些肝药酶在老年人体内活性并不降低,例如乙醇脱氢酶、异烟肼、普鲁卡因胺、肼屈嗪的乙酰化酶及苯二氮䓬类的葡萄糖醛酸转移酶等,这些药物在老年人体内的代谢并不减慢。

很多因素能影响肝的药物代谢,老年人肝脏代谢药物能力的降低无法由一般的肝功能测定来预知,肝功能正常并不等同于肝脏药物代谢能力正常。迄今尚无令人满意的定量指标来测定肝脏药物代谢功能,因此,老年人用药剂量的个体化十分重要。

4.药物排泄 老年人肾脏减轻、肾血流量减少、肾小球滤过率降低,因此,肾对药物的排泄减少,药物半衰期延长,容易出现蓄积中毒。因此,老年人使用阿司匹林、普萘洛尔、地高辛等药物时应适当减少剂量。

二、老年人用药的基本原则

1.选择合理的药物 老年人用药应简化给药方案,尽量减少药物种类,并注意药物之间的相互作用。明确用药指征,避免使用老人慎用或禁用的药物。对于多种疾病需要多种药物联合治疗时,应尽量减少药物种类,并考虑药物间的相互作用。

2.确定适合的用药剂量 严格遵守从小剂量开始、剂量个体化的用药原则。根据患者

的肝肾功能情况来确定并调整用药剂量；必要时对安全范围窄的药物或有肝肾疾病的患者进行血药浓度监测。

3.选择适合的剂型及给药途径　老年人常因患慢性病而需要长期用药,所以口服给药更加方便,对部分吞咽困难的,可改用颗粒剂或液体剂型。因为老年人的肌肉对药物的吸收能力较差,尽量少用肌内或皮下注射,急性患者可选择静脉给药。

4.提高患者的依从性　良好的依从性是老年患者治疗成功的关键。对于老年患者应尽可能简化治疗方案,必要时可在社区医疗保健的监控下用药,尽量让老年人的用药做到方便、准确、合理。

三、老年人慎用的治疗药物

(一)心血管疾病用药

1.抗动脉粥样硬化药　高脂血症老年人应尽量食用低脂肪和低胆固醇食物。对于调血脂药物,普伐他汀、辛伐他汀较适合老年人;而烟酸、考来烯胺等不良反应较重,老年人应慎用。

2.抗高血压药　老年人血压调节功能下降,容易出现直立性低血压。β受体拮抗剂和利尿药能有效减少老年人的高血压并发症,但是由于患者自身病理状态(如支气管哮喘患者不能用β受体拮抗剂)或药物不良反应(如长期应用利尿剂氢氯噻嗪可引起血脂异常、糖耐量降低),许多患者不能选用。因此,老年患者选择抗高血压药物应根据药物疗效和自身特点而定。

3.防治脑血管病药　阿司匹林通过抗血小板聚集而用于预防脑卒中,老年人应从最低剂量开始以防止出血。噻氯匹定可以用于阿司匹林无效或不能耐受阿司匹林的患者,主要副作用有可逆性白细胞减少、腹泻等。口服抗凝剂常用于预防全身性血栓栓塞包括脑卒中,应关注华法林有引起颅内出血的风险。

4.抗心律失常药　老年人常发生心脏自律性异常或者由传导阻滞引起的心律失常,常见心悸、头晕和晕厥等。室上性心动过速可用维拉帕米、地高辛、地尔硫䓬、β受体拮抗剂或腺苷来控制。房颤的病因和年轻患者相似,其中甲亢所致的房颤在老年患者中常见,而这个病因往往被忽略。利多卡因常用于治疗老年人室性心律失常,但老年人利多卡因首过效应减弱,清除率也降低,导致其血药浓度升高,加上老年人窦房结与房室传导功能减退,容易受药物抑制,所以使用利多卡因时剂量应减半,必要时应监测血药浓度。

5.抗充血性心力衰竭药　老年人充血性心力衰竭的治疗与成年人相似,但需注意一些问题。由于地高辛的治疗量与中毒量接近,加之老年人肝、肾功能减退,使其半衰期延长,故所需的维持量比年轻人小。地高辛能改善伴有房颤的老年心衰患者的症状,因老年人肾功能减退,应减小其维持剂量,一般给药剂量为成人常规剂量的1/2或者1/4,必要时应进行血药浓度监测。鉴于老年人的自稳机制减退,需调整利尿药的剂量,以防止血容量减少及电解质紊乱。血管紧张素转化酶抑制剂可改善心衰症状并降低死亡率,但大多数血管紧张素转化酶抑制剂经肾排泄,老年患者应减小维持剂量。钙通道阻滞剂和β受体拮抗剂可能诱发或加重充血性心力衰竭,这两类药的使用须慎重。

(二)内分泌和代谢性疾病用药

1.抗2型糖尿病药　口服降糖药通常在2型糖尿病患者饮食控制无效时使用,由于老年人对糖代谢的调节功能减退,口服降糖药容易引起低血糖甚至低血糖性昏迷,因此老年人使用口服降糖药应从小剂量开始,逐渐加量,以防止产生严重低血糖反应。

2.抗甲状腺疾病药　放射性碘治疗老年甲亢患者疗效确切,但有加重老年人甲亢症状的风险,也可选用β受体拮抗剂普萘洛尔或丙硫氧嘧啶来治疗,但在用药时应注意加强对老年患者的观察。老年甲减患者应使用较低剂量的甲状腺素替代治疗,以防止心律失常和心肌缺血加重。

(三)哮喘用药

老年哮喘患者通常并发心脏病,支气管扩张剂容易增加心肌耗氧量,加重心动过速,所以应采用吸入给药方式,避免口服等全身给药途径导致较重的心脏不良反应。老年人服用氨茶碱后易出现中毒,因此应适当减少氨茶碱的给药剂量或延长给药间隔,并监测血药浓度,以避免血药浓度过高引起毒性作用。

思考题

1.根据你所学知识,为一位老年 2 型糖尿病患者制订合理的治疗方案(包括生活指导和药物)。

2.一个妊娠 6 周的妇女患了感冒,希望服药治疗,请你根据所学知识为其开一张处方,并说明用药依据。

6-8　习题

（曹伟娟）

第七章

神经系统疾病的药物治疗

➡ **学习目标**

1. **掌握** 脑血管病、癫痫、帕金森病的定义、主要临床表现、药物治疗原则及如何规范选择治疗药物。
2. **熟悉** 脑血管病、癫痫、帕金森病治疗药物的种类、不良反应和相互作用。
3. **了解** 脑血管病、癫痫、帕金森病的发病机制和治疗原则。

第一节 脑血管病

脑血管病(cerebrovascular disease)是指由于各种脑血管病变引起的脑部病变。脑血管病又称脑卒中(stroke),俗称脑血管意外或中风,指的是急性脑循环障碍导致局限性或弥漫性脑功能缺损的脑血管性临床事件。

7-1 课件

脑卒中按病理性质可分为缺血性脑卒中(包括脑血栓形成和脑栓塞)和出血性脑卒中(包括脑出血和蛛网膜下腔出血)。

Ⅰ.缺血性脑卒中

脑卒中是我国居民头号致死原因。50%～70%的存活者遗留瘫痪、失语等严重残疾,给社会和家庭带来沉重负担。

7-2 概述

7-3 发病机制

一、疾病概述

缺血性脑卒中是指脑血液供应障碍引起缺血、缺氧,导致局限性脑组织缺血性坏死和脑软化,约占全部脑卒中的70%,其中包含短暂性脑缺血发作(TIA)和脑梗死。缺血性脑卒中分类:①依据神经功能缺失持续时间分为:<24h为短暂性脑缺血发作(TIA);>24h为脑梗死。②依据病情严重程度可分为小卒中、大卒中、静息性卒中。

缺血性脑卒中多起病突然,症状进展慢,数小时或1～2天达高峰。不少患者在睡眠中发病,清晨醒来时发现偏瘫、失语,发病前多有短暂性脑缺血发作,多数患者意识清楚,如出现意识不清等症状,需要考虑椎-基底动脉脑梗死的可能。由于发病早期头颅CT可无异常征象,头颅磁共振可明确诊断。

急性缺血性脑卒中分超早期(1～6h)、急性期、恢复期3个阶段。在超早期和急性期,需要积极治疗,防治并发症,降低危险因素,防止复发。在恢复期如有条件应尽快开展康复治疗,促进功能恢复。

7-4　识别早期脑卒中

二、治疗药物

(一)治疗药物的分类

1. 溶栓药物

(1)阿替普酶(r-tPA):又称重组组织型纤维蛋白溶酶原激活剂,可通过其赖氨酸残基与纤维蛋白结合,激活与纤维蛋白结合的纤溶酶原转变为纤溶酶,从而溶解血栓。发病4.5h内使用,剂量为0.9mg/kg,10%在1min内静推完毕,其余90%在1h内连续静滴,使用的最大剂量不过90mg。

(2)尿激酶:直接作用于内源性纤维蛋白溶解系统,催化裂解纤溶酶原成纤溶酶,后者不仅能降解纤维蛋白凝块,亦能降解血循环中的纤维蛋白原、凝血因子V和凝血因子Ⅷ等,从而发挥溶栓作用。发病6h内使用,100万～150万IU尿激酶溶于100mL生理盐水中30min静脉滴注。

7-5　药物治疗(一)

2. 抗血小板药物

(1)阿司匹林:使血小板的环氧化酶乙酰化,从而抑制体内过氧化物的形成,血栓素A_2(TXA_2)的生成减少,产生较强的抗血小板聚集作用。发病后口服阿司匹林,每日150～300mg,急性期之后的预防剂量为每次100mg,每日1次。

7-6　药物治疗(二)

(2)氯吡格雷:可选择性地与血小板二磷酸腺苷受体结合,抑制二磷酸腺苷介导的血小板凝集,达到抗血小板效果。用法为每次75mg,每日1次,口服。

(3)西洛他唑:通过选择性地抑制血小板及血管平滑肌内的磷酸二酯酶Ⅲ(PDE_3)的活性,发挥抗血小板及血管扩张作用。用法为每次50～100mg,每日2次,口服。

(4)双嘧达莫:作用于血小板的A_2受体,刺激腺苷酸环化酶,使血小板内环磷酸腺苷(cAMP)增多。通过这一途径,血小板活化因子(PAF)、胶原和二磷酸腺苷(ADP)等刺激引起的血小板聚集受到抑制。同时可抑制TXA_2的形成,增强内源性前列环素的作用。用法为每次25～100mg,每日3次,口服。

3.抗凝药物

(1)华法林:主要在肝脏内抑制维生素 K 依赖性凝血因子Ⅱ、Ⅶ、Ⅸ、Ⅹ 的合成,达到抗凝的功效。用法:个体化用药,初始剂量 4.5～6mg 口服,根据国际标准化比值(INR),遵照医生或者药师的嘱咐及时调整服药的剂量与时间,老年人的初始剂量可适当减量。

(2)达比加群酯:通过直接抑制凝血酶原Ⅱa 活性中心而发挥抗凝血效应。用法:每次 110mg 或 150mg,每日 2 次,口服。

(3)利伐沙班:通过直接抑制凝血酶原Ⅹa,抑制凝血酶原Ⅱa 的生成发挥抗凝效应。用法:每次 10～20mg,每日 1 次,口服。

(4)肝素:激活抗凝酶Ⅲ使多种凝血因子失去活性。静脉给药立即起效。一般多使用低分子肝素,每日 1～2 次,每次4000～5000IU。

7-7　药物治疗(三)

4.降脂药物

(1)阿托伐他汀:为羟甲基戊二酰辅酶 A(HMG-CoA)还原酶抑制剂,通过抑制肝内 HMG-CoA 还原酶及胆固醇的合成而降低血浆胆固醇和脂蛋白水平,达到降血脂的作用。用法:每次 20～40mg,每晚 1 次,口服。

(2)瑞舒伐他汀:是一种选择性、竞争性的 HMG-CoA 还原酶抑制剂。HMG-CoA 还原酶是 3-羟-3-甲戊二酰辅酶 A 转变成甲羟戊酸过程中的限速酶,而甲羟戊酸是胆固醇的前体,由此起到降脂作用。用法:每次 10～20mg,每晚 1 次,口服。

(二)治疗药物的不良反应

1.阿替普酶　主要有颅内出血、胃肠道出血、过敏反应、血管源性水肿等。

2.阿司匹林　主要有胃肠道反应、消化道出血、诱发哮喘、水杨酸反应、瑞夷综合征等。

3.西洛他唑　主要有出血(以颅内出血为主,可能累及全身脏器);充血性心力衰竭、心绞痛、室性心动过速;血管扩张引起的头痛、头晕、心悸;腹痛腹胀、恶心呕吐等消化道症状;肝功能异常。

4.阿托伐他汀　最常见不良反应为肝功能异常及横纹肌溶解,其他包括胃肠道反应、胰腺炎、血管神经性水肿、大疱性表皮坏死松解症等。

(三)治疗药物的应用原则

1.改善脑循环　应用他汀类药物,同时进行神经保护、降压治疗。其中改善脑循环治疗包括静脉溶栓、抗血小板聚集、抗凝、降纤、扩容等治疗。

(1)根据病因、临床表现、患者基本情况个性化选择药物:如病因为动脉粥样硬化,治疗及预防药物选择抗血小板药物;如病因为心源性栓塞,急性期可进行溶栓治疗或者使用抗血小板药物,预防用药选择抗凝药物。

(2)合理用药原则:阿替普酶溶栓治疗要严格掌握适应证及禁忌证,使用过程中注意观察出血、血管源性水肿、神经功能损害加重等病情变化,要同时胃黏膜保护,监测血压变化,监测凝血时间及血小板计数,且 24h 后复查脑 CT 排除出血才可加用抗血小板药物。

7-8　溶栓适应与禁忌

(3)华法林抗凝治疗时需要严密监测凝血功能,国际标准化比值(INR)维持在 2～3,需根据 INR 值调整药物剂量。

2.其他治疗　监测体温、心率、血压、血糖等生命体征;急性期并发症的预防和处理,如脑水肿、颅内高压、脑梗死后出血性转化、癫痫、肺炎、尿路感染、深静脉血栓形成、卒中后情感障碍、压疮等。此外还应在康复期尽早行康复治疗。

(四)治疗药物的选用

缺血性脑卒中在无禁忌证的情况下应早期溶栓,目前阿替普酶是急性缺血性脑卒中静脉溶栓首选药物,发病 4.5h 内使用。

如果不能溶栓,应根据指南推荐,在发病后尽早口服阿司匹林,剂量为每日口服 150～300mg。2 周急性期后改为预防用药,剂量为每次 100mg,每日 1 次,口服。需要注意的是,溶栓治疗者,应在溶栓 24h 后开始使用阿司匹林,如不能耐受阿司匹林,可考虑选用氯吡格雷抗血小板治疗。

抗凝药物适用于心房颤动引起的脑栓塞患者,以预防脑栓塞再次复发,如无禁忌证,可在脑栓塞急性期之后病情稳定的情况下给药。

他汀类药物如阿托伐他汀、瑞舒伐他汀,有抗动脉粥样硬化的作用,可用于治疗和预防动脉粥样硬化引起的缺血性脑卒中。

(五)治疗药物的相互作用(见表 7-1-1)

表 7-1-1　治疗药物的相互作用

药物名称	合用药物	相互作用结果
阿司匹林	双嘧达莫	抗血小板聚集协同作用
华法林	维生素 K	减弱抗凝作用
氯吡格雷	奥美拉唑	减弱前者抗血小板作用

三、病例分析

(一)病例简介

患者,女,75 岁,半年前因“右侧肢体麻木乏力 2 周”入院,诊断为“急性缺血性脑卒中,高血压病”。治疗后好转,出院后一直服用“拜阿司匹林 100mg,每晚 1 次,氨氯地平缓释片 5mg,每日 1 次”。近期患者出现胃部不适,胃镜检查发现“胃溃疡”,遂停用拜阿司匹林,改服用“氯吡格雷片 75mg,每日 1 次,奥美拉唑胶囊 20mg,每日 2 次”。

请为该患者制订完整的药物治疗方案。

(二)病例解析

1. 患者目前诊断为缺血性脑卒中后、高血压病、胃溃疡。

2. 确定治疗目标:预防卒中再发,控制血压,控制胃溃疡症状。

3. 制订药物治疗方案:该患者曾患缺血性脑卒中,且高龄,有高血压病,是缺血性脑卒中再发高危人群,需要进行抗栓、他汀、降压三重治疗,因此需要加用他汀类药物,如阿托伐他汀钙 20mg,每晚 1 次,口服。但是目前出现胃溃疡,可能与长期服用拜阿司匹林片有关,可将拜阿司匹林片改为氯吡格雷片。考虑到胃溃疡需要抑酸和保护胃黏膜治疗,在抑酸剂的选择上奥美拉唑和氯吡格雷有相互作用,奥美拉唑会导致氯吡格雷的抗栓作用减弱,从而使脑梗死风险增高,因此可换成与氯吡格雷相互作用较小的泮托拉唑来进行抑酸治疗。如有条件可以进行氯吡格雷的基因检测以达到精准治疗的目的。

4.具体治疗方案如下：

氯吡格雷片 75mg qd po

氨氯地平缓释片 5mg qd po

阿托伐他汀钙片 20mg qn po

泮托拉唑肠溶胶囊 20mg bid po

5.监测、评估和干预：开始药物治疗后，需监测消化道的不良反应，可通过大便性状、大便隐血检查、消化道内镜等检查。另外，需定期监测血压、肝功能、肌酶等指标。

Ⅱ. 出血性脑卒中

出血性脑卒中指引起脑实质内、脑室内或蛛网膜下腔的自发性出血性疾病，也叫自发性颅内出血。临床常见类型为脑出血和蛛网膜下腔出血。

一、疾病概述

脑出血指原发于脑实质内的、非创伤性出血。约 80％的脑出血发生于大脑半球，其余20％发生于脑干，常形成大小不等的脑内血肿，有时穿破脑实质形成继发脑室内和（或）蛛网膜下腔出血。脑出血常发生于高血压病或动脉硬化的患者，尤其是 50 岁以上没有系统治疗或血压控制欠佳的高血压患者，常在体力活动或情绪激动中突然发病，出现昏迷、偏瘫、呕吐等。发病时多有血压明显升高。意识障碍程度是判断病情轻重的主要指标。

蛛网膜下腔出血多继发于脑动脉瘤、脑血管畸形、烟雾病等，大多无前驱症状，部分患者有动眼神经麻痹或一过性脑缺血发作。

头颅 CT 可诊断脑出血和蛛网膜下腔出血，脑脊液检查可进一步确诊蛛网膜下腔出血。颅内血管造影可探查脑出血及蛛网膜下腔出血的病因。

出血性脑卒中治疗措施包括内科治疗和外科治疗，大多数患者以内科治疗为主，如果病情危重或有继发原因，且有手术适应证，应进行外科治疗。脑出血可选择血肿清除，动脉瘤引起蛛网膜下腔出血患者可选择动脉瘤栓塞或者夹闭，此时药物仅作为辅助治疗。

二、治疗药物

(一)治疗药物的分类

1.利尿脱水药

(1)呋塞米：强有力的利尿剂，作用于髓袢升支粗段，利尿作用快而短，静脉注射 5min 起效，减轻脑水肿。用法：每次 20～40mg，每日 2～3 次，静脉注射。

(2)甘露醇：高渗性脱水药，提高血浆渗透压，产生组织细胞脱水作用，且从肾小球滤过后，不易被肾小管重吸收，使尿渗透压增高，带出大量水分而脱水。甘露醇是最常用的脱水药物，常用用法：125～250mL，每 4～6h 1 次，快速静脉滴注。严重颅内高压或脑疝时，快速静滴甘露醇 250～500mL，但活动性颅内出血禁用。

(3)甘油果糖：静脉注射后能提高血浆渗透压，导致组织内的水分进入血管，从而减轻组织水肿，降低颅内压，改善血管微循环；增加脑血流量，增加缺血部位的供血量及供氧量。常用用法：250mL，每日 1～2 次，静脉滴注。

(4)人血白蛋白：白蛋白是血浆中含量最多、分子最小、溶解度大、功能较多的一种蛋白质。可以维持血浆胶体渗透压,使组织间液重返血管,达到组织脱水的目的。用法为 10g,每日 1～2 次,静脉滴注。

2.止血药物

(1)酚磺乙胺:可降低毛细血管通透性,使血管收缩,出血时间缩短。酚磺乙胺还能增强血小板的聚集性和黏附性,促进血小板释放凝血活性物质,缩短凝血时间。用法为每次 0.25～0.5g,肌内或静脉注射,每日 2～3 次。

(2)氨甲苯酸:能竞争性阻抑纤溶酶原吸附在纤维蛋白网上,从而防止其激活,保护纤维蛋白不被纤溶酶降解而达到止血作用。用法:每次 0.1～0.3g,以 5%～10%葡萄糖注射液或生理盐水 10～20mL 稀释后静脉注射。1 日剂量不得超过 0.6g。

3.钙通道阻滞剂

尼莫地平为双氢吡啶类钙通道阻滞剂,选择性作用于脑血管平滑肌,呈脂溶性,易通过血-脑脊液屏障,与中枢神经的特异受体结合,扩张脑血管,增加脑血流量,并可拮抗五羟色胺、花生四烯酸、TXA_2 等所致的脑血管痉挛,有效防止或逆转蛛网膜下腔出血所引起的脑血管痉挛造成的脑组织缺血性损害。用法:从每小时 0.5mg 开始,2h 后剂量改为每小时 1mg,以后每小时 2mg,静脉滴注,维持 5～14 天后,可改口服,剂量为每次 60mg,每天 4 次。

4.神经保护剂

能改善脑细胞代谢,从而改善患者神经功能。药物包括依达拉奉、胞磷胆碱、吡拉西坦等。

(二)治疗药物的不良反应

1.利尿药与脱水药　水和电解质紊乱,如低钾、低钠最为常见,其次为肾功能损害。用药期间需定期监测肾功能、电解质,避免合用其他肾毒性药物。

2.止血药物　多见头痛、头晕不适。有血栓形成倾向(特别是心肌梗死)或过去有栓塞性血管病者禁用或慎用。

3.钙通道阻滞剂　尼莫地平的常见不良反应包括直立性低血压、脚踝水肿、心悸、出汗,也可出现耳鸣、面红、口唇麻木等症状。

(三)治疗药物的应用原则

1.控制脑水肿,降低颅内压　高血压脑出血是急性期患者的主要死亡原因,是因为脑水肿引起脑疝所致。因此,及时应用脱水药物,控制脑水肿,是抢救患者的关键。

2.适当降压　高血压病脑动脉硬化合并脑出血,血压很高且有波动,对止血是不利的,有促使发生再出血和血肿破入脑室的危险。因此,适当降低血压是抢救患者的关键。血压最好控制在略高于发病前的水平,以免因血压太低引起脑血流低灌注。

3.应用止血药要慎重　对动脉硬化患者,有再患缺血性脑卒中、心肌梗死或肾动脉血栓的危险。

4.血糖管理　因高血糖与低血糖对脑出血患者均会带来不良影响与转归,需控制血糖在正常范围内。

5.抗癫痫药物使用　脑叶出血及有癫痫发作者可行抗癫痫治疗。

6.预防血管痉挛　对于蛛网膜下腔出血患者,要用钙通道阻滞剂来预防或逆转脑血管痉挛引起的脑组织缺血性损害,发病后要尽早使用。

(四)治疗药物的选用

常用的治疗药物有抗纤溶药物、脱水药物、预防血管痉挛药物、降压药物等,目的主要在于防治并发症。

急性颅内出血可用利尿脱水剂来减轻出血引起的脑水肿,但也有人反对在脑出血急性期应用脱水药物,认为脑组织大量脱水后,减少了水肿对出血灶机械性压迫,可加重出血。临床上应根据患者实际情况酌情使用。

如果急性出血期内血压过高,可短期内静脉使用乌拉地尔或硝普钠等降压药以控制血压,蛛网膜下腔出血者可使用尼莫地平防治脑血管痉挛。

对于凝血功能正常患者,目前不建议常规使用止血药物,如必须使用,可在急性出血8h内使用酚磺乙胺等以预防血肿扩大,使用时间建议不超过48h。

颅内出血继发癫痫发作可用丙戊酸钠,缓慢静脉滴注,尽量不用地西泮和巴比妥类,以免影响意识观察。

(五)治疗药物的相互作用(见表7-1-2)

表7-1-2　治疗药物的相互作用

药物名称	合用药物	相互作用结果
尼莫地平	苯巴比妥、卡马西平	降低前者生物利用度
尼莫地平	β受体拮抗剂	低血压、心动过缓
呋塞米	糖皮质激素	电解质紊乱,尤其加重低钾
氨甲苯酸	凝血酶原复合物	增加血栓形成风险

三、病例分析

(一)病例简介

陈先生,男,45岁。1天前饮酒后突发头部剧烈疼痛,伴恶心呕吐,左侧肢体乏力,无神志不清,休息后无明显好转,遂送医院诊治。既往有高血压。查体:血压200/100mmHg,神志清,对答正常。左侧肢体肌力3级,左侧肢体浅感觉减退,左侧病理征阳性。颈强直、克氏征阳性。颅脑CT:右侧基底节区高密度影。

请为该患者制订完整的药物治疗方案。

(二)病例解析

1.患者目前诊断为脑出血、高血压病。

2.确定治疗目标:控制脑出血,预防脑水肿,控制血压,预防并发症。

3.制订药物治疗方案:该患者出现急性脑出血,且血压增高,在急性期应使用脱水利尿药以减轻脑水肿,降低颅内压,控制血压,并可根据个体情况在发病8h内适当选用止血药以预防血肿扩大,一般情况下常规不建议用止血药。

4.具体治疗方案如下:

20%甘露醇 125mL ivgtt q12h

甘油果糖 250mL ivgtt qd

吡拉西坦 100mL ivgtt qd

尼莫地平 30mg po qd

5.监测、评估和干预:绝对卧床,监测患者意识,对意识及肢体功能进行评分;监测血压,必要时可静脉使用短效降压药控制血压;定期复查肾功能、电解质,定期复查头颅 CT 以了解出血吸收情况。此外,需要避免肺部感染、尿路感染、癫痫、压疮等并发症的发生,加强护理,保持大便通畅。

思考题

1.临床常用抗血小板聚集药物有哪些?各自常见的不良反应是什么?

2.如何制订缺血性脑血管疾病患者长期药物治疗方案?

3.脑出血和蛛网膜下腔出血的治疗方案有什么区别?

7-9 习题

第二节 癫 痫

一、疾病概述

癫痫是神经内科最常见的疾病之一,是大脑神经元过度放电,导致反复发作性和短暂性中枢神经系统功能失常为特征的一种或者多种病因引起的慢性脑部疾病。传统上,临床出现两次(间隔至少 24h)非诱发性癫痫发作可确诊为癫痫。

7-10 课件

癫痫发病率原以儿童和青少年较高,近年来随着人口老龄化,脑血管病、痴呆等神经系统退行性疾病的发病率增加,老年人群中癫痫发病率已出现上升趋势,甚至超过儿童和青少年。癫痫以致残率高、病程长和临床反复发作为特点,严重威胁患者身心健康。所以,认识癫痫、确诊癫痫和准确判断发作类型非常重要,是正确治疗、合理用药以及预后判断的先决条件。

癫痫发作临床表现多种多样,如感觉、运动、自主神经、意识、情感、记忆、认知及行为等障碍,具有突发突止、短暂一过性、自限性的特点。可根据癫痫发作时的行为或脑电图表现来判断脑部异常过度同步化放电。

癫痫治疗尽管有外科治疗、迷走神经刺激术(VNS)神经调控治疗、生酮饮食(ketogenic diet)治疗等方法,但主要治疗方法还是抗癫痫药物治疗。在新诊断的癫痫患者中,抗癫痫药物能使约 70% 的患者发作得到控制。

7-11 认识癫痫　　7-12 发作类型　　7-13 临床表现和分类　　7-14 急性发作的急救

二、治疗药物

(一)治疗药物的分类

7-15 药物治疗

在 20 世纪 80 年代之前,主要应用于临床的药物习惯上称为传统抗癫痫药物(AEDs)(见表 7-2-1)。20 世纪 80 年代末期,国外开发并上市了多种新型 AEDs(见表 7-2-2)。理想的抗癫痫药物治疗应符合有效、安全、方便、经济的原则。

表 7-2-1 传统 AEDs

传统 AEDs	常规剂量和用法
卡马西平(carbamazepine,CBZ)	常规治疗量 10~20mg/(kg·d)
氯硝西泮(clonazepam,CZP)	成人 1mg/d,小儿 0.5mg/d
苯巴比妥(phenobarbitone,PB)	成人 60~150mg/d,小儿<3mg/(kg·d)
苯妥英钠(phenytoin,PHT)	成人 200mg/d
丙戊酸钠(sodium valproate,VPA)	成人 600~1800mg/d,小儿 10~40mg/(kg·d)

表 7-2-2 新型 AEDs

新型 AEDs	常规剂量和用法
加巴喷丁(gabapentin,GBP)	900~1800mg/d,分 3~4 次服用
普瑞巴林(pregabalin,PGB)	成人起始剂量为每次 75mg,每日 2 次;或者每次 50mg,每日 3 次。可在 1 周内根据疗效及耐受性增加至每次 150mg,每日 2 次
拉莫三嗪(lamotrigine,LTG)	成人开始剂量 25mg/d,与 VPA 合用需特别注意,剂量不能超过 50~75mg/d
左乙拉西坦(levetiracetam,LEV)	成人(>18 岁)和青少年(12~17 岁)体重≥50kg,起始剂量为 500mg,每日 2 次。4~11 岁儿童及青少年(12~17 岁)体重<50kg,起始剂量为 10mg/kg,每日 2 次
奥卡西平(oxcarbazepine,OXC)	起始剂量 600mg/d[8~10mg/(kg·d)],分 2 次服用。每日维持剂量为 600~2400mg,通常每日 900mg 即有效果
托吡酯(topiramate,TPM)	推荐剂量 200~400mg/d
拉考沙胺(lacosamide,LCM)	成人口服推荐起始剂量为每次 50mg,每日 2 次,1 周后增加到每次 100mg,推荐维持剂量每次 200mg,每日 2 次
唑尼沙胺(zonisamide,ZNS)	成人初始剂量每日 100mg(1 片),两周后可增至 200mg(2 片)/d,持续两周后再增加至 300mg(3 片)/d,甚至 400mg(4 片)/d。每种剂量都要至少持续两周时间以达到稳态

(二)治疗药物的不良反应

1.苯妥英钠 有剂量相关性不良反应,可能出现皮疹、齿龈增厚、毛发增生、面容粗糙、巨幼红细胞性贫血(可加服叶酸)。

2.卡马西平　头昏、共济失调、皮疹、剥脱性皮炎、粒细胞减少、肝功能损害等,尤其是严重皮疹,需要特别注意。血液 HLA-B1502 基因检测,对严重皮疹预防有重要意义。

3.丙戊酸钠　一过性肝酶升高(AKP,GPT 和 GOT),多与剂量有关,一般无症状,减量或停药恢复正常;体重增加;少数患者有血小板减少,儿童多见,多与剂量有关。胎儿先天畸形风险增加,尤其是神经管缺损风险;罕见致死性肝损害,与特异性体质有关,如有遗传代谢病、重型肝病家族史、精神发育迟滞或合并其他遗传病者。

4.苯巴比妥　镇静、嗜睡,在儿童中可表现为多动和认知障碍。

5.加巴喷丁　嗜睡、头晕、共济失调、疲乏、眼震、头痛等,可能与使用剂量有关。

6.拉莫三嗪　头晕、头痛、复视、共济失调、恶心,部分患者有视物模糊、嗜睡及皮疹。

7.托吡酯　多数不良反应为轻中度。常见不良反应包括嗜睡、头晕、疲乏、易激惹、体重下降、思维迟钝、感觉异常等。

8.奥卡西平　嗜睡、头痛、头晕、复视、恶心、呕吐、疲劳和皮疹等。

(三)治疗药物的应用原则

1.抗癫痫药物应该在诊断明确之后考虑使用,一般情况下,第 2 次无诱因癫痫发作之后开始用药。首次发作后,如果发作复发的可能性大(如头颅影像学显示脑结构损害),有可能继续发作的检查结果(有神经缺陷症状,脑电图提示明确的癫痫样放电),或患者本人及监护人认为不能承受再发 1 次的风险,结合药物治疗的风险和益处,决定是否开始抗癫痫药物治疗。发作间隔期 1 年以上,可以暂时推迟药物治疗。

7-16　药物治疗原则

2.药物选择可根据发作类型而定,同时还需要考虑共患病、共用药、患者的年龄以及患者或监护人的意愿等进行个体化选药。一种类型的癫痫发作可有几种适合选择的药物,需根据患者病情、医生个人对药物的熟悉程度、药物优缺点评价和临床经验而定。

3.首选单药治疗。合理应用一种抗癫痫药,癫痫的控制率可达 70% 左右。单药治疗容易判断药物疗效和不良反应,无药物之间的相互作用,不良反应相对少,方案简单,依从性好,经济负担轻。

4.如果单药疗效欠佳,且已经换用过两种抗癫痫药,剂量与血药浓度均达到较高水平后仍然不能控制发作,可选择合理的联合用药治疗方案。联合治疗的药物以 2～3 种为宜,选择不同作用机制的药物,避免有相同不良反应和肝酶诱导的药物合用。

5.剂量要个体化。每个患者受遗传、年龄、疾病、其他药物等的影响,药物在体内代谢速率不同,患者病情严重程度不同,所需要的有效血药浓度也有差别,任何药物均应从小剂量开始,缓慢增加剂量直至发作控制或最大可耐受剂量,不要频繁换药。要规律用药,按照所服药物半衰期和临床发作规律,合理分配给药次数、剂量和给药间隔,避免药物血药浓度波动过大而出现癫痫发作或不良反应。

6.癫痫药物治疗需要定期随访。服药初期,如出现严重不良反应,应终止原治疗方案,更换其他药物。治疗过程中,根据发作控制情况及血药浓度调整药物剂量,儿童、孕妇需要根据体重的增长和血药浓度的变化调整剂量。监测长期用药的不良反应,主要有剂量相关、特异体质、与剂量无关难以预测的如皮肤损害、严重的肝毒性、血液系统损害,以及与累积剂量有关或者出现远期效应,如丙戊酸钠致畸性等。需根据所服药物的特点,定期检查肝功能、血常规等指标。

7.疗程要足,撤药要慢。癫痫患者持续无发作 2 年以上,应再次进行病情评估,结合患者的癫痫类型及脑电图检查结果,决定是否可以减药或停药。撤药过程应缓慢进行,可能持续数月甚至 1 年以上。如果在撤药过程中出现发作,应停止继续撤药,并将药物剂量恢复至最接近发作时的剂量并观察。

(四)治疗药物的选用

1.苯妥英钠(phenytoin,PHT)适用于全面性强直-阵挛发作(GTCS)和部分性发作,但会加重失神和肌阵挛发作。小儿由于主诉不清楚,不易发现毒副反应,因此婴幼儿和儿童不宜使用。

7-17　药物治疗方法

2.卡马西平(carbamazepine,CBZ)是部分性发作首选药,尤其对复杂部分性发作、继发性 GTCS 疗效好。因可加重失神和肌阵挛发作,对肝酶有自身诱导作用,故用药时需逐渐加大剂量,1~2 周达到稳定的血药浓度。

3.丙戊酸钠(sodium valproate,VPA)适用于全面性或部分性癫痫,尤其是失神发作、肌阵挛发作、强直阵挛发作、失张力发作及混合型发作。

4.苯巴比妥(phenobarbitone)适用于全面性强直-阵挛发作(GTCS)、单纯和复杂部分性发作,可预防发热惊厥。半衰期长达 30~90h,用于癫痫持续状态和急性脑损害合并癫痫较安全,且价格低廉。

5.氯硝西泮(clonazepam,CZP)直接作用于地西泮 GABA 受体亚单位,起效快,但易出现耐药,使作用下降。该药可作为辅助用药,小剂量常有良好疗效。

6.加巴喷丁(gabapentin,GBP)可能作用于受体,影响膜氨基酸的转换或细胞内代谢。适用于 12 岁以上及成人的部分性癫痫发作。

7.拉莫三嗪(lamotrigine)作用机制类似于苯妥英钠及丙戊酸钠,对反复放电有阻滞作用。可能作用于谷氨酸相关神经递质。适用于顽固性癫痫,包括部分性及全身性发作。

8.左乙拉西坦(levetiracetam)适用于大于 4 岁儿童及成人癫痫部分性发作的治疗。对肝功能无明显影响,轻中度肝功能异常患者无须调整剂量。

9.托吡酯适用于初诊为癫痫的患者的单药治疗或曾经合并用药现转为单药治疗的癫痫患者。可用于成人及 2 岁以上儿童部分性癫痫发作的加用药治疗。中重度肾功能受损患者(肌酐清除率<70mL/min)推荐使用常用剂量的一半,肝功能受损患者应谨慎使用托吡酯。

10.奥卡西平(oxcarbazepine)适用于原发性全面性强直-阵挛发作和部分性发作,伴有或不伴有继发性全面性发作。本品适用于成年人和 5 岁及以上儿童。适合于单独或与其他抗癫痫药联合使用。对于有轻到中度肝功能损害的患者,不必进行药物剂量调整。有肾功能损害的患者(肌酐清除率<30mL/min),推荐使用常用剂量的一半(300mg/d)。

11.拉考沙胺　选择性促进钠通道缓慢失活,适用于 16 岁及以上癫痫患者部分性发作的联合治疗。Ⅱ度或Ⅲ度房室传导阻滞患者禁用。

7-18　特殊人群的选用

12.吡仑帕奈　具有 α-氨基-3-羟基-甲基-4-异噁唑丙酸(AMPA)非竞争性拮抗剂的新型作用机制,已获批为成人部分性发作的治疗,因半衰期较长而仅需每日 1 次给药。

(五)治疗药物的相互作用(表7-2-3)

表7-2-3　治疗药物的相互作用

药物名称	合用药物	相互作用结果
卡马西平	口服避孕药	减弱后者效果
卡马西平	华法林	减弱抗凝作用
苯妥英钠	华法林	减弱抗凝作用
苯巴比妥	华法林	减弱抗凝作用
丙戊酸钠	拉莫三嗪	产生协同作用使疗效增加
丙戊酸钠	苯妥英钠	增强后者疗效和毒性反应
拉莫三嗪	卡马西平	增强神经毒性

二、病例分析

(一)病例简介

患者,男性,18岁。因"一个月内发作性神志不清四肢抽搐2次"就诊。

患者1个月前无明显诱因下突发神志不清,四肢抽搐,面色青紫,尿失禁,咬破舌,持续3～5min缓解。前天又发作1次。患者既往有"过敏性皮炎"史2年,经正规治疗,目前病情均稳定。无头部外伤史。否认吸烟和饮酒史,否认药物过敏史,否认家族史。体检:神清,一般情况可,呼吸平稳,心率80次/min,律齐,未闻及杂音。双下肢不肿。神经系统检查未发现异常。

就诊后,予相关血液检查及头颅MRI、心电图等检查未发现明显异常。发作间期脑电图全导对称性棘慢波、多棘慢波爆发。

请为该患者制订完整的药物治疗方案。

(二)病例解析

1.根据该患者病情特点及癫痫的定义,诊断为特发性全面性癫痫、全身强直-阵挛发作。

2.治疗目标为控制癫痫发作,改善患者生存质量。

3.根据发作类型,选用丙戊酸钠作为首选药物。

4.具体治疗方案如下:

丙戊酸钠缓释片 500mg bid po

5.监测、评估和干预:开始药物治疗后,需严密观察,定期复查血常规、生化、血药浓度等指标,密切观察疗效、副反应情况,及时进行评估和干预。全身强直-阵挛发作的一线药物除丙戊酸钠外,还有托吡酯和拉莫三嗪等。如果丙戊酸钠治疗失败,可以选用拉莫三嗪、托吡酯与左乙拉西坦。考虑到患者有过敏性皮炎,次选托吡酯可能性大。如果托吡酯控制效果不好,可以考虑联合用药,譬如添加左乙拉西坦。

思考题

1.常用的治疗癫痫的药物有哪些不良反应? 举出2～3种代表药物。

2.如何制订癫痫的药物治疗方案?

7-19　习题

第三节　帕金森病

7-20　课件

一、疾病概述

帕金森病(Parkinson's disease,PD)是最常见的慢性神经退行性疾病之一,好发于中老年人,又称为震颤麻痹,其主要病变部位为黑质-纹状体通路,病理特征为大脑黑质中多巴胺神经元减少和路易小体形成。病因尚不十分明确,主要跟遗传因素和环境因素有关。其发病机制为中脑黑质多巴胺神经元渐进性变性和死亡,使得纹状体多巴胺含量显著减少和乙酰胆碱相对占优势,导致两者功能失调,从而产生帕金森病症状。PD慢性起病,渐进性发展,临床症状以静止性震颤、肌强直、运动迟缓以及姿势步态异常较为常见。

目前对PD的治疗还不能有效逆转病情进展,主要是对症治疗以缓解症状。PD的治疗以综合治疗为主,包括药物治疗、运动锻炼、心理疏导及护理照料,必要时进行手术治疗。其中,药物治疗和手术治疗可以缓解症状,尤其是晚期PD患者在长期药物治疗后出现药物疗效不满意的情况下,可考虑手术治疗。运动可以增加早期PD患者身体灵活性和平衡性,改善肌张力,提高生活适应能力。心理疏导能够改善患者的情绪,减少负面情绪,鼓励患者树立治疗疾病的信心从而提高患者依从性。精心的护理照料可减少患者意外伤害,提高生存质量。

二、治疗药物

(一)治疗药物的分类

目前常用的抗帕金森病药物分为6大类:抗胆碱能药、金刚烷胺、复方左旋多巴、多巴胺受体(DR)激动剂(包括麦角类和非麦角类)、单胺氧化酶B型(MAO-B)抑制剂、儿茶酚-O-甲基转移酶(COMT)抑制剂(见表7-3-1)。

(二)治疗药物的不良反应

1.复方左旋多巴　主要为恶心、呕吐、便秘等胃肠道反应,其他如直立性低血压、幻觉等。长期服用左旋多巴可导致运动并发症的发生,包括症状波动和异动症。为延缓异动症的发生,可首先考虑选择其他药物,如多巴胺受体激动剂等。

2.多巴胺受体激动剂　体位性低血压、脚踝水肿、幻觉等精神异常发生率较高,其中麦角类DR激动剂因其可导致肺胸膜纤维化和心脏瓣膜病变,目前已不主张使用。

3.抗胆碱能药　可出现口干、视物模糊、幻觉、认知功能下降、眼压升高、尿潴留等不良反应。

4.金刚烷胺　主要有幻觉、精神混乱、失眠、排尿困难、头晕、头痛、恶心、皮肤网状青斑、踝部水肿等不良反应。

5.MAO-B抑制剂　可出现恶心、口干、呕吐、异动症、幻觉、意识模糊、肝功能损害等不良反应。

6.COMT抑制剂　可出现头痛、口干、腹泻、腹痛、多汗、尿色变黄、肝功能损害等不良反应。

表 7-3-1 常用的抗帕金森病药物

药物类别		常用药物	每次起始剂量（mg）	有效剂量（mg/d）	最高剂量（mg/d）	每日应用次数
抗胆碱能药		苯海索	1～2	/	/	3
金刚烷胺		金刚烷胺	50～100	/	/	2～3（末次应在下午4时前服用）
复方左旋多巴		苄丝肼左旋多巴	62.5～125	/	/	2～3
		卡比多巴左旋多巴	62.5～125	/	/	2～3
DR激动剂	麦角类	溴隐亭	0.625	3.75～15	/	1～3
		α-二氢麦角隐亭	2.5	30～50	/	2～3
	非麦角类	吡贝地尔缓释剂	50	150	250	1～3
		普拉克索常释剂	0.125	0.5～0.75	4.5	3
		普拉克索缓释剂	0.375	1.5	4.5	1
		罗匹尼罗	0.25	3～9	24	3
		罗替戈汀（贴剂）	2	早期 6～8 中晚期 8～16	/	1
MAO-B 抑制剂		司来吉兰常释剂	2.5～5	/	/	2（早晨、中午服用）
		雷沙吉兰	1	/	/	1（早晨服用）
COMT 抑制剂		恩托卡朋	100～200	/	/	服用次数小于等于复方左旋多巴服用次数
		托卡朋	100	/	600	3

（三）治疗药物的应用原则

药物治疗目标是有效缓解症状，延缓疾病进展，提高患者生存质量。

1. 综合治疗　帕金森病的症状包括运动症状和非运动症状，因此需要采取全面综合的治疗。药物治疗是首选，手术治疗可作为有效补充。由于目前的治疗手段不能阻止病情进展，也无法治愈，因此需要做好长期的疾病治疗管理以达到长期获益的目的。

2. 早期诊断和早期治疗　不仅可以更好地改善症状，而且可能会延缓疾病进展。

3. 剂量滴定　应坚持"剂量滴定"以避免产生药物的急性副作用，尽可能以小剂量达到满意临床效果，避免或降低运动并发症尤其是异动症的发生率。

4. 个体化用药　在循证医学的证据基础上，根据不同患者的疾病特点、发病年龄、就业状况、经济承受能力、疾病分期、有无认知障碍、有无共病、有无药物的副作用来制订个体化药物治疗方案。

（四）治疗药物的选用

根据临床症状严重程度，帕金森病的病程可分为早期和中晚期，即将 Hoehn-Yahr 1 到 2.5 级定义为早期，Hoehn-Yahr 3 到 5 级定义为中晚期。根据患者的类型、合并症合理选择药物，制订个体化治疗方案。

1. 早期帕金森病的治疗 早期患者不伴有智能减退，可选择非麦角类 DR 激动剂、复方左旋多巴、MAO-B 抑制剂、金刚烷胺、复方左旋多巴＋COMT 抑制剂（以上首选药物不分先后顺序）。如果患者经济不能承受，可首选金刚烷胺；如果震颤明显而其他抗帕金森病药物疗效不佳，可选择苯海索等抗胆碱能药；如果需要显著改善运动症状或

7-21 H-Y 分级

出现认知功能减退，则可首选复方左旋多巴或者复方左旋多巴＋COMT 抑制剂。进行抗帕金森病药物治疗时，特别是使用左旋多巴时不能突然停药，以免发生撤药恶性综合征。

2. 中晚期帕金森病的治疗 中晚期患者，一般首选复方左旋多巴治疗。随着病情进展，症状不断加重，如果用复方左旋多巴后疗效减退，可添加 DR 激动剂、MAO-B 抑制剂或 COMT 抑制剂。尽可能不选用抗胆碱能药物。对于病程中出现的运动并发症也要进行妥善处理。中晚期患者还需要关注其非运动症状的治疗，包括精神障碍、自主神经功能障碍、睡眠障碍和感觉障碍。

（五）治疗药物的相互作用（见表 7-3-2）

表 7-3-2 治疗药物的相互作用

药物名称	合用药物	相互作用结果
复方左旋多巴	MAO-B 抑制剂	增强前者作用
复方左旋多巴	利血平	减弱前者作用
司来吉兰	5-羟色胺再摄取抑制剂	拮抗作用
金刚烷胺	苯海索	加强阿托品样副作用

三、病例分析

（一）病例简介

患者，男性，60 岁，因"行动困难进行性加重 2 年，加重 1 周"入院。患者 2 年前开始出现行动困难，走路变慢，呈慌张步态，症状逐渐加重，就诊给予复方左旋多巴治疗后症状有所缓解，但 1 周前行动困难再次加重，容易跌倒。否认既往"脑梗死、高血压、糖尿病、高脂血症"等病史，否认吸烟、饮酒史，否认外伤史。查体：神志清楚，一般情况可，身体前倾前屈，四肢肌张力齿轮样增高，其他体检未明显异常。就诊后，予相关血液检查及头颅 MRI、颈动脉彩超、心电图、心脏彩超、胸片、腹部彩超等检查未发现明显异常。

请为该患者制订完整的药物治疗方案。

（二）病例解析

1. 根据该患者典型的临床表现及排除性辅助检查，目前诊断：帕金森病。

2. 确定治疗目标：缓解症状，改善生活质量和工作能力，延缓疾病进展。

3. 制订药物治疗方案：该患者诊断及治疗目标明确，Hoehn-Yahr 分级为早期。根据指南，帕金森病早期患者的初始治疗可以采用单药治疗，包括左旋多巴、多巴胺 DR 激动剂、MAO-B 抑制剂、COMT 抑制剂、金刚烷胺，不伴智能减退的患者可使用苯海索缓解震颤，但苯海索可导致尿潴留、青光眼、认知功能减退等不良反应，因此老年人，尤其是有前列腺增生的老年男性患者、眼压升高的患者，最好不要选用此类药物。此案例中由于患者年龄小于 65 岁，如果是初诊，建议先使用多巴胺受体激动剂，以推迟左旋多巴的使用。但患者已经服用左旋多巴治疗了一段时间，目前出现症状加重，在左旋多巴逐渐加大剂量但疗效不佳甚至

出现运动并发症的情况下要考虑联合用药,联合的药物可以选择多巴胺受体激动剂、MAO-B 抑制剂、COMT 抑制剂。药物的选择一般以长效制剂为主,以平稳控制病情。帕金森病晚期患者在药物联合治疗无效的情况下最后可以考虑手术治疗以缓解症状。另外,部分帕金森病患者在病程中往往会出现不同程度的抑郁情绪,如果通过临床评估确实有抑郁,可以选用舍曲林等药物改善情绪,避免使用 5-羟色胺再摄取抑制剂。

4. 具体治疗方案如下:

多巴丝肼片 0.125g qid po

盐酸普拉克索片 0.375mg tid po

5. 监测、评估和干预:开始药物治疗后,需监测患者的症状有无改善,做到"剂量滴定"以减少药物产生的副作用,尽可能以小剂量达到满意的临床效果,密切观察疗效、副反应等情况,及时进行评估和干预。

思考题

1. 常用的治疗帕金森病的药物分哪几类? 请每类举出 1~2 种代表药物。

2. 如何制订帕金森病患者长期药物治疗方案?

7-22　习题

（王芳　董俭　李继川）

第八章

精神疾病的药物治疗

学习目标

1. **掌握** 焦虑障碍、抑郁障碍的定义、主要临床表现、药物治疗原则及如何规范选择治疗药物。
2. **熟悉** 焦虑障碍、抑郁障碍治疗药物的种类、不良反应。
3. **了解** 焦虑障碍、抑郁障碍治疗药物的相互作用。

第一节　焦虑障碍

8-1　课件

一、疾病概述

焦虑(anxiety)是一种内心紧张不安、预感到似乎要发生某种不利情况而又难于应付的不愉快情绪体验。但不是所有的焦虑都是有害的,在应激面前适度的焦虑具有积极的意义,它可以充分地调动身体各脏器功能,适度提高大脑反应速度和警觉性;而病理性焦虑才是我们临床中需要重点关注与干预的对象。病理性焦虑(pathological anxiety)是指持续地无具体原因地感到紧张不安,或无现实依据地预感到灾难、威胁或大祸临头,伴有明显的自主神经功能紊乱及运动性不安,常常伴随主观痛苦感或社会功能受损。

焦虑障碍(anxiety disorder)是临床最常见的精神障碍之一,在临床上主要表现为精神症状和躯体症状。精神症状是指一种提心吊胆、恐惧和忧虑的内心体验伴有紧张不安;躯体症状是在精神症状的基础上伴发自主神经系统功能亢进症状,如心慌、胸闷、气短、口干、出汗、肌紧张性震颤、颤抖、颜面潮红或苍白等。它具有高共病、发病早的特点,80%~90%的人在 35 岁之前发病,发病年龄高峰在 10~25 岁;人群中焦虑障碍终身患病率为13.6%~28.8%,年患病率为 5.6%~19.3%;该病发病机制尚未明确,但普遍认为遗传因素、个性特征及心理社会因素在该病发病过程中起着非常重要的作用。

焦虑障碍疾病谱因分类系统的不同而不同,目前根据最新的美国《精神障碍诊断与统计手册》第 5 版(DSM-5)的诊断,已经将强迫障碍、创伤后应激障碍及急性应激障碍划分出了焦虑障碍的范畴。目前焦虑障碍主要分为分离焦虑障碍、选择性缄默症、特定恐惧症、社交焦虑障碍(社交恐惧症)、惊恐障碍、广场恐惧症、广泛性焦虑障碍、物质/药物所致的焦虑障碍、由于其他躯体疾病所致的焦虑障碍、其他特定的焦虑障碍、未特定的焦虑障碍等类型。

二、治疗药物

(一)治疗药物分类

抗焦虑药是一类主要用于减轻焦虑、紧张、恐惧,稳定情绪,兼有镇静、催眠、抗惊厥作用的药物。理想的抗焦虑药物标准:①能消除焦虑,但无过度镇静作用;②能产生松弛作用,不引起锥体外系症状或共济失调;③不抑制呼吸;④其他:安全系数高、治疗指数高、无成瘾危险、耐受性好、应用范围广泛,对老年人也适用,使用方便。

目前治疗焦虑障碍的药物主要分为抗焦虑药物和具有抗焦虑作用的药物。其中抗焦虑药物包括第二代抗焦虑药苯二氮䓬类(BZDs)和第三代抗焦虑药阿扎哌隆类药物;具有抗焦虑作用的药物包括抗抑郁剂、抗精神病药物、抗癫痫药物、抗组胺药物、β 受体拮抗剂和GABA 调节剂。其中抗抑郁药包括三环类及四环类抗抑郁药物(TCAs)、选择性 5-羟色胺再摄取抑制剂(SSRIs)、5-羟色胺和去甲肾上腺素再摄取抑制剂(SNRIs)、去甲肾上腺素和5-羟色胺调节剂(NaSSA)。常用药物见表 8-1-1。

表 8-1-1 常用的抗焦虑药物

药物类别		常用药物名称	推荐成人每日剂量(mg)	每日应用次数
苯二氮䓬类		氯硝西泮	1.5~8	1~3
		地西泮	5~15	1~3
		劳拉西泮	2~8	1~3
阿扎哌隆类药物		丁螺环酮	20~40	2~3
		坦度螺酮	15~30	3
抗抑郁剂	SSRIs	西酞普兰	20~60	1
		艾司西酞普兰	10~20	1
		氟西汀	20~40	1
		伏氟沙明	100~300	1
		帕罗西汀	20~60	1
		舍曲林	50~150	1
	SNRIs	文拉法辛	75~225	1
		度洛西汀	30~60	1~2
	NaSSA	米氮平	30~60	1
	TCAs	米帕明	75~200	1
		氯米帕明	75~300	1

需要指出的是,第一代抗焦虑药的代表是甲丙氨酯类(meprobamate,安宁、眠尔通),是

20 世纪 50 年代以前主要的抗焦虑药物,但因其安全性低,容易产生依赖性及发生严重的戒断反应,目前已停用。

(二)治疗药物的不良反应

1. 苯二氮䓬类药物　常用的苯二氮䓬类药物分短效和长效两类。短效类的缺点是比较容易形成耐受性和依赖;长效类的缺点是药理作用时间长,次日容易出现镇静、嗜睡、乏力等副反应。对于长期使用该类药物的患者需要关注撤药时出现的戒断综合征,戒断症状表现为失眠、胃部不适、震颤、激动、恐惧和肌肉痉挛,患者为避免不适而产生获得药物的强烈愿望,并因此而长期服用或增加服用,进一步加重对药物的依赖。鉴于可能出现的不良反应,临床上对于以下情况应慎用该类药物:①严重的乙醇中毒,可加重中枢神经系统抑制作用;②肝肾功能损害者,需关注该药清除半衰期;③严重的精神抑郁可使病情加重,甚至产生自杀倾向,需要采取预防措施;④严重的慢性阻塞性肺部病变,可加重呼吸衰竭;⑤长期卧床患者,咳嗽反射有障碍患者;⑥低蛋白血症时,可导致嗜睡;⑦重症肌无力患者;⑧闭角型青光眼患者;⑨有药物滥用或成瘾史者。

2. 阿扎哌隆类药物　丁螺环酮可出现头晕、头痛、恶心、烦躁等不良反应,与单胺氧化酶抑制剂类药物合用时可能会导致高血压危象。本药不宜与酒精、降压药、抗凝药合用。严重肝肾疾病、青光眼、重症肌无力患者和孕妇禁用。坦度螺酮可能引起嗜睡或眩晕,服药期间不得从事危险性作业;坦度螺酮对器质性脑功能障碍、中重度呼吸衰竭、心肝肾功能障碍患者可能使症状恶化,应慎重给药。

3. 抗抑郁剂　总体来说该类药物不良反应少,耐受性好,安全性高,但是起效较慢,平均起效时间为 1~2 周,详细不良反应参见抑郁症章节。需要注意该类药物与阿扎哌隆类药物联用,可能会引起 5-羟色胺综合征(高血压、高热、肌痉挛、腹泻和精神迟滞等)。

4. β受体拮抗剂　常见有眩晕、头晕、心动过缓、恶心、呕吐、胃痛等不良反应。普萘洛尔禁用于哮喘、房室传导阻滞、心力衰竭、低血压患者,不宜与单胺氧化酶抑制剂同用。

5. 抗精神病药物　在焦虑障碍治疗中,抗精神病药物通常只作为三线药物来使用。常见的药物不良反应主要为锥体外系反应、体重增加及糖脂代谢异常。

(三)治疗药物的应用原则

目前对于焦虑障碍的治疗,主要以药物治疗联合心理治疗的模式展开,包含急性期、巩固期及维持期的全病程治疗。焦虑障碍的治疗目标在于提高临床治愈率,恢复患者社会功能,减少复发率,改善预后,减少社会功能缺损。

目前一致推荐的治疗原则是:①根据不同亚型各临床特点选择用药。②合并躯体症状时考虑药物相互作用、耐受性、并发症情况,因人而异个性化合理用药。③尽可能单一用药,足量、足疗程,可联合两种不同作用机制的抗焦虑药物,但不主张两种以上药物联用。④治疗期间观察药物不良反应及患者病情变化。⑤对于妊娠和哺乳期患者用药,须权衡使用药物对胎儿乃至其出生后的潜在风险以及如不接受药物治疗对孕妇的潜在风险。⑥注意安定类药物依赖、记忆受损和停药综合征。⑦抗抑郁剂作为一线治疗药物使用,非典型抗精神病药物作为二线治疗药物使用。

抗焦虑药物治疗策略:①为预防焦虑复发,近年来主张 12~24 个月的长期治疗,尤其是广泛性焦虑障碍(GAD)患者,甚至需终身接受治疗。②小剂量开始,1~2 周后加量,在治疗 1 周时评价患者的耐受性、对医嘱的依从性和治疗的进展,4~6 周采用推荐剂量,以后每

1～2周评估一次。

(四)治疗药物的选用

对于焦虑障碍的药物治疗方案,需要根据不同亚型的临床特点来制订。对于几个常见的焦虑亚型,各种指南的治疗策略及推荐治疗药物基本已达成共识。

1.惊恐障碍(PD) 惊恐障碍又称急性焦虑障碍,其主要特点是突然发作的、不可预测的、反复出现的、强烈的惊恐体验,一般历时 5～20min,伴濒死感或失控感,患者常体验到濒临灾难性结局的害怕和恐惧,并伴有自主神经功能失调的症状。急性期需给予认知行为治疗(CBT)联合药物 12 周的治疗,维持期药物治疗疗程一般在 6 个月～1 年。常用药物见表8-1-2。

表 8-1-2 惊恐障碍常用治疗药物

诊断	治疗	药物	证据分类	推荐等级	推荐成人每日剂量(mg)
PD	SSRIs	西酞普兰	A	1	20～60
		艾司西酞普兰	A	1	10～20
		氟西汀	A	1	20～40
		伏氟沙明	A	1	100～300
		帕罗西汀	A	1	20～60
		舍曲林	A	1	50～150
	SNRIs	文拉法辛	A	1	75～225
	TCAs	氯米帕明	A	2	75～250
	BZDs	阿普唑仑	A	2	1.5～8.0

2.广泛性焦虑障碍(GAD):是一种以焦虑为主要临床表现的精神障碍,患者常常有不明原因的提心吊胆、紧张不安,显著的自主神经功能紊乱症状、肌肉紧张及运动性不安。该病呈慢性、持续性病程,预后不良,建议长期治疗。常用药物见表 8-1-3。

表 8-1-3 广泛性焦虑障碍常用治疗药物

诊断	治疗	药物	证据分类	推荐等级	推荐成人每日剂量(mg)
GAD	SSRIs	艾司西酞普兰	A	1	10～20
		帕罗西汀	A	1	20～60
		舍曲林	A	1	50～150
	SNRIs	文拉法辛	A	1	75～225
	TCAs	米帕明	A	2	75～200
	BZDs	地西泮	A	2	5～15
		劳拉西泮	A	2	2～8

3.社交焦虑障碍(SAD):又称社交恐惧症,是以在社交场合持续紧张或恐惧,回避社交行为为主要临床表现的一类焦虑恐惧障碍。该病急性期包括 CBT 等心理治疗和药物治疗,通常需持续 8～12 周,巩固期给予药物治疗或(和)心理治疗至少持续 6 个月,维持期症状稳定半年后,可考虑逐渐减药,药物治疗至少 1 年。常用药物见表 8-1-4。

表 8-1-4　社交焦虑障碍常用治疗药物

诊断	治疗	药物	证据分类	推荐等级	推荐成人每日剂量(mg)
SAD	SSRIs	艾司西酞普兰	A	1	10～20
		帕罗西汀	A	1	20～50
		舍曲林	A	1	50～150
		伏氟沙明	A	1	100～300
		西酞普兰	B	3	20～40
		氟西汀	D	5	20～40
	SNRIs	文拉法辛	A	1	75～225
	BZDs	氯硝西泮	B	3	1.5～8.0

4. 特殊人群用药

(1)孕妇及哺乳期妇女：在妊娠 3 个月内,BDZs 有增加胎儿致畸的危险,孕妇长期服用可成瘾,使新生儿呈现撤药症状,如激惹、震颤、呕吐、腹泻。妊娠后期用药影响新生儿中枢神经活动。分娩前及分娩时用药可导致新生儿肌张力较弱,应禁用。BDZs 可分泌入乳汁,哺乳期妇女应避免使用。丁螺环酮孕妇禁用。目前所有抗焦虑、抗抑郁药,建议孕妇、哺乳期妇女都慎重使用。

(2)儿童：儿童中枢神经系统对 BDZs 异常敏感,应谨慎使用。其他类型的抗焦虑药物,儿童也需在精神科医师的评估下,谨慎使用。

(3)老年患者：老年人因药物动力学、药代学的特殊性,代谢较慢,对药物又比较敏感,用量应酌减、小剂量使用;老年人本身躯体疾病较多,要注意多种药物联合使用的风险,全程评估。

(五)治疗药物的相互作用(见表 8-1-5)

表 8-1-5　治疗药物的相互作用

药物名称	合用药物	相互作用结果
BDZs	单胺氧化酶抑制剂、麻醉药、镇痛药、三环类抗抑郁药、可乐定	相互增效
	大环内酯类	前者浓度升高
	西米替丁、氟伏沙明	前者清除率降低、半衰期延长
	雷尼替丁	提高前者清除率
	酮康唑	增加前者血药浓度
	避孕药、异烟肼	减慢前者代谢
	地高辛、苯妥英钠	使后者血药浓度升高
丁螺环酮	氟伏沙明	抑制前者首过效应
	西酞普兰	增加 5-羟色胺综合征的发生风险
	氟西汀	增加焦虑症状
	西米替丁、红霉素	增加前者血药浓度
	氟哌啶醇	增加锥体外系反应
	氯氮平	增加胃肠道出血、高血糖风险
	单胺氧化酶抑制剂	增加高血压危象风险
普萘洛尔	氯丙嗪	同时增加两种药物浓度
	氟伏沙明	低血压、心动过缓

三、病例分析

(一)病例简介

患者,男性,55 岁,已婚。因"突发紧张、害怕、呼吸困难半小时"由"120"急救车急诊送入院。患者近 1 周办理退休事宜,因事情琐碎常感心烦不适。半小时前看完电视突然感觉紧张、害怕,感觉胸口发紧、呼吸困难、透不过气来,有濒死感,伴浑身大汗淋漓。

患者既往有高血压史,无糖尿病史;既往有过类似发作,有时无明显原因,有时在心情不愉快或遇到挫折后会有类似发作。

入院体检:呼吸 22 次/min,血压 120/80mmHg,心率 82 次/min,心肺听诊无殊,内科检查一般无异常。精神检查意识清晰,定时定向准确,对当时发生的情况能回忆,无大小便失禁现象,有焦虑情绪,抑郁情绪不明显;但患者对于自己控制不住地出现类似情况也深感痛苦,有时会害怕反复出现这种情况。急诊查心电图、血糖、头颅 CT 均未见异常。

根据病史及相关检查,临床诊断:惊恐发作、高血压病。

为该患者制订治疗方案:给予支持性治疗,告诉患者治疗选择,结合患者的意愿,选择药物及心理治疗。

请为该患者制订完整的药物治疗方案。

(二)病例解析

1. 根据该病例特点及惊恐障碍的定义,目前诊断:①惊恐障碍;②高血压病。

2. 确定治疗目标:降低惊恐发作频率和发作严重程度;缓解预期焦虑和恐惧性回避;治疗相关的抑郁症状,达到临床痊愈;恢复患者的功能,提高生活质量。

3. 制订治疗方案:①认知行为治疗:与患者讨论如何应对惊恐发作和生活琐事,每周一次,维持 4 个月,定期评估疗效;同时邀请心内科医生协助控制血压,共同制订健康教育处方。②药物治疗:入院当天给予地西泮 10mg 肌注缓解患者急性焦虑症状。根据患者年龄及合并躯体疾病情况,选用艾司西酞普兰系统治疗。

4. 具体治疗方案如下:

艾司西酞普兰片 10mg qd po

劳拉西泮片 0.25mg tid po

5. 监测、评估和干预:开始药物治疗后,每周对患者进行焦虑状态评估,根据艾司西酞普兰起效时间,在药物治疗 1 周后逐渐减少劳拉西泮剂量,争取 2 周左右只使用艾司西酞普兰单药系统抗焦虑治疗;根据患者病情变化,艾司西酞普兰剂量最大可增加至 20mg。定期复查血常规、生化、心电图、HAMA、HAMD 量表,密切观察疗效、副反应,及时进行评估和干预。

思考题

1. 焦虑障碍的药物治疗原则有哪些?

2. 焦虑障碍的治疗药物分哪几类,如何选用?

3. 焦虑障碍的常见治疗药物各有哪些不良反应?

8-2　习题

第二节 抑郁症

8-3 课件

一、疾病概述

抑郁症又称抑郁障碍,以显著而持久的心境低落为主要临床特征,是心境障碍的主要类型。临床可见心境低落与其处境不相称,情绪的消沉可从闷闷不乐到悲痛欲绝,自卑抑郁,甚至悲观厌世,可有自杀企图或行为,甚至发生木僵,部分病例有明显的焦虑和运动性激越,严重者可出现幻觉、妄想等精神病性症状。每次发作持续至少 2 周以上,长者甚至数年,多数病例有反复发作的倾向,每次发作大多数可以缓解,部分可有残留症状或转为慢性。迄今为止,抑郁症的病因并不明确,但可以肯定的是,生物、心理与社会环境诸多方面因素参与了抑郁症的发病过程。生物学因素主要涉及遗传、神经生化、神经内分泌、神经再生等方面。与抑郁症关系密切的心理学易患素质是病前性格特征,如抑郁气质。成年期遭遇应激性生活事件,是导致出现具有临床意义的抑郁发作的重要触发条件。然而,以上这些因素并不是单独起作用的,强调遗传与环境或应激因素之间的交互作用,以及这种交互作用的出现时点在抑郁症发生过程中具有重要的影响。

由于全球抑郁障碍患者数逐年增高,且终身患病率较高,对患者的生活质量以及社会带来不良影响和沉重负担,目前抑郁障碍的防治工作已刻不容缓,需要提高抑郁障碍识别率,达到三个治疗目标:①提高临床治愈率,最大限度减少病残率和自杀率,减少复发风险;②提高生存质量,恢复社会功能,达到稳定和真正意义上的痊愈,而不仅仅是症状的消失;③预防复发。药物治疗是中度以上抑郁发作的主要治疗措施,其他措施还包括心理治疗、物理治疗等。

二、治疗药物

(一)治疗药物的分类

现在临床使用的抗抑郁药主要有以下几类:单胺氧化酶抑制剂(MAOIs)、三环类及四环类抗抑郁药(TCAs)、选择性 5-羟色胺(5-HT)再摄取抑制剂(SSRIs)、多巴胺和去甲肾上腺素(NA)再摄取抑制剂等(见表 8-2-1)。

表 8-2-1 抑郁障碍常用治疗药物

药物类别	常用药物	起始剂量(mg/d)	剂量范围(mg/d)
单胺氧化酶抑制剂(MAOIs)			
不可逆的非选择性抑制剂	苯乙肼	15	45
不可逆的 MAO-B 选择性抑制剂	司来吉兰	6	6～12
可逆的 MAO-A 选择性抑制剂	吗氯贝胺	150	300～600
三环类及四环类抗抑郁药(TCAs)	阿米替林	25～50	100～300
	氯米帕明	25～50	100～300
	多塞平	25～50	100～300

续表

药物类别	常用药物	起始剂量(mg/d)	剂量范围(mg/d)
选择性 5-羟色胺再摄取抑制剂(SSRIs)	氟西汀	20	20～60
	帕罗西汀	20	20～60
	舍曲林	50	50～200
	氟伏沙明	50～100	100～300
	西酞普兰	20	20～40
	艾司西酞普兰	10	10～20
5-羟色胺和去甲肾上腺素再摄取抑制剂(SNRIs)	文拉法辛	37.5	75～225
	度洛西汀	60	60～120
多巴胺和去甲肾上腺素再摄取抑制剂	安非他酮	150	150～450
5-羟色胺调节剂	奈法唑酮	50	150～300
	曲唑酮	150	150～600
去甲肾上腺素和 5-羟色胺能抗抑郁药(NaSSA)	米氮平	15	15～45
褪黑素受体调节剂	阿戈美拉汀	25	25～50

除上述几大类药物外,还有其他的抗抑郁药物:①配方/合剂:代表药物为氟哌噻吨美利曲辛(黛力新):每片含 0.5mg 氟哌噻吨以及 10mg 美利曲辛。前者是一种抑制突触后 D_1、D_2 受体的抗精神病药,后者是一种抑制 5-羟色胺和去甲肾上腺素再摄取抗抑郁剂。此药具有抗焦虑、抗抑郁和兴奋特性,适用于轻、中度的焦虑及伴发抑郁患者,但长期使用应注意锥体外系反应的发生,尤其在老年人应用时应该密切观察。②抗抑郁天然药物:目前,国外学者已经研制出贯叶连翘(又称圣约翰草)的提取物作为治疗抑郁症的有效药物。③FDA 已经批准上市的艾氯胺酮(NMDA 受体拮抗剂):治疗伴有紧迫自杀风险的重度抑郁和难治性抑郁的药物,国内未上市。

(二)治疗药物的不良反应

1. 单胺氧化酶抑制剂(MAOIs) 非选择性 MAOIs 易引起高血压危象、急性黄色肝萎缩等严重不良反应而被淘汰。近年来研究发现单胺氧化酶有两种亚型:MAO-A 和 MAO-B。吗氯贝胺不仅是选择性 MAO-A 抑制剂,而且具有可逆性,代谢产物均无药理活性,不良反应较轻,有轻度恶心、口干等。

2. 三环类及四环类抗抑郁药(TCAs) TCAs 的不良反应较多。精神方面:有心境障碍、神经过敏综合征等。神经系统:有过度镇静、视物模糊、谵妄、锥体外系反应、肌阵挛、癫痫发作等。抗胆碱能作用:有口干、视物模糊、便秘、排尿困难、记忆减退及意识模糊,严重者可出现尿潴留、肠麻痹等,还可能导致性功能障碍。心血管系统:有体位性低血压、心动过速、传导阻滞等。内分泌系统:有食欲及体重增加等。其他如胃肠道不良反应、血液系统障碍、撤药反应。

3. 选择性 5-羟色胺再摄取抑制剂(SSRIs) SSRIs 的不良反应较少而轻。SSRIs 对胆碱能、组胺能和肾上腺素能受体的作用少或几乎没有作用,因此 SSRIs 治疗期间与这些受体阻滞相关的副作用较为少见,一般只有头痛、头晕、恶心、呕吐、消化不良、嗜睡或失眠、多汗、震颤、口干、焦虑、乏力和性功能障碍,其中心血管系统综合征、过敏反应等很少见。

4.5-羟色胺和去甲肾上腺素再摄取抑制剂(SNRIs)　SNRIs 不良反应表现在胃肠道、自主神经系统、中枢神经系统和性功能障碍。目前临床上使用的代表药为文拉法辛(VF),它通过阻滞去甲肾上腺素和 5-羟色胺两种递质的再摄取而发挥抗抑郁作用,对多巴胺或苯二氮䓬类受体有较少或几乎没有结合力,对 MAO、毒蕈碱能、胆碱能、肾上腺素能受体也无作用,对 H_1 受体作用微弱,因此也没有这些受体介导的相关副作用,如镇静、口干、便秘、尿潴留以及视物模糊等。该类药物的耐受性好,副作用较少,抗胆碱能作用不明显,但有镇静、嗜睡、头晕、疲乏以及食欲和体重增加的副作用,粒细胞缺乏罕见。少见不良反应有体位性低血压、惊厥发作、震颤、痉挛、水肿及急性骨髓抑制、血清转氨酶水平提高、药疹等。

5.去甲肾上腺素和 5-羟色胺能抗抑郁药(NaSSA)　米氮平常见的副反应有食欲增加、体重增加、嗜睡及镇静作用等,通常发生在用药的前几周。少见的副作用有体位性低血压、躁狂症、惊厥发作、震颤、肌痉挛、急性骨髓抑制、血清转氨酶水平提高及药物性皮疹等。药物不引起明显的心脏毒性。

6.多巴胺和去甲肾上腺素再摄取抑制剂　盐酸安非他酮临床最常见的不良反应是神经精神系统紊乱,主要是激越和精神失常;胃肠道功能紊乱,主要是恶心、呕吐;神经系统功能紊乱,主要是癫痫、头痛和睡眠失调;皮肤不适。

7.褪黑素受体激动剂　阿戈美拉汀最常见的不良反应为恶心和头晕,多为一过性。上市后使用中报道了肝损伤病例,包括肝功能衰竭、肝酶高于正常上限值的 10 倍、肝炎和黄疸。有肝损伤危险因素的患者应慎用本品,如肥胖、超重、非酒精性脂肪肝、糖尿病、过量饮酒或正在服用可能引起肝损害的药物等。

(三)治疗药物的应用原则

1.全病程治疗原则　急性期治疗(8～12 周);巩固期治疗(4～9 个月);维持期治疗(一般倾向至少 2～3 年,3 次或以上复发以及明显的残留症状者主张维持治疗)。

2.个体化治疗　安全性,有效性,经济性,适当性。

3.量化评估原则　治疗前对诊断、症状及其特点、躯体情况、主观感受、社会功能及生活质量、经济负担进行评估;治疗过程中对于疗效、耐受性及安全性进行量化评估。

4.抗抑郁药物单一使用原则　尽量单一用药;对难治性抑郁联合用药以增加疗效(联合抗抑郁药物、抗精神病药物、锂盐、甲状腺素、丁螺环酮和镇静催眠药物等);伴有精神病性症状的抑郁障碍可以合用抗精神病药物;对于激越明显的患者可以合用苯二氮䓬类药物。

5.药物剂量调整原则　根据疗效和耐受性调整。

6.换药原则　对于依从性好的患者,如药物剂量达到个体能够耐受的最大有效剂量或足量至少 4 周仍无明显疗效,即可确定药物无效并考虑换药,有直接换药、交叉换药、加药后再减药和停药清洗后换药。

7.停药原则　如再发风险低可以考虑逐渐停药,但需坚持随访。

8.联盟治疗原则　医护与患者及其家属建立彼此信赖、互相支持广泛的联盟。

9.治疗共病原则　积极治疗与抑郁发作共病的焦虑障碍、躯体疾病与物质依赖。

(四)治疗药物的选用

药物治疗是中度以上抑郁发作患者的主要治疗措施。目前临床上一线的抗抑郁药主要包括选择性 5-羟色胺再摄取抑制剂(SSRIs,代表药物为氟西汀、帕罗西汀、舍曲林、氟伏沙明、西酞普兰和艾司西酞普兰,其中以艾司西酞普兰和舍曲林疗效与耐受性最为平衡)、5-羟色胺和去甲肾上腺素再摄取抑制剂(SNRIs,代表药物为文拉法辛和度洛西汀)、去甲肾上腺素和特异性 5-羟色胺能抗抑郁药(NaSSA,代表药物米氮平)等。传统的三环类、四环类抗抑郁药和单胺氧化酶抑制剂由于不良反应较大,应用明显减少。

1. 儿童及青少年期抑郁障碍　儿童及青少年抑郁障碍治疗措施相关疗效与安全性依据相对较少,选择治疗方法也较为困难,而且有研究显示抗抑郁药物可能增加少年儿童的自杀行为,故与常规治疗原则并不完全一致。目前临床实践中应坚持抗抑郁药物与心理治疗并重的原则。

没有一种抗抑郁药物对儿童和青少年绝对安全,相对而言 SSRIs 可作为儿童和青少年抑郁障碍的首选治疗药物。氟西汀是 FDA 最早批准用于治疗儿童青少年抑郁障碍的 SSRIs 类药物,适用于 7 岁以上儿童,其疗效和安全性证据较为确切。此外,艾司西酞普兰、舍曲林,氟伏沙明在国外也作为儿童和青少年治疗抑郁障碍的一线用药。用药应从小剂量开始,缓慢加至有效剂量。用药需要因人而异,密切观察患者的自杀及冲动征兆。由于目前常用的药物均未被国内推荐用于 18 岁以下儿童和青少年,故 18 岁以下儿童和青少年如必须使用抗抑郁药物,可参考 FDA 已经批准的儿童及青少年抗抑郁药物。这些药物的推荐起始剂量和最大剂量随年龄而变化(见表 8-2-2)。

表 8-2-2　儿童及青少年抑郁障碍常用药物

药物	适用年龄	适应证
艾司西酞普兰	12 岁及以上	抑郁症
氟西汀	8 岁及以上	抑郁症
奥氟合剂	10 岁及以上	双相抑郁

2. 老年期抑郁障碍　老年期抑郁障碍治疗比较复杂:①因胃肠道血流减少药物的达峰时间推后,半衰期延长;②患者的血浆蛋白减少而导致药物的血浆游离浓度增加;③中枢神经系统对药物更敏感,不良反应增加;④患者经常同时使用其他药物,药物相互作用增加。

治疗老年性抑郁障碍首选 SSRIs 类药物,如舍曲林、西酞普兰、艾司西酞普兰等,疗效肯定,不良反应少,且其抗胆碱能和心血管不良反应轻微。慎用三环类抗抑郁药物。老年抑郁障碍患者的用药起始剂量一般低于相对年轻的成人患者,缓慢加量,密切观察对药物的耐受程度。

3. 孕产期抑郁障碍　孕产期抑郁障碍是指女性在妊娠期和产后 4 周内出现的抑郁情绪。根据其发生时间分为妊娠期抑郁障碍和产后抑郁障碍。

(1)妊娠期抑郁障碍:多在孕期的前 3 个月和后 3 个月出现。妊娠期高达 70% 的女性出现抑郁症状,10%~16% 满足抑郁症的诊断标准。处理妊娠期抑郁症时需要权衡治疗和不治疗对母亲和胎儿的风险,应向患者及其家属明确告知其中的风险和获益。目前抗抑郁药物在孕期的使用风险和安全性尚无最后定论。通常来讲,症状较轻的患者给予健康教育和支持性心理治疗即可。重度或者有严重自杀倾向的患者可以考虑抗抑郁药物治疗,当前使用最多的抗抑郁药物是 SSRIs 类药物(除帕罗西汀外),尽可能单一用药。孕期前 3 个月不宜使用抗抑郁药物,除非利明显大于弊才使用;产前应适当减少药物剂量或停药(可参考 FDA 关于妊娠期抗抑郁药物使用等级分类)。

（2）产后抑郁障碍：产后抑郁障碍是分娩后最常见的精神障碍。产后抑郁障碍的治疗原则遵循抑郁障碍的一般治疗原则；需要考虑产后患者的代谢改变，乳汁中药物对胎儿的影响等因素。轻度患者可以采用心理治疗和家庭支持治疗。严重患者采用药物合并心理治疗，其中 SSRIs 类药物常作为首选（除氟西汀外，其他 SSRIs 类药物在乳汁中的浓度很低）。

8-4　妊娠哺乳期使用

（五）治疗药物的相互作用（见表 8-2-3）

表 8-2-3　治疗药物的相互作用

治疗药物	合用药物	相互作用结果
TCAs	胍乙啶、可乐定	拮抗后者的抗高血压作用
	酒精、安眠药	加重后者的中枢神经抑制
	拟交感药	血压升高、癫痫发作
	抗胆碱能药、抗精神病药	增强后者的抗胆碱副作用
	MAOIs	促进后者的中枢神经毒性作用
SSRIs	单胺氧化酶抑制剂、色氨酸	5-HT 综合征
	利尿剂	严重低钠血症
	抗凝血药	增加出血危险
	非甾体抗炎药	增加上消化道出血危险
	阿司咪唑、特非那定	室性心律失常，QT 段延长
	氟哌啶醇、马普替林	严重锥体外系反应
	锂盐	血锂浓度升高，毒性增加

三、病例分析

（一）病例简介

患者，女性，25 岁。因"失眠，情绪低落，乏力等 3 个月"就诊。患者 3 个月前因考研压力大开始缓慢出现失眠，主要表现为入睡困难，早醒，睡眠时间减少；情绪低落，整日闷闷不乐，经常为一点小事哭泣；兴趣减退，以往喜欢的事情也不想做，自觉整日开心不起来，也不愿意与他人交流；自觉乏力，做一点事情就觉得很疲惫；自觉大脑反应迟钝，注意力不能集中，有时容易忘事；心烦，常常感到紧张和坐立不安；食欲减退，自觉吃东西没有味道，进食量少，体重较前减轻明显。早晨症状更为明显，3 个月来病情逐渐加重，其间无明显的兴奋，自我感觉良好，行为忙碌。今首次来医院就诊。既往史：无重大疾病史。个人史：母孕史及分娩史正常，童年期生长发育正常，童年期无重大心理刺激史，大学文化程度，病前同学关系良好。家族史：阴性。体检：意识清，生命体征平稳，心、肺、腹检查未见明显异常，神经系统检查未见明显异常。精神检查：患者表现安静，接触合作，对答切题，意识清，定向力准确，未测及幻觉；患者言语缓慢，语音低沉，存在思维迟缓，未测及各种妄想，目前未见明显的消极观念；患者注意集中显缓慢，记忆和智能减退不明显；情绪低落，阵发性出现焦虑情绪，主动意志减退，活动少并对将来缺乏希望和信心；睡眠差，食欲减退，未见明显的冲动消极行为，自知力不全。

就诊后辅助检查血常规、肝肾功能、甲状腺功能、心电图、头颅 CT、脑电图等，均未见明显异常。汉密尔顿抑郁量表（HAMD）评分：19。

请为该患者制订完整的药物治疗方案。

(二)病例解析

1.根据患者的病史、精神检查和辅助检查，目前诊断（ICD-10）：抑郁发作。

2.确定治疗目标：控制患者的抑郁症状，减少患者的自杀风险；最大限度地恢复患者的社会功能，减少复发率。

3.制订治疗方案：患者诊断明确，治疗目标明确，根据诊疗指南：

(1)首先建议住院治疗，因患者及家属拒绝，予以门诊治疗。

(2)告知患者家属在院外治疗期间加强关注，防范消极行为；密切观察患者的心理状态，如出现消极观念、消极言语和消极行为，需要考虑住院治疗。

(3)门诊治疗以口服抗抑郁药物为主，结合系统的心理治疗。

(4)因患者为年轻女性，对治疗要求较高，希望能尽快控制症状及不良反应少，且家庭条件尚可，故选用 SSRIs 类药物，首选疗效和副反应最为均衡且相对起效快的药物：艾司西酞普兰。使用艾司西酞普兰改善抑郁症状，唑吡坦片临睡前口服改善睡眠（短期服用）。

4.具体治疗方案：

艾司西酞普兰 10mg qm po

唑吡坦片 10mg po(临睡前)

5.监测，评估，干预：告知患者服药早期可能出现恶心、腹痛、食欲减退等不良反应，建议患者坚持服药，不要擅自停药；嘱患者家属加强关注，防范消极的风险；定期进行精神检查和量表测定评估治疗效果；定期复查血常规、肝肾功能、心电图，观察药物不良反应；健康宣教，嘱患者遵医嘱、按疗程服药，减少复发风险。

思考题

1.抑郁障碍的药物治疗原则有哪些？

2.抑郁障碍的治疗药物分哪几类，如何选用？

3.抑郁障碍的常见治疗药物各有哪些不良反应？

8-5　习题

（邹陈君　张应忠）

第九章

循环系统疾病的药物治疗

第一节　原发性高血压

9-1　课件

一、疾病概述

高血压是以体循环动脉压升高为主要表现的心血管综合征,可分为原发性高血压和继发性高血压,前者占高血压的 90％以上,又称高血压病。继发性高血压是指由某些确定的疾病或病因引起的血压升高。高血压病是最常见的心血管病之一,是引发心脑血管病的重要危险因素。我国人群高血压的患病率仍呈升高趋势。

原发性高血压的定义:未使用降压药物的情况下,非同日三次测量血压,诊室收缩压(SBP)≥140mmHg,和(或)舒张压(DBP)≥90mmHg。根据血压升高的水平,高血压又可分为 1 级、2 级和 3 级(见表 9-1-1);根据心血管风险水平分层,高血压又分为低危、中危、高危和很高危。2017 年,美国医学界提出了新的高血压诊断标准为血压≥130/80mmHg,这对于高血压的早期防治具有积极的意义。原发性高血压的病因和发病机制目前尚不明确。研究表明,高血压的发病与遗传和环境因素相关,高钠低钾膳食、超重和肥胖、过量饮酒、长期精神紧张及其他诸如年龄、高血压家族史、缺乏体力活动、糖尿病、血脂异常等是我国人群重要的高血压危险因素。

9-2　概述　　　　　　　9-3　正确测量血压　　　　9-4　心血管风险分层

原发性高血压大多起病缓慢。早期多无特殊症状,仅在测量血压时发现。常见症状有头痛、头晕、疲乏,也可出现视物模糊、鼻出血等较重的症状。长期高血压还可引起多种并发症,脑卒中仍是目前我国高血压人群最主要的并发症,冠心病事件也有明显上升趋势,其他并发症包括左心室肥厚、心力衰竭、慢性肾衰竭等。

表 9-1-1　血压的定义和分级　　　　　　　　　（单位:mmHg）

	收缩压		舒张压
正常血压	<120	和	<80
正常高值血压	120～139	和(或)	80～89
高血压			
1 级高血压(轻度)	140～159	和(或)	90～99
2 级高血压(中度)	160～179	和(或)	100～109
3 级高血压(重度)	≥180	和(或)	≥110
单纯收缩期高血压	≥140	和	<90

注:当收缩压和舒张压分别属于不同级别时,以较高级别为准。

原发性高血压目前尚无根治方法。治疗的根本目标是降低发生心、脑、肾及血管并发症和死亡的总风险。降压治疗的获益主要来自血压降低本身。研究表明,血压水平与心血管事件发生风险呈连续、独立、直接的正相关关系,诊室 SBP 每升高 20mmHg 或 DBP 每升高 10mmHg,心、脑血管病发生的风险倍增。

治疗原则:在改变生活方式的基础上,根据高血压患者的总体风险水平决定给予降压药物,同时干预可纠正的危险因素、靶器官损害和并存的临床疾病。生活方式干预应该连续贯穿高血压治疗全过程,包括:减少钠盐摄入,增加钾摄入;合理膳食;控制体重;不吸烟;限制饮酒;增加运动;减轻精神压力,保持心理平衡。

二、治疗药物

(一)治疗药物的分类

目前常用的降压药物分为 5 大类:利尿剂、β 受体拮抗剂、钙通道阻滞剂(CCB)、血管紧张素转化酶抑制剂(ACEI)、血管紧张素 Ⅱ 受体拮抗剂(ARB)(见表 9-1-2)。

9-5　药物治疗

表 9-1-2 常用的降压药物

药物类别	常用药物名称	每日用量(mg)（起始剂量～足量）	每日应用次数
利尿剂			
噻嗪类利尿剂	氢氯噻嗪（双克）	6.25～25	1～2
	吲达帕胺	0.625～2.5	1
袢利尿剂	呋塞米（速尿）	20～80	1～2
保钾利尿剂	氨苯蝶啶	25～100	1～2
	螺内酯（安体舒通）	20～60	1～3
β受体拮抗剂			
	普萘洛尔	20～90	2～3
	美托洛尔平片	50～100	2
	美托洛尔缓释片	47.5～190	1
	比索洛尔	2.5～10	1
钙通道阻滞剂			
二氢吡啶类	硝苯地平控释片	30～60	1
	硝苯地平缓释片	10～80	2
	氨氯地平	2.5～10	1
	左旋氨氯地平	2.5～5	1
非二氢吡啶类	维拉帕米缓释片	120～480	1～2
	地尔硫䓬胶囊	90～360	1～2
血管紧张素转化酶抑制剂			
	卡托普利	25～150	2～3
	依那普利	2.5～40	1
	福辛普利	10～40	1
	培哚普利	4～8	1
血管紧张素Ⅱ受体拮抗剂			
	氯沙坦	25～100	1
	缬沙坦	80～160	1
	厄贝沙坦	150～300	1
	替米沙坦	20～80	1

除了上述 5 类降压药,还有交感神经抑制剂(如利血平)、α受体拮抗剂(如哌唑嗪)、直接血管扩张药(如肼屈嗪)均有一定的降血压作用,但由于副作用较多,目前已不主张单独使用,但可用于复方制剂或联合治疗。

9-6 控释片、缓释片

(二)治疗药物的不良反应

1.利尿剂 噻嗪类利尿剂和袢利尿剂的主要不良作用是可引起低钾、低钠等电解质紊乱,影响血糖、血脂、血尿酸的代谢,后者还可能引起听力及肾的严重损害。保钾利尿剂可引起高钾,应避免与 ACEI、ARB 合用,禁用于肾功能不全患者。螺内酯长期应用可能导致男子乳房发育等不良反应。

2.β受体拮抗剂　　主要不良反应是心动过缓、乏力、增加气道阻力,还可能影响糖、脂代谢,所以心脏传导阻滞、心动过缓、哮喘患者禁用,慢性阻塞性肺疾病、糖尿病患者慎用。长期应用者突然停药可发生反跳现象,即原有的症状加重或出现新的表现,较常见的有血压反跳性升高,伴头痛、焦虑等,称为撤药综合征。另外,因β受体阻滞剂的负性肌力作用,可能诱发和加重心衰。

3.钙通道阻滞剂　　二氢吡啶类主要不良反应是反射性交感神经激活致心率加快、面色潮红、头痛、脚踝部水肿、牙龈增生等。非二氢吡啶类可抑制心肌收缩及传导功能,不宜应用于心衰、心脏传导阻滞患者。

4.血管紧张素转化酶抑制剂　　不良反应较少,主要是刺激性干咳、高血钾、低血压、皮疹、血管性水肿。高钾血症、妊娠妇女和双侧肾动脉狭窄患者禁用。血肌酐超过 $256\mu mol/L$（3mg/dL）的患者需谨慎使用。

5.血管紧张素Ⅱ受体拮抗剂　　主要不良反应与 ACEI 相似,一般不会引起刺激性干咳。

(三)治疗药物的应用原则

1.治疗的时机及控制目标　　降压药物治疗的时机取决于心血管风险评估水平,在改善生活方式的基础上,血压仍超过 140/90mmHg 或目标水平的患者应给予药物治疗。高危和很高危的患者应及时启动降压药物治疗,并对并存的危险因素和合并的临床疾病进行综合治疗。

血压控制的目标值,一般是小于 140/90mmHg。对于合并病情稳定的冠心病、糖尿病、慢性肾病、心力衰竭的高血压患者,血压控制的目标值最好在 130/80mmHg 以下。对于老年原发性高血压患者,以往认为目标血压值要高于一般高血压患者,收缩压（SBP）＜150mmHg,但近期的一些研究显示更低的目标血压（SBP＜130mmHg）对老年人群有益,因而需根据具体病情综合决定患者的降压目标。

9-7　治疗目标

2.起始剂量　　一般患者采用常规剂量;老年人初始治疗时通常应采用较小的有效治疗剂量,根据需要,可考虑逐渐增加至足量剂量,使血压达到目标水平,然后以最小有效剂量进行维持,这样可以减少药物的不良反应。

3.优先选择长效制剂　　尽量使用每天给药 1 次可以持续 24h 发挥降压作用的长效药物,在 4 周内或 12 周内将血压逐渐降至目标水平,实现平稳降压,更好地预防心脑血管并发症。年轻、病程较短的高血压患者,降压速度可稍快;老年人、病程较长、有合并症且耐受性差的患者,降压速度则可稍慢。

4.联合用药　　对血压 ≥160/100mmHg 或高于目标血压20/10mmHg的高危患者,或单药治疗未达标的高血压患者应进行联合降压治疗,包括自由联合或单片复方制剂。我国临床主要推荐应用的优化联合治疗方案是:噻嗪类利尿剂与 ACEI 或 ARB 联合、二氢吡啶类 CCB 与 ACEI 或 ARB 联合、二氢吡啶类 CCB 与β受体拮抗剂联合、二氢吡啶类 CCB 与噻嗪类利尿剂联合。这样既可以增加降压效果,又可以减少不良反应。

9-8　联合用药原则

5. 个体化用药　每个患者疾病状态不同,要根据患者的年龄、血压升高的程度、有无并发症、患者的经济条件、个人意愿、药物疗效和耐受性等方面进行个体化降压治疗。

6. 药物经济学　高血压需终生治疗,需要考虑成本/效益比。

(四)治疗药物的选用

常用的五大类降压药物均可作为初始治疗用药,建议根据特殊人群的类型、合并症选择有针对性的药物,进行个体化治疗。

1. 无并发症高血压　轻度高血压经正确的生活方式调整之后,血压仍超过正常者需要开始药物治疗。根据患者情况,一般先在利尿剂、β受体拮抗剂、钙通道阻滞剂、血管紧张素转化酶抑制剂、血管紧张素Ⅱ受体拮抗剂中单独选用1种降压药。如年轻患者,心率较快,交感神经兴奋可以首选β受体拮抗剂。如果单药控制血压不佳或是中重度高血压的起始治疗,可以采用2种及以上降压药物联合治疗,从小剂量开始,尽量使用长效制剂,平稳降压。

2. 特殊人群高血压

(1)合并冠心病:合并稳定型心绞痛者,β受体拮抗剂和CCB可降低心肌耗氧量,减少心绞痛发作,应作为首选。既往有心肌梗死者应早期选择ACEI、ARB和β受体拮抗剂作为二级预防改善患者远期预后。

(2)合并心衰:推荐选用ACEI、ARB、β受体拮抗剂和利尿剂。

(3)合并慢性肾功能不全:初始治疗应包括一种ACEI或ARB,单独或联合其他降压药。但如果在病情晚期使用ACEI或ARB,可能反而会使肾功能恶化,注意监测血肌酐水平,可使用CCB和利尿剂。

(4)合并糖尿病:首先考虑使用ACEI或ARB,还可以选择加用CCB。利尿剂和β受体拮抗剂宜谨慎使用。

(5)老年高血压:老年高血压的特点是收缩压升高,脉压增加,血压波动大,容易出现体位性低血压,同时易合并多种疾病,如冠心病、糖尿病、脑血管疾病和肾功能不全等。其降压强调收缩压达标,同时血压下降不宜过快过低,避免增加脑缺血风险。ACEI、ARB、CCB、利尿剂都可以选用,无并存疾病的老年高血压不宜首选β受体拮抗剂。高龄老年人降压过程尤其要注意血压的监测。

(6)儿童青少年高血压:以原发性高血压为主,表现为轻中度血压升高,通常没有明显的临床症状,与肥胖有关。ACEI是最常使用的儿童降压药之一,被批准的儿童用药仅有卡托普利。其他被批准的儿童用药还包括氨苯蝶啶、氢氯噻嗪、呋塞米和氨氯地平。

(7)孕妇不宜过于积极降压治疗,最常用的口服药物有拉贝洛尔和硝苯地平,必要时可考虑小剂量噻嗪类利尿剂。ACEI、ARB有致畸作用,禁用于孕妇或有生育需求的患者。

(8)其他:伴有支气管哮喘、糖尿病者,不宜用β受体拮抗剂;糖尿病、痛风患者不宜用利尿剂;脂质代谢异常者不宜用β受体拮抗剂和利尿剂。

(五)治疗药物的相互作用(见表9-1-3)

表9-1-3　治疗药物的相互作用

药物名称	合用药物	相互作用结果
呋塞米	庆大霉素	耳毒性增加
螺内酯	ACEI/ARB	血钾浓度增加

续表

药物名称	合用药物	相互作用结果
美托洛尔	胺碘酮	前者代谢减慢
索他洛尔	特非那定	增加尖端扭转型室性心律失常发生率
卡托普利	硫酸亚铁	前者生物利用度降低
硝苯地平	克拉霉素	前者代谢减慢
麻黄碱	降压药	降低降压作用

三、病例分析

(一)病例简介

患者，男性，48岁。因"发现血压升高1周"就诊。患者1周前体检测量血压175/100mmHg，后每天在社区医院测量血压，结果为165～178/95～105mmHg，未按医嘱服药。患者既往有支气管哮喘史10年、2型糖尿病史5年，经正规治疗，目前病情均稳定。否认吸烟史，否认药物过敏史。体检：神清，一般情况可，呼吸平稳，视网膜检查正常，血压172/100mmHg，心率80次/min，律齐，未闻及杂音。双下肢不肿。其他体检未发现异常。

就诊后，予相关血液检查及心电图、心脏彩超、颈动脉B超、腹部B超等检查未发现明显异常。

请为该患者制订完整的药物治疗方案。

(二)病例解析

1. 根据该患者特点及原发性高血压的定义，目前诊断：①原发性高血压2级（很高危）；②2型糖尿病；③支气管哮喘。

2. 确定治疗目标：控制血压到目标值130/80mmHg以下，保护心、脑、肾等靶器官，预防心脑血管病的发生。

3. 制订药物治疗方案：该患者诊断及治疗目标明确，根据指南，初始治疗即可采用联合用药。在利尿剂、β受体拮抗剂、CCB、ACEI、ARB这5类药中，因为患者有支气管哮喘和2型糖尿病病史，所以要尽量避免使用β受体拮抗剂和利尿剂。应首先考虑使用ACEI或ARB，这是高血压合并糖尿病的首选药物，如缬沙坦，它可以保护心、脑、肾等靶器官，并且可改善糖代谢，以此作为联合用药的基础。该治疗方案还可以包括CCB，遵循尽量使用长效制剂的原则，宜选择硝苯地平控释片，可在24h内恒速释放有效成分，平稳降压。

4. 具体治疗方案如下：

缬沙坦 80mg qd po

硝苯地平控释片 30mg qd po

5. 监测、评估和干预：开始药物治疗后，需严密监测血压值，争取2周左右达到目标血压，并警惕出现血压过低。定期复查血常规、生化、心电图、心脏彩超、胸腹部、脑部影像检查等指标，密切观察疗效、副反应及靶器官情况，及时进行评估和干预。

思考题

1.常用的治疗原发性高血压的药物分哪几类？请每类举出 1～2 种代表药物。

2.如何制订原发性高血压的药物治疗方案？

9-9　习题

第二节　冠状动脉粥样硬化性心脏病

冠状动脉粥样硬化性心脏病,简称冠心病,是指由于冠状动脉粥样硬化使管腔狭窄或闭塞导致心肌缺血、缺氧或坏死而引发的心脏病。

冠心病多发生于中老年,男性多于女性,以脑力劳动者居多,近

9-10　课件

10 余年该病在我国的发病率也有明显升高的趋势。其主要危险因素包括高血压、高血脂、糖尿病、肥胖和超重、吸烟、不良饮食习惯、心理社会因素、遗传因素等。

近年来,临床上提出两种综合征的分类,即慢性心肌缺血综合征和急性冠状动脉综合征（acute coronary syndrome,ACS）。慢性心肌缺血综合征又称为稳定型冠心病,包括稳定型心绞痛、隐匿型冠心病及缺血性心肌病等。急性冠状动脉综合征指冠心病中急性发病的临床类型,包括 ST 段抬高型心肌梗死、非 ST 段抬高型心肌梗死及不稳定型心绞痛。本节主要阐述稳定型心绞痛和 ST 段抬高型心肌梗死。

Ⅰ.稳定型心绞痛

一、疾病概述

稳定型心绞痛（CSA）即稳定型劳力性心绞痛,亦称普通型心绞痛,是最常见的心绞痛,是指在心脏冠状动脉功能和（或）器质性病变基础上,由于心肌负荷增加引起的心肌急剧的、短暂的缺血缺氧临床综合征。多见于 40 岁以上的男性,可由运动、劳累、情绪波动、饱食或其他应激诱发,通常表现为一过性胸部不适,其特点为短暂的胸骨后压榨性疼痛或憋闷感,常放射至左肩、左臂内侧,持续数分钟至 10 余分钟,患者往往被迫停止正在进行的活动,经休息或含服硝酸酯类药物可在数分钟内使症状缓解。而且,稳定型心绞痛疼痛发作的频度、诱因、部位、性质、程度、持续时间等临床表现在 1～3 个月内无明显变化。

根据典型的心绞痛发作特点,结合年龄和存在冠心病的危险因素,排除其他原因所致的心绞痛后,即可诊断稳定型心绞痛。心绞痛发作时心电图检查可见 ST-T 改变,症状消失后 ST-T 改变逐渐恢复。未捕捉到发作时心电图者可通过心电图负荷试验、冠状动脉 CTA、冠状动脉造影等检查明确诊断。

稳定型心绞痛的治疗原则为改善冠脉血供和降低心肌耗氧以缓解症状,提高生活质量,同时治疗冠脉粥样硬化,预防心肌梗死和死亡,延长生存期。治疗方法包括调整生活方式、控制危险因素、循证药物治疗、血运重建、患者教育等。

二、治疗药物

(一)治疗药物的分类

患者接受药物治疗有两个目的,即缓解症状及预防心血管事件。

1.缓解症状、改善缺血的药物 目前缓解症状与改善缺血的药物 9-11 冠状动脉造影
主要包括三类:β受体拮抗剂、硝酸酯类药物和钙通道阻滞剂(CCB)。缓解症状与改善缺血
的药物应与预防心肌梗死和死亡的药物联合使用,其中β受体拮抗剂同时兼有两方面的
作用。

(1)β受体拮抗剂:目前更倾向于选择性 $β_1$ 受体拮抗剂,如琥珀酸美托洛尔、比索洛尔
等,其通过抑制心脏 $β_1$ 受体,减慢心率,减弱心肌收缩力,降低血压以减少心肌耗氧量,还可
通过延长心脏舒张期以增加缺血心肌的灌注,因而减少心绞痛发作和增加运动耐量。只要
无禁忌证,β受体拮抗剂应作为稳定型心绞痛患者的初始治疗药物。常用的β受体拮抗剂
见表 9-2-1。

表 9-2-1 常用的 β 受体拮抗剂

药物名称	类型	每日用量(mg) (起始剂量～足量)	每日应用次数
酒石酸美托洛尔	$β_1$ 受体拮抗剂	50～200	2
琥珀酸美托洛尔缓释片	$β_1$ 受体拮抗剂	47.5～190	1
比索洛尔	$β_1$ 受体拮抗剂	5～10	1

(2)硝酸酯类:硝酸酯类药物为非内皮依赖性血管扩张剂,能减少心肌需氧和改善心肌
灌注,从而改善心绞痛症状。心绞痛发作时,可舌下含服硝酸甘油 0.3～0.6mg,每 5min 含
服 1 次直至症状缓解,15min 内含服最大剂量不超过 1.2mg。单硝酸异山梨酯缓释片等长
效硝酸酯类药物还可增加运动耐量,不适用于心绞痛急性发作,而适用于慢性长期治疗。

(3)CCB:若β受体拮抗剂改善症状不明显或患者不能耐受,建议应用 CCB。CCB 通过
抑制钙离子进入细胞,从而抑制心肌收缩,使心率减慢、心肌收缩力减弱、心肌耗氧减少,同
时扩张冠状动脉改善冠脉血流,发挥缓解心绞痛的作用。CCB 分为二氢吡啶类和非二氢吡
啶类,后者的负性肌力效应较强。对变异性心绞痛或以冠状动脉痉挛为主的心绞痛,CCB
是一线治疗药物。

(4)其他药物:曲美他嗪是代谢性药物,可通过调节心肌能源底物,抑制脂肪酸氧化,优
化心肌能量代谢,改善心肌缺血及左心功能,缓解心绞痛;尼可地尔为烟酰胺的硝酸盐衍生
物,可用于心绞痛的预防和长期治疗。

2.改善预后的药物 此类药物可改善稳定型心绞痛患者的预后,预防心肌梗死、死亡等
不良心血管事件的发生。主要包括抗血小板药物、调脂药物、β受体拮抗剂和血管紧张素转
化酶抑制剂(ACEI)或血管紧张素Ⅱ受体拮抗剂(ARB)。

(1)抗血小板药物:抗血小板药物主要通过抑制花生四烯酸环氧化酶和血小板二磷酸腺
苷受体等机制,抑制血小板的激活、聚集、黏附等功能,在对抗血栓、预防缺血性事件中起着
重要作用。低剂量服用阿司匹林可降低心肌梗死、脑卒中或心血管性疾病死亡的发生风险,
所有患者如无用药禁忌证均应服用,建议每天服用低剂量阿司匹林 75～150mg,常用量为

每日 100mg。不能耐受阿司匹林的患者可改用氯吡格雷。患者在接受经皮冠状动脉介入治疗(PCI)后,建议给予双联抗血小板治疗,即阿司匹林基础上合用氯吡格雷等药物 6 个月。

(2)调脂药物:脂代谢紊乱是 CSA 的重要危险因素,CSA 患者应积极纠正脂代谢紊乱,其中低密度脂蛋白(LDL-C)的作用尤其重要。大量证据表明缺血风险的下降和 LDL-C 的降幅有关,其每降低 1%,不良冠状动脉事件的发生风险降低 2%～3%,故调脂治疗的首要目标是降低 LDL-C 水平。他汀类药物能降低 TC 和 LDL-C 水平,有效减少心血管事件发生,并且他汀类药物还能延缓斑块进展、稳定斑块及抗炎等作用。只要无禁忌证,无论血脂水平如何,所有 CSA 患者应接受他汀类药物治疗,尽量将 CSA 患者的血浆 LDL-C 控制于 1.8mmol/L 以下,或至少较基础值降低 50%。

(3)β 受体拮抗剂:对心肌梗死后的患者 β 受体拮抗剂能显著降低 30% 的死亡和再发梗死的风险,尤其对合并慢性心力衰竭的患者,β 受体拮抗剂与利尿剂、ACEI 同时应用能显著降低死亡风险,改善患者生活质量。

(4)ACEI 和 ARB:研究表明,ACEI 药物能使稳定型心绞痛患者发生不良心血管事件的风险降低,尤其是合并高血压、糖尿病、心力衰竭、慢性肾病的患者,如无禁忌,均应接受该药物治疗。不能耐受 ACEI 时改用 ARB。

(二)治疗药物的不良反应

1.β 受体拮抗剂　见高血压药物治疗章节。

2.硝酸酯类　主要是由于血管扩张引起的症状,常见搏动性头痛、皮肤潮红、心跳反射性加快及低血压等,还可使颅内压升高,严重者会出现恶心呕吐、视物模糊等。另外,长期大剂量应用可以导致药物耐受,但停药以后又能迅速恢复。

3.CCB　见高血压药物治疗章节。

4.抗血小板药物　以阿司匹林为例,最常见的不良反应是恶心、呕吐等胃肠道反应,还可引起消化道出血及其他出血表现。某些特异体质者可以引起血管神经性水肿、哮喘等过敏反应。因而有出血性疾病、消化性溃疡、支气管哮喘的患者应慎用或禁用阿司匹林。

5.他汀类药物　主要不良作用有胃肠道反应、肝损害(可逆性的氨基转氨酶升高)、肌痛、血清肌酸激酶升高,严重者可以引起横纹肌溶解。

6.ACEI 和 ARB　见高血压药物治疗章节。

(三)治疗药物的应用原则

1.使用短效硝酸酯类如硝酸甘油缓解和预防心绞痛急性发作。

2.β 受体拮抗剂使用剂量应个体化,从小剂量开始,并逐渐增加到最大耐受剂量,以能缓解症状、心率不低于 50 次/min 为宜。选择的剂型及给药次数,应该能 24h 抗心肌缺血。如果不能耐受 β 受体拮抗剂,或 β 受体拮抗剂作为初始治疗药物的效果不满意,可以单独或联合使用钙离子拮抗剂、长效硝酸酯类,作为减轻症状的治疗药物。

3.合并高血压的冠心病患者可以应用长效钙离子拮抗剂作为治疗初始药物。

4.如果没有用药禁忌,如胃肠道活动性出血、阿司匹林过敏或者不耐受阿司匹林的病史,所有稳定型心绞痛患者均应口服阿司匹林。

5.所有冠心病稳定型心绞痛患者均需接受他汀类药物治疗,LDL-C 目标值小于 1.8mmol/L。

6.心肌梗死后稳定型心绞痛患者只要无禁忌,均需使用β受体拮抗剂。

(四)治疗药物的选用

1.发作期 应立即休息。首选硝酸甘油片剂舌下含服,每次 0.3~0.6mg,1~2min 起效,约半小时后作用消失,必要时可间隔 5min 再用,重复 3~5 次。也可选用硝酸异山梨酯舌下含服,每次 5~10mg,2~5min 起效,维持 2~3h。

2.缓解期 应调整生活方式,尽量避免各种诱因。

(1)抗心肌缺血药物的应用。①硝酸酯类:硝酸异山梨酯片 5~10mg,每日 3 次口服,约半小时起效,维持 2~3h;其缓释制剂 20mg,每日 2 次。稳定型心绞痛患者推荐使用长效类硝酸酯类药物。②β受体拮抗剂:因与硝酸酯类药物存在协同关系,因而经常联用。常用美托洛尔普通片 25~100mg,每日 2 次;美托洛尔缓释片 23.75~190mg,每日 1 次;比索洛尔片 2.5~10mg,每日 1 次。目标剂量为清晨心率 60 次/min 左右,血压在正常范围内。严重心动过缓、高度房室传导阻滞、支气管哮喘患者禁用。③钙通道阻滞剂:常用药物如硝苯地平控释片 30mg,每天 1 次;氨氯地平 5~10mg,每日 1 次。严重心动过缓、高度房室传导阻滞、病态窦房结综合征患者禁用。④ACEI:对于所有冠心病伴高血压、糖尿病、心力衰竭或左室收缩功能不全的患者,建议使用 ACEI,如福辛普利片 10~40mg,每日 1 次。不能耐受 ACEI 的患者改用 ARB。以上 4 类药物可以单用,必要时也可联用,除了抗心肌缺血以外,还可预防复发。

(2)抗血小板药物的应用。如无禁忌,所有患者均应使用。①阿司匹林 75~150mg,每日 1 次。阿司匹林是治疗冠心病的基石。②氯吡格雷 75mg,每日 1 次,主要用于阿司匹林不能耐受及行冠状动脉支架植入术后的患者。③替罗非班注射液,属于血小板糖蛋白Ⅱb/Ⅲa受体拮抗剂,主要用于冠状动脉支架植入术后患者。

(3)调节血脂药物的应用。首选他汀类药物,常用的有阿托伐他汀 10mg,每日 1 次;洛伐他汀 10~20mg,每日 1 次;辛伐他汀 10~40mg,每日 1 次,睡前服用,控制低密度脂蛋白小于 1.8mmol/L。用药期间需注意监测肝功能和肌酶。

(五)治疗药物的相互作用(见表 9-2-2)

表 9-2-2　治疗药物的相互作用

药物名称	合用药物	相互作用结果
普萘洛尔、美托洛尔	乙醇、利福平	前者生物利用度降低
普萘洛尔、美托洛尔	西咪替丁	前者血药浓度升高
硝酸甘油	维生素 E	抑制前者出现耐受性
硝苯地平	西咪替丁、西沙比利	前者代谢减慢
阿司匹林	布洛芬等其他 NSAIDs	减弱前者的抗血小板活性
氯吡格雷	PPI	减弱前者的抗血小板活性
他汀类药物	胺碘酮、氟康唑、红霉素、伊曲康唑	前者代谢减慢

三、病例分析

(一)病例简介

患者,男性,62 岁,因"反复活动后胸闷气促 1 年余,半小时前再发"入院。患者 1 年多前开始反复出现活动后胸闷,均在劳累后发生,主要位于心前区,每次持续 2~5min,曾在当地医院就诊,心电图提示 ST-T 段改变,诊断为"心肌缺血",予不规则口服药物治疗(具体不详)。半小时前患者劳累时再次出现上述症状,服用"复方丹参滴丸"后 3min 好转,即来医院就诊,以"冠心病可能"收入病房。患者既往有 2 型糖尿病 10 余年,血糖控制不佳,不嗜烟酒,否认药物过敏史。体检:神清,一般情况可,体型肥胖,呼吸平稳,血压138/80mmHg,心率 80 次/min,律齐,未闻及杂音,双下肢不肿。其他体检未发现异常。入院诊断:冠状动脉粥样硬化性心脏病可能;2 型糖尿病。

入院后检查随机血糖:18.3mmol/L,糖化血红蛋白 12.5%;心电图:窦性心率,V_4 到 V_6 导联 ST 段改变;心肌标志物未见异常;血脂检查 LDL-C 3.91mmol/L。患者入院后除给予盐酸二甲双胍 0.85g 每日 2 次口服降血糖治疗外,还给予阿司匹林肠溶片 100mg,每日 1 次,氯吡格雷片 75mg,每日 1 次,阿托伐他汀钙片 10mg,每日 1 次,硝酸异山梨酯缓释片 30mg,每日 1 次,琥珀酸美托洛尔缓释片 47.5mg,每日 1 次。入院后第 3 天患者接受冠状动脉造影术,术后诊断:冠状动脉粥样硬化性心脏病。无须支架置入,未做进一步处理,病情稳定后出院。出院诊断:冠心病稳定型心绞痛,高脂血症,2 型糖尿病。

请对该病例进行用药分析。

(二)病例解析

该患者入院后即开始有效的治疗,减轻和消除症状,改善愈后,预防心肌梗死和死亡,同时积极地控制血糖。

1.抗血小板治疗 稳定型心绞痛患者应给予积极的抗血小板治疗。所有患者只要没有禁忌,都应尽早使用阿司匹林,最佳剂量为每大 100mg 维持治疗。而氯吡格雷主要是用于支架植入后及阿司匹林有禁忌证的患者,可作为阿司匹林药物的替代治疗,因而该患者可以单用阿司匹林抗血小板治疗。

2.调节血脂,稳定斑块治疗 高水平 LDL-C 是冠心病事件的重要危险因素,他汀类药物可以降低血脂水平,延缓斑块进展,稳定斑块,所有稳定型心绞痛患者均应接受他汀类治疗,阿托伐他汀钙片应用合理。

3.抗缺血治疗 ①硝酸酯类药物:硝酸异山梨酯缓释片通过扩张周围血管,降低心脏前后负荷,减少心肌耗氧量,同时还可以通过促进心肌血流重新分布,从而改善缺血期血流供应。该缓释片有效成分释放时间长达 10h,可以避免耐药性的发生,适用于长期治疗,以预防缺血发生。②β受体拮抗剂:通过减慢心率,降低体循环血压和减弱心肌收缩力来减少心肌耗氧量,改善心肌缺血,在没有禁忌证的情况下应及早常规使用。而且要尽量选择具有心脏选择性的 β_1 受体拮抗剂,如美托洛尔、比索洛尔等。本药与硝酸酯类还有协同作用。该患者选用了琥珀酸美托洛尔缓释片是合理的。

4.控制血糖 该患者有糖尿病 10 多年,血糖控制不佳,应加强降糖治疗。但是在冠状动脉造影前后需暂停使用盐酸二甲双胍 48h 以上,因为二甲双胍从肾排泄,糖尿病患者使用造影剂导致造影剂肾病的概率要远高于非糖尿病患者。停药期间可换用其他降糖药物,该患者造影前后未停用二甲双胍欠妥。

5.ACEI 和 ARB ACEI 适用于所有的冠心病合并糖尿病患者,对于 ACEI 不耐受的患者可以用 ARB 代替。所以 ACEI 对于该患者是适用的,未使用 ACEI 有些欠妥。

6.用药监护 在治疗过程中,需注意监测患者的心率、血压,观察是否有出血表现及胃肠道不适,注意复查肝肾功能、血糖、肌酶等指标。

Ⅱ.ST 段抬高型心肌梗死

一、疾病概述

ST 段抬高型心肌梗死(STEMI)是指急性心肌缺血性坏死,通常是在冠脉病变的基础上,发生冠脉血供急剧减少或中断,使相应的心肌出现严重而持久的急性缺血。大多数原因是冠状动脉在不稳定斑块糜烂、破裂的基础上形成血栓,造成血管持续、完全闭塞。

多数患者在发病前数日有乏力、胸闷不适、活动时心悸气急、心绞痛等前驱症状,其中以新发生心绞痛或原有心绞痛加重最为突出。而胸痛则是最先出现的症状,疼痛的部位、性质与心绞痛相似,但诱因多不明显,常发生在安静时,程度较重,持续时间较长,休息和含服硝酸甘油不能缓解,患者常烦躁不安、出汗、恐惧或有濒死感。部分患者有发热、白细胞计数增高等全身反应,恶心、呕吐、腹痛等胃肠道症状及心律失常、低血压、休克、心力衰竭等表现。典型的 STEMI 可以出现相应导联特征性的心电图改变:ST 段弓背向上抬高、病理性 Q 波、T 波倒置和典型的动态改变。血清心肌坏死标志物,包括肌钙蛋白和肌酸激酶同工酶(CK-MB)明显升高。根据以上典型的临床表现、特征性的心电图改变和实验室检查,可以诊断本病。

9-12　STEMI 诊断

对于 STEMI,强调及早发现、及早住院并加强院前处理。治疗原则是及时溶栓或介入治疗,恢复心肌的血液灌注,以挽救濒死的心肌,缩小心肌缺血范围,并及时处理各种并发症,防止猝死,保护和维持心功能,提高患者的生活质量。

二、治疗药物

(一)治疗药物的分类

急性 ST 段抬高型心肌梗死的治疗重点在于恢复缺血心肌再灌注,其方法包括药物静脉溶栓和冠状动脉介入治疗。

1. 止痛药物　剧烈胸痛使患者交感神经过度兴奋,导致心动过速、血压升高和心肌收缩功能增强,从而增加心肌耗氧量,应迅速给予有效镇痛剂,如吗啡、哌替啶等。

2. 溶栓药物　溶栓药物又称作纤溶药物,包括:①第 1 代纤溶药物,如尿激酶(UK)、链激酶(SK),这些药物对纤维蛋白不具有选择性,可以导致全身的纤溶活性增强,出血发生率较高。②第 2 代溶栓药物,最常用的为重组组织型纤溶酶原激活物(rt-PA),代表药物为阿替普酶,快速、简单、安全性高,可以选择性地激活血栓中与纤维蛋白结合的纤溶酶原,对全身纤溶活性影响小,所以溶栓效果更好,出血发生率低。③第三代溶栓药物,如瑞替普酶,为 t-PA 变异体,纤维蛋白选择性更强,半衰期延长,所以药物剂量和不良反应进一步减少。④第四代溶栓药物,主要为血浆交联纤维蛋白降解产物 PAI-1 抑制剂,从海洋微生物中提取,可抑制血小板脱颗粒,使血浆中 t-PA 浓度升高,增强溶栓活性。其特点是可口服、给药半衰期长、不良反应少,但目前仍处于试验阶段,尚未用于临床。

3. 其他药物　如硝酸酯类、β 受体阻断剂、ACEI 类、抗血小板及抗凝药等均有助于改善心肌供血,阻止血栓形成,稳定斑块,保护更多心肌。除了阿司匹林、氯吡格雷以外,还有一类抗血小板药物为 GPⅡb/Ⅲa 受体拮抗剂,是一种强效抗血小板聚集药物,主要通过阻断血小板表面的 GPⅡb/Ⅲa 受体,抑制其与纤维蛋白原的交联,从而抑制血小板的聚集。中国临床常用制剂有替罗非班,可选择性用于有证据提示无复流或血栓负荷重的患者。

同时,根据患者具体情况选用纠正心力衰竭、抗心律失常等并发症的药物(见相关章节)。

(二)治疗药物的不良反应

1.止痛药物　如吗啡常见不良反应包括恶心、呕吐、低血压和呼吸抑制。一旦出现呼吸抑制,可静脉注射纳洛酮拮抗。

2.溶栓药物　链激酶、尿激酶主要不良反应为出血,还可出现发热、寒战、恶心、呕吐、过敏性皮疹、低血压等,罕见过敏性休克。阿替普酶副反应较轻,出血的发生率较低,其他少见头痛、恶心、呕吐、发热、过敏等。

3.其他药物　见高血压、稳定型心绞痛药物治疗相关章节。

(三)治疗药物的应用原则

急性 ST 段抬高型心肌梗死的药物治疗原则是尽快开通闭塞的冠状动脉,恢复缺血心肌再灌注。所有 12h 内发病并且有症状的 STEMI 都应该实施再灌注治疗,首选经皮冠状动脉介入治疗(PCI)。在不能实施 PCI 的医院或各种原因导致发病至开通闭塞冠脉的时间过长或存在 PCI 禁忌时首选溶栓治疗。另外,抗血小板、抗凝、抗心肌缺血等药物的应用有助于挽救濒危心肌,防止梗死扩大,降低病死率。

(四)治疗药物的选用

1.止痛药物　可选用吗啡 3mg 静脉注射,必要时每 5min 重复 1 次,总量不宜超过 15mg。

2.溶栓药物　年龄<75 岁的患者发病 3h 内行溶栓治疗,其临床疗效与直接 PCI 相当。发病 3～12h 行溶栓治疗,其疗效不及直接 PCI,但仍能获益。发病 12～24h,如仍有持续或间断的缺血症状和持续 ST 段抬高,溶栓治疗仍然有效。STEMI 发生后,血管开通时间越早,挽救的心肌越多。但下述情况不宜药物溶栓:①虽有 ST 段抬高,但起病时间>24h;②既往任何时间发生过颅内出血或近 6 个月发生过缺血性脑卒中;③中枢神经系统损伤、肿瘤或动静脉畸形;④近 2 个月内有严重创伤、手术、头部损伤;⑤近 1 个月内有胃肠道出血或其他已知原因的出血性疾病(月经除外);⑥主动脉夹层;⑦24h 内接受非可压迫性穿刺术,如肝脏活检、腰椎穿刺。

溶栓剂的使用方法:①UK:根据我国几项大规模临床试验结果,目前建议剂量为 150 万 U+5％葡萄糖 100mL,于 30min 内静脉滴注,同时配合肝素皮下注射 7500～10000U,每 12h 1 次,或低分子肝素(LMWH)皮下注射,每日 2 次。②rt-PA:我国进行的 TUCC 试验证实,应用 50mg rt-PA(8mg 静脉注射,42mg 于 90min 内静脉滴注),给药前静脉注射肝素 5000U,继之以 1000U/h 的速率静脉滴注,根据 APTT 结果调整肝素给药剂量,使 APTT 维持在 60～80 秒。③r-PA:推荐 18mg+18mg,每次缓慢静脉注射 2min 以上,2 次间隔 30min。

3.抗心肌缺血药物、抗血小板药物、调脂药物的选用见"心绞痛"部分。

4.当患者出现心律失常、心力衰竭、心源性休克等并发症时,需做相应处理。

（五）治疗药物的相互作用（见表 9-2-3）

表 9-2-3　治疗药物的相互作用

药物名称	合用药物	相互作用结果
尿激酶	肝素和口服抗凝药	出血危险增加
	西咪替丁	前者血药浓度升高
链激酶	肝素	部分拮抗后者的抗凝作用
	华法林、阿司匹林、吲哚美辛、保泰松	加重出血
阿替普酶	硝酸甘油	前者血药浓度下降
	抗凝药物	增加出血危险

三、病例分析

（一）病例简介

患者，男性，56 岁。因"反复胸痛 2 年，持续胸痛 3h"入院。患者 2 年前无明显诱因下出现发作性胸痛，疼痛位于胸骨后，为紧缩性，多为快步行走时出现，每次持续 3～5min，休息或含服硝酸甘油很快缓解。3h 前患者稍活动即出现胸痛，呈持续压榨性，有濒死感，伴出汗、恶心、呕吐，先后含服硝酸甘油 3 片无缓解。否认药物过敏史。查体：体温36.5℃，心率85 次/min，呼吸 24 次/min，血压 105/65mmHg，急性痛苦病容，心界不大，心律齐，两肺呼吸音清。心电图示 ST 段 V_1～V_5 弓背向上抬高，ORS 波 V_1～V_5 呈 qR 型，T 波倒置。肌钙蛋白及心肌酶测定均正常。入院诊断：冠心病急性广泛前壁 ST 段抬高型心肌梗死（急性期）。

患者入院后予：①一般治疗：吸氧、心电监护、吗啡止痛。②由于某些原因患者未能直接行 PCI，故给予溶栓治疗，尿激酶 150 万 U 加入 5％葡萄糖液 100mL 中，静脉滴注 30min。③立即嚼服阿司匹林肠溶片 0.3g＋氯吡格雷 225mg，后改为每日分别 0.1g 和 75mg 口服；低分子肝素 5000U，皮下注射，每日 2 次。④其他：硝酸甘油静脉滴注、瑞舒伐他汀等口服，定期复查心肌坏死标记物。经以上治疗，患者病情缓解欠佳，多次复查心肌酶及肌钙蛋白均明显升高，ST 段回降不满意，仍有胸痛，加用替罗非班后渐稳定。

请对该病例进行用药分析。

（二）病例解析

患者冠心病急性广泛前壁心肌梗死诊断明确，除吗啡镇痛等一般治疗外，尽快开通闭塞的冠状动脉是治疗的关键，由于某些原因患者未能直接行急诊 PCI，但是完全具备进行静脉溶栓的条件，故给予尿激酶溶栓治疗，尽快使闭塞的冠状动脉再通是合理的；同时予抗血小板与抗凝治疗及应用硝酸酯类、他汀类药物治疗也是必需的。由于患者溶栓效果不满意，对于无复流或血栓负荷重的患者，故加用血小板膜蛋白Ⅱb/Ⅲa 受体拮抗剂替罗非班，使病情趋于好转。所以对于该病例，用药合理，疗效满意。用药监护：用药过程中需注意监测患者的心率、血压，观察是否有出血表现及胃肠道不适，注意复查肝肾功能、血糖、心肌坏死标志物、心电图等指标。

思考题

1. 稳定型心绞痛应如何选择药物治疗？

2.试述急性 ST 段抬高型心肌梗死溶栓治疗的适应证及常用药物治疗方法。

9-13　习题

第三节　心力衰竭

9-14　课件

一、疾病概述

心力衰竭,简称心衰,是由各种心脏结构或功能性疾病,导致心室充盈和(或)射血功能受损,心排出量不能满足机体组织代谢需要,以肺循环和(或)体循环淤血,器官组织血液灌注不足为临床表现的一组综合征。

心力衰竭的基本病因主要是由心肌损害和心脏长期容量和(或)压力负荷过重,导致心肌功能由代偿发展为失代偿。有基础心脏病的患者,心力衰竭症状往往是由一些增加心脏负荷的因素所诱发,最常见、最重要的诱因是呼吸道感染;心房颤动是器质性心脏病最常见的心律失常之一,也是诱发心力衰竭的重要因素;另外,血容量增加、过度体力消耗或情绪激动、原有心脏病加重也可诱发心力衰竭。心力衰竭的发病机制主要是心肌收缩力下降,启动代偿机制,激活神经内分泌系统,心室重塑,心功能进一步恶化,形成恶性循环。

心力衰竭分为左心衰竭、右心衰竭和全心衰竭,其中左心衰竭多表现为急性心力衰竭,而其他常为慢性心力衰竭,是各种器质性心脏病的终末阶段。①左心衰竭:由于心排出量减少导致肺循环淤血,出现不同程度的呼吸困难,如劳力性呼吸困难、阵发性夜间呼吸困难、端坐呼吸、急性肺水肿,其中夜间阵发性呼吸困难又称为心源性哮喘。急性肺水肿是左心衰竭最严重的表现,典型症状为突发极度的呼吸困难,面色苍白,烦躁不安,咳嗽,咳粉红色泡沫痰,心尖部常可闻及奔马律,两肺布满湿啰音和哮鸣音,严重者可合并心源性休克。另外还有因心排出量减少,组织灌注不足引起的乏力、少尿、头晕、心慌等症状。②右心衰竭:以体循环淤血为主,常有恶心呕吐、腹胀和食欲减退,与肝脏、胃肠道淤血有关,以及继发于左心衰竭的劳力性呼吸困难。③全心衰竭:同时具有左右心衰的表现,右心衰竭时右心排出量减少,因此与左心衰竭有关的呼吸困难等肺淤血症状反而有所减轻。

目前心力衰竭的严重程度通常按照美国纽约心脏病学会(NYHA)制定的标准分级,根据患者主观感受分为 4 级:Ⅰ级,有器质型心脏病,但日常活动不受影响,一般活动不引起乏力、心悸、呼吸困难等心衰症状;Ⅱ级,活动轻度受限,休息时无自觉症状,一般活动时可有疲乏、心悸、呼吸困难等心衰症状;Ⅲ级,活动明显受限,小于日常活动时即可出现上述症状;Ⅳ级,休息状态下也有上述症状。

心力衰竭的治疗原则:①治疗原发病,因为心力衰竭是各种器质性心脏病发展的终末阶段,所以及时进行原发病如高血压、糖尿病及甲亢等的治疗非常重要。②去除诱因,如控制感染、纠正心律失常等。③合理药物治疗。④调节生活方式,避免过度劳累及情绪激动,控制水钠摄入,其他如戒烟戒酒、控制体重等。

二、治疗药物

(一)治疗药物的分类

目前常用的抗心衰药物分为 6 大类:利尿剂、血管紧张素转化酶抑制剂(ACEI)与血管紧张素Ⅱ受体拮抗剂(ARB)、β受体拮抗剂、醛固酮受体拮抗剂、伊伐布雷定、洋地黄类药物(见表 9-3-1)。

表 9-3-1　常用的药物

药物类别	常用药物名称	每天用量(mg)	每日应用次数
利尿剂			
噻嗪类利尿剂	氢氯噻嗪(双克)	25~50	1~2
	吲达帕胺	2.5~5	1~2
袢利尿剂	呋塞米(速尿)	20~100	1~2
	托拉塞米	10~40	1~2
保钾利尿剂	氨苯蝶啶	50~100	2
肾素-血管紧张素系统抑制剂 血管紧张素转化酶抑制剂、血管紧张素Ⅱ受体拮抗剂与血管紧张素受体脑啡肽酶抑制剂			
	卡托普利	18.75~150	2~3
	依那普利	2.5~20	1~2
	福辛普利	5~30	1
	培哚普利	2~8	1
	氯沙坦	25~150	1
	缬沙坦	40~160	1~2
	沙库巴曲缬沙坦钠	25~200	2
β受体拮抗剂			
	美托洛尔平片	12.5~150	2~3
	美托洛尔缓释片	11.875~190	1
	比索洛尔	1.25~10	1
醛固酮受体拮抗剂			
	螺内酯	10~40	1
	依普利酮	25~50	1
伊伐布雷定			
	伊伐布雷定	2.5~15	2
洋地黄类			
	地高辛	0.125~0.25	1

除了上述 6 类药物,还有血管扩张剂,如硝酸甘油静脉滴注或舌下含服、硝普钠静脉滴注。

(二)治疗药物的不良反应

1.利尿剂　见高血压药物治疗章节。

2.β受体拮抗剂　见高血压药物治疗章节。

3.肾素-血管紧张素系统抑制剂　血管紧张素转化酶抑制剂与血管紧张素 Ⅱ 受体拮抗剂不良反应见高血压药物治疗章节。血管紧张素受体脑啡肽酶抑制剂(ARNI)主要不良反应是低血压、肾功能恶化、高钾血症和血管神经性水肿。

4.醛固酮受体拮抗剂　主要不良反应是肾功能恶化和高钾血症,如血钾>5.5mmol/L 应减量并密切观察,若血钾>6.0mmol/L 应停用。还可引起男性乳房疼痛或可逆性乳房增生症。

5.伊伐布雷定　最常见的不良反应为光幻症和心动过缓。如发生视觉功能恶化,应考虑停药;如心率<50 次/min 或出现相关症状,应减量或停用。

6.洋地黄类药物　不良反应为:①心律失常:室性早搏最常见,快速性房性心律失常伴传导阻滞是洋地黄类药物中毒的特征性表现;②胃肠道症状;③神经精神症状(视觉异常、定向障碍)。其不良反应常出现于地高辛血药浓度>2.0μg/L 时,也见于地高辛血药浓度较低合并低钾血症、低镁血症、心肌缺血或甲状腺功能减退等。

7.硝酸酯类药物　见冠心病药物治疗章节。

(三)治疗药物的应用原则

神经内分泌功能紊乱在心力衰竭的发生发展中发挥着重要的作用,所以 ACEI、ARB、β受体拮抗剂、醛固酮受体拮抗剂等神经内分泌拮抗剂是治疗心力衰竭的基石,可预防进一步心血管事件的发生。同时通过强心药物增强心肌收缩力、扩血管药及利尿药减轻心脏前后负荷,改善心衰症状,提高患者生活质量。

(四)治疗药物的选用

1.慢性心力衰竭

(1)对所有新诊断的患者应尽早使用 ACEI/ARB 和 β受体拮抗剂(除非有禁忌证或不能耐受),从小剂量开始,逐渐增加至目标剂量或最大耐受剂量。有液体潴留的心衰患者应先使用利尿剂。当患者处于淤血状态时,ACEI/ARB 耐受性更好;若患者无明显水肿而静息心率比较快时 β受体拮抗剂耐受性会更好。部分患者可同时给予小剂量 β受体拮抗剂和 ACEI/ARB,两药可交替和逐步增加剂量,分别达到各自的目标剂量或最大耐受剂量。

(2)患者接受上述治疗后应进行临床评估,根据相应的临床情况选择以下治疗方案:①若仍有症状,eGFR<30mL/(min・1.73m²)、血钾<5.0mmol/L,推荐加用醛固酮受体拮抗剂;②若仍有症状,血压能耐受,建议用 ARNI 代替 ACEI/ARB;③若 β受体拮抗剂已达到目标剂量或最大耐受剂量,窦性心率>70 次/min,LVEF≤35%,或 β受体拮抗剂禁忌/不能耐受者,可考虑加用伊伐布雷定,起始剂量 2.5mg,每日 2 次,治疗 2 周后,根据静息心率调整剂量,每次剂量增加 2.5mg,使患者的静息心率控制在 60 次/min 左右,最大剂量 7.5mg,每日 2 次。

(3)若患者仍持续有症状,可考虑加用地高辛 0.125~0.25mg/d,尤其是合并房颤患者需选用。治疗中应注意监测患者症状、体征、肾功能和电解质等以使患者获益最大。

2.急性左心衰竭

（1）一般治疗：患者取坐位，双腿下垂，以减少静脉回流，有低氧血症者给予氧疗，吗啡3～5mg静脉注射镇静以减少心脏负担，肺淤血、体循环淤血及水肿明显者应严格限制饮水量和静脉输液速度。

（2）利尿药：有液体潴留证据的急性心衰患者均应使用利尿剂，首选袢利尿剂，呋塞米20～40mg静脉注射，必要时重复，该药通过强大的利尿作用可降低血容量、减少回心血量、减轻肺水肿。

（3）血管扩张药：收缩压大于90mmHg的患者可选择血管扩张剂，尤其适用于伴有高血压的急性心衰患者，如硝普钠从10μg/min开始，硝酸甘油从5～10μg/min开始静脉滴注，根据治疗效果调整剂量。

（4）正性肌力药物：适用于低血压（收缩压<90mmHg）和/或组织器官低灌注的患者，常用药物如多巴胺3～5μg/（kg·min），多巴酚丁胺2.5～10μg/（kg·min）。

（5）血管收缩药：对外周动脉有显著缩血管作用的药物，如去甲肾上腺素、肾上腺素等，适用于应用正性肌力药物后仍有明显低血压的患者，用以升高血压，维持重要脏器的灌注，当器官灌注恢复、循环淤血减轻时应尽快停用。

（6）洋地黄类：可轻度增加心排出量、降低左心室充盈压和改善症状，主要用于房颤伴快速心室率（>110次/min）的急性心衰患者，常用西地兰0.2～0.4mg缓慢静脉注射，2～4h后可再用0.2mg。急性心肌梗死后24h内尽量避免使用。

（7）抗凝治疗：如低分子肝素，建议用于深静脉血栓和肺栓塞发生风险较高且无抗凝治疗禁忌证的患者。

（五）治疗药物的相互作用（见表9-3-2）

表9-3-2　治疗药物的相互作用

药物名称	合用药物	相互作用结果
螺内酯	袢利尿剂	有协同作用，维持钾的正常浓度
伊伐布雷定	β受体拮抗剂、地高辛、胺碘酮	容易造成心率过缓
地高辛	克拉霉素、罗红霉素、伊曲康唑	前者血药浓度增加

三、病例分析

（一）病例简介

患者，男性，62岁。因"反复胸闷、气促4年余，加重20天"入院。患者4年前无明显诱因下出现胸闷、气促，活动后加重，伴恶心、头晕，无胸痛。近4年来，患者胸闷气促反复发作，多于劳累或生气后加重，偶有夜间阵发性呼吸困难。20天前患者受凉后胸闷、气促、心悸等症状加重，休息后不能缓解，难以平卧，尿量减少，双下肢对称性水肿。患者房颤病史3年，否认冠心病、高血压及糖尿病等慢性病病史。否认家族性遗传病病史。吸烟30余年，每天20支，已戒烟10余年。近半年来不规律服用地高辛0.125mg，每日1次，呋塞米40mg，每日1次，螺内酯20mg，每日1次，美托洛尔12.5mg，每日2次。否认药物及食物过敏史。体检：神清，精神差，口唇发绀，双侧颈静脉怒张，血压142/75mmHg，心界向左下扩大，心率115次/min，律不齐，两肺呼吸音粗，肺底可闻及少量湿啰音。腹软，肋下3cm可及肝下缘，肝颈回流征(＋),移动性浊音(－),双下肢中度凹陷性水肿。辅助检查:心电图示房颤,心率110 次/min。超声心动图符合扩张型心肌病的超声改变,左室收缩舒张功能明显减退,左室射血分数(LVEF)29％。

入院诊断:①扩张型心肌病、心功能Ⅳ级(NYHA 分级);②心律失常、房颤。

患者入院后予休息、吸氧、心电监护等一般治疗。同时予呋塞米 40mg,每日 1 次静脉注射,利尿;螺内酯片 20mg,每日 1 次口服,培哚普利片 2mg,每日 1 次口服,逆转心肌重构、改善心力衰竭预后;地高辛片 0.25mg,每日 1 次口服,强心并减慢心室率;华法林片 2.5mg,每晚 1 次口服,抗凝治疗。

入院第 4 日患者未诉胸闷、气促、心悸,无胸痛,夜间可平卧,双下肺啰音较前减少,双下肢水肿较前明显消退。将呋塞米注射液 40mg 每日 1 次静脉注射改为呋塞米片 40mg 每日 1 次口服。入院第 7 日患者诉平地步行无心悸气促,无胸闷、胸痛,夜间可平卧,进食时觉恶心,呕吐胃内容物两次。查体:血压 122/71mmHg,心率 76 次/min,律不齐,双下肺未闻及湿啰音,双下肢无水肿。心电图示房颤合并二度房室传导阻滞。地高辛浓度 2.3ng/mL,考虑地高辛中毒,停用地高辛片。入院第 9 日,患者无胸闷、气促、心悸,无恶心呕吐等不适,夜间可平卧。病情好转后出院。

请对该病例进行用药分析。

(二)病例解析

1. 依据 NYHA 心功能分级,该患者入院半个月前心功能已恶化至Ⅳ级。凡是心力衰竭患者有体液潴留证据均应使用利尿药,且在水钠潴留早期应用,袢利尿药为首选。该患者有尿量减少、双下肢凹陷性水肿等体液潴留的表现,有使用呋塞米的适应证。开始时病情较重予静脉应用,好转后改口服治疗,且剂量也可以逐渐减少。

2. 地高辛是治疗心力衰竭、心房颤动控制心室率的有效药物。该患者为永久性房颤且合并重度心力衰竭,应用地高辛治疗是适宜的。

3. ACEI 是被证实能降低心力衰竭患者病死率的第一类药物,即使最严重的心力衰竭患者受益也最大。所有 LVEF 下降的患者都必须且终生使用 ACEI 类药物,除非有禁忌证或不能耐受。

4. 螺内酯为醛固酮受体拮抗剂,能够抑制醛固酮在心力衰竭中的有害作用。有研究证实螺内酯在心功能Ⅲ～Ⅳ级中应用,可使心力衰竭患者的总病死率下降 30％,可见螺内酯能改善中、重度心力衰竭患者的预后。该患者为心功能Ⅳ级的重度心力衰竭患者,有使用螺内酯的指征。

5. 该患者具有导致脑卒中或血栓的"主要危险因素"高龄以及和临床有关的"非主要危险因素"重度心力衰竭,根据指南,具有 1 个主要危险因素或≥2 个临床有关的非主要危险因素应采用抗凝疗法进行抗血栓治疗。该患者采用华法林进行抗凝治疗是正确的。

6. 患者在治疗第 7 日出现恶心呕吐等不适,心电图示由房颤转变为房颤合并二度房室传导阻滞,这是地高辛中毒的典型心电图表现,同时监测地高辛的血药浓度为 2.3ng/mL,综合考虑患者地高辛中毒,停用地高辛后好转。

7. 药学监护。在治疗过程中需注意监测患者的心衰症状和体征、消化道症状、出血情况、心率、血压及肝肾功能、INR 凝血指标、地高辛浓度等指标。

思考题

1.常用的治疗心力衰竭的药物分为哪几类？请每类举出 1～2 种代表药物。

2.请简述心力衰竭药物的应用原则。

9-15　习题

（支雅军）

第十章

呼吸系统疾病的药物治疗

> **➲ 学习目标**
>
> 1. **掌握** 急性上呼吸道感染、肺炎、支气管哮喘、肺结核的主要临床表现、药物治疗原则及如何规范选择治疗药物。
> 2. **熟悉** 急性上呼吸道感染、肺炎、支气管哮喘、肺结核主要治疗药物的种类和常见不良反应。肺结核的流行病学特点。
> 3. **了解** 急性上呼吸道感染、肺炎、支气管哮喘、肺结核的病因与发病机制、诊断,主要治疗药物的相互作用。

第一节 急性上呼吸道感染

10-1 课件

一、疾病概述

急性上呼吸道感染(acute upper respiratory tract infection)简称上感,为外鼻孔至环状软骨下缘包括鼻腔、咽和喉部急性炎症的总称。上感是人类最常见的传染病之一,发病不分年龄、性别、职业和地区,免疫功能低下者易感。其好发于冬春季节,多为散发,主要通过患者喷嚏和含有病毒的飞沫空气传播,或经污染的手和用具接触传播。上感约70%~80%由病毒引起,包括鼻病毒、冠状病毒、腺病毒、流感和副流感病毒以及呼吸道合胞病毒、埃可病毒和柯萨奇病毒等,另有20%~30%由细菌引起,可单纯发生或继发于病毒感染后。

上感一般起病急,主要表现为鼻咽部卡他症状,如喷嚏、鼻塞、流清水样涕及咳嗽、咽痛或咽干、声嘶等,严重者可伴有发热、畏寒、全身酸痛等。体检常见鼻腔黏膜充血、水肿,咽部充血,或伴有扁桃体肿大、充血及表面脓性分泌物形成等。临床上依据症状学特征,分为以下类型:①普通感冒(又称急性鼻炎或上呼吸道卡他);②急性病毒性咽炎和喉炎;③急性疱疹性咽峡炎;④急性咽结膜炎;⑤急性咽扁桃体炎。通常病情较轻、病程短,较少发生并发症。

流行性感冒(流感)是由流感病毒引起的急性呼吸道传染病。起病急,高热、头痛、乏力、全身肌肉酸痛等中毒症状明显,呼吸道卡他症状相对轻微。流感病毒常易引起流行、大流行,甚至暴发。对疑似或确诊流感患者,应及时隔离,发病 48h 内进行抗病毒治疗及对症治疗。

普通上呼吸道感染以改善症状、对症治疗为主,一般可自行恢复。症状严重、合并细菌感染者,给予抗菌治疗,但不应预防性使用抗菌药物。流感的治疗目的是改善症状、缩短病程、减少并发症,确诊或高度疑似病例,则应尽早应用抗病毒治疗。

10-2　普通感冒与流感

10-3　流感药物治疗

10-4　上感合理用药

二、治疗药物

(一)治疗药物的分类

1. 对症治疗

(1)减充血剂:该类药物可以收缩上感患者的鼻黏膜及鼻窦的血管,缓解鼻塞、流涕、喷嚏等症状。如伪麻黄碱是最常用的减充血剂,该药物能选择性收缩上呼吸道黏膜血管,对血压影响较小。本类药物可以口服、滴鼻或喷鼻,但一般连续使用不得超过 7 天。

(2)抗组胺药:该类药物具有抗过敏作用,减轻或消除喷嚏和流涕症状。以第一代抗组胺药如氯苯那敏和苯海拉明为首选。如氯苯那敏片每次 4mg,每日 3 次,口服。

(3)镇咳药:常用的镇咳药根据其药理学特点分为两大类。①中枢性镇咳药:该类药物直接抑制延髓咳嗽中枢而产生镇咳作用。如右美沙芬为临床上应用最广的镇咳药,每次 15～30mg,每日 3 次,口服;可待因作用强而迅速,但因为具成瘾性,仅在其他治疗无效时短暂使用。②周围性镇咳药:通过抑制咳嗽反射弧中的任意环节而起镇咳作用,如那可丁每次 15～30mg,每日 3～4 次,口服。适用于不同原因引起的咳嗽,对干咳效果较好,无依赖性,对呼吸中枢无抑制。

(4)祛痰药:可提高咳嗽对气道分泌物的清除率。常见的祛痰药包括愈创木酚甘油醚、氨溴索、乙酰半胱氨酸、溴己新、羧甲司坦等。如愈创木酚甘油醚为常用的复方感冒药成分,每次 0.1～0.2g,每日 3～4 次,口服。氨溴索片剂,每次 30mg,每日 3 次,口服;溶液剂为每次 10mL,每日 3 次,口服。

(5)解热镇痛药:主要缓解患者的发热、咽痛及全身酸痛等症状。通过减少前列腺素合成,影响体温调节中枢,使周围血管扩张、出汗与散热而发挥降温作用,通过阻断痛觉神经末梢的冲动而产生镇痛作用。例如,对乙酰氨基酚为常用药物,每次 0.3～0.6g,可每 4～6h 1 次,每日量不宜超过 2g,超量使用可能造成肝损伤,甚至肝坏死。布洛芬每次 0.2～0.4g,每 4～6h 1 次,每日量不超过 2.4g,大剂量使用可能造成骨髓抑制、肝损伤等。

2.抗感染治疗

(1)抗细菌治疗:只有并发细菌感染,如鼻窦炎、中耳炎、细菌性肺炎等,才考虑抗菌药物治疗。经验性治疗常应用青霉素、阿莫西林(或阿莫西林克拉维酸钾)、头孢菌素或喹诺酮类(如左氧氟沙星)等药物。

(2)抗病毒治疗:目前尚无针对普通感冒的特异性抗病毒药物,急性上呼吸道感染一般无须使用抗病毒药物。过度使用抗病毒药物有明显增加相关不良反应及病毒耐药的风险。对于流感患者,应尽早(发病 48h 内)给予抗流感病毒治疗,常用抗病毒药物为神经氨酸酶抑制剂,如奥司他韦、扎那米韦、帕拉米韦等。M_2 离子通道阻滞剂(金刚烷胺、金刚乙胺等)因仅对甲型流感病毒有效,且目前资料显示甲型流感病毒对其耐药,故不建议使用。

(二)治疗药物的不良反应

1.伪麻黄碱　该类药物为拟交感神经药物,能收缩血管、兴奋心脏,引起血压升高及快速型心律失常,未控制的严重高血压或心脏病患者禁用;甲状腺功能亢进、糖尿病及前列腺肥大患者慎用;青光眼患者不建议使用伪麻黄碱作为局部用药。同时,该类药物亦可能出现失眠、紧张、焦虑等神经精神症状。

2.第一代抗组胺药　如氯苯那敏或苯海拉明等,可引起疲乏、眩晕、嗜睡等,从事驾驶、高空作业及操作精密仪器等行业工作者慎用;H 受体阻断剂兼具抗胆碱能作用,闭角型青光眼、尿潴留、前列腺肥大患者慎用。

3.解热镇痛类药　肝肾功能不全、血小板减少、有出血症状者和(或)有消化道溃疡穿孔病史者应慎用含对乙酰氨基酚、阿司匹林、布洛芬等成分的感冒药物。儿童发热要慎用阿司匹林等水杨酸类药物,警惕诱发 Reye 综合征并导致患儿死亡的可能。

(三)治疗药物的应用原则

1.对于普通感冒,目前无特效抗病毒药物,治疗药物以对症口服治疗为主。

2.避免同时服用两种及以上复方抗感冒药,以免导致重复用药、超量用药,增加药物不良反应的发生率。

3.普通抗感冒药物使用疗程一般不超过 1 周。

(四)治疗药物的选用

1.对症治疗　对于鼻塞、流涕等症状可选择减充血剂药物,如伪麻黄碱等。对于鼻痒、喷嚏、流涕等症状可选择抗组胺药物,如氯苯那敏、苯海拉明等。对于头痛、发热、咽痛、肌肉酸痛等症状可选择解热镇痛药,如对乙酰氨基酚、布洛芬等。对于剧烈干咳者可选择镇咳药,如右美沙芬、可待因等。

目前市场上多为复方制剂,含上述各类药物成分中的两种或两种以上(见表 10-1-1)。治疗感冒的复方制剂不尽相同,在使用前必须了解其成分和特性,避免不必要的使用或重复使用某些药物成分。由于上呼吸道感染为自限性疾病,用药一般不超过 7 天。若 1 周后症状仍未明显好转或消失,应及时就医,进一步诊断和治疗。

2.抗病毒治疗　对于重症或有重症流感高危因素患者,应尽早给予抗病毒治疗,而不必等待病毒检测结果。发病时间超过 48h 的重症流感患者依然可从抗病毒治疗中获益。对于非重症且无重症高危因素的流感患者,发病 48h 内,在评估受益及风险后,可考虑抗病毒治疗。可选用神经氨酸酶抑制剂,对甲型、乙型流感均有效,如奥司他韦

10-5　奥司他韦

表 10-1-1 常见抗感冒药物的复方制剂成分

药品名称	解热镇痛药	抗组胺药	缩血管药	镇咳药	抗病毒药	其他成分
新康泰克（蓝装）	—	氯苯那敏 4mg	伪麻黄碱 90mg	—	—	—
新康泰克（红装）	对乙酰氨基酚 500mg	氯苯那敏 2mg	伪麻黄碱 30mg	右美沙芬 15mg	—	—
快克	对乙酰氨基酚 250mg	氯苯那敏 2mg	—	—	金刚烷胺 100mg	咖啡碱 15mg、人工牛黄 10mg
日夜百服咛（日片）	对乙酰氨基酚 500mg	—	伪麻黄碱 30mg	右美沙芬 15mg	—	—
日夜百服咛（夜片）	对乙酰氨基酚 500mg	氯苯那敏 2mg	伪麻黄碱 30mg	右美沙芬 15mg	—	—
惠菲宁	—	氯苯那敏 0.4mg/mL（成人、儿童通用规格）	伪麻黄碱 6mg/mL（成人、儿童通用规格）	右美沙芬 2mg/mL（成人、儿童通用规格）	—	—
感康片	对乙酰氨基酚 250mg	—	—	—	金刚烷胺 100mg	咖啡碱 15mg、人工牛黄 10mg
白加黑（白片）	对乙酰氨基酚 325mg	—	伪麻黄碱 30mg	右美沙芬 15mg	—	—
白加黑（黑片）	对乙酰氨基酚 325mg	苯海拉明 25mg	伪麻黄碱 30mg	右美沙芬 15mg	—	—
泰诺感冒片	对乙酰氨基酚 325mg	氯苯那敏 2mg	伪麻黄碱 30mg	右美沙芬 15mg	—	—

每次 75mg，每日 2 次，口服，疗程 5 天，重症病例剂量可加倍，疗程可延长。肾功能不全者根据肾功能调整剂量。

3.抗菌治疗 普通感冒大多数由病毒感染引起，不建议常规抗菌治疗。抗菌药物有诸多副作用，且易诱发细菌耐药。只有当感冒合并细菌感染时，如化脓性扁桃体炎、细菌性鼻窦炎等，才可考虑应用抗菌治疗。经验用药常选用：①青霉素类，如阿莫西林每次 0.5g，每 6～8h 1 次，口服，每日剂量不超过 4g。②头孢菌素类：如头孢呋辛每次 0.25g，每日 2 次，口服。重症感染可静脉途径给药。

4.特殊人群治疗 孕妇及哺乳期妇女慎用抗感冒药物。孕妇尽量不使用阿司匹林、双氯芬酸钠、苯海拉明、布洛芬、右美沙芬等,以免影响胎儿发育。妊娠3个月内禁用愈创木酚甘油醚。哺乳期妇女慎用苯海拉明、氯苯那敏、金刚烷胺等,因这些药物能通过乳汁影响幼儿。2岁以上儿童需注意调整剂量。

(五)治疗药物的相互作用(见表 10-1-2)

表 10-1-2 治疗药物的相互作用

药物名称	合用药物	相互作用结果
对乙酰氨基酚	其他解热镇痛药	增加肝、肾毒性风险
	抗凝药物	增加抗凝药物的出血风险
伪麻黄碱	降压药	降低后者的疗效
氯苯那敏	乙醇及中枢神经抑制药	协同作用,增加中枢抑制
	抗胆碱药	协同作用,增加抗胆碱能作用
头孢拉定、头孢唑林等部分头孢菌素类药物	过敏原性物质的皮试	影响皮试结果
	乙醇	双硫仑样反应

三、病例分析

(一)病例简介

患者,女,30岁。咳嗽、鼻塞、流清涕2天。自行至药店购买氨麻美敏片(新康泰克),每次1片,每6h1次,口服。其后,患者感头痛不适,间断服用对乙酰氨基酚片止痛治疗。因鼻塞未缓解,并出现黄脓涕,患者持续服用氨麻美敏片共10天。

请对该病例进行用药分析。

(二)病例解析

1.该病例病程初为典型的普通感冒,咳嗽伴鼻部症状,可选择复方抗感冒制剂缓解症状。该患者选择的氨麻美敏片,主要成分包括对乙酰氨基酚、右美沙芬、伪麻黄碱、氯苯那敏等。患者无发热、关节疼痛等不适,故氨麻美敏片中的对乙酰氨基酚为不必要成分,可仅选择止咳药+抗组胺药或止咳药+抗组胺药+减充血剂即可。

2.其后,患者因头痛,在服用复方制剂的同时,额外服用对乙酰氨基酚止痛,存在重复应用对乙酰氨基酚,使得每日超量服用该成分,增加了出现肝肾功能损害等药物不良反应的风险。

3.病程后期患者,出现黄脓涕,可能继发细菌性鼻炎,需就医,加用抗菌治疗,不应自行增加抗感冒药疗程。普通感冒为自限性疾病,抗感冒治疗一般不超过7天,若病程超过7天,要警惕其他疾病的可能,需进一步就医。

思考题

1.请至邻近社会药房,选择5种常见非处方抗感冒复方制剂,学习其主要组成成分及使用注意事项。

2.普通感冒与流行性感冒的区别有哪些?

10-6 习题

第二节　肺　炎

10-7　课件

一、疾病概述

肺炎(pneumonia)是指终末气道、肺泡和肺间质的炎症,可由病原微生物、理化因素、免疫损伤、过敏及药物所致。我国每年新发肺炎患者数约 250 万人,死亡约为 12.5 万人。引起肺炎的病原体主要有细菌、真菌、衣原体、支原体、立克次体、病毒等微生物,其中细菌性肺炎占全部肺炎的半数左右,在我国成人肺炎中占 80%。

抗生素的出现和发展一度使肺炎病死率明显下降,但近年来,由于病原体的变迁、人口老龄化、特定高危人群的增加(如重大手术、机械通气、器官移植、肿瘤放化疗及 AIDS 患者等)以及抗生素的不合理应用致耐药菌株的不断增加等因素,肺炎的病死率不仅没有降低,反而有所上升。肺炎的发病取决于宿主和病原体两方面的因素。任何原因造成全身免疫功能和呼吸道局部防御功能受损都是发生肺炎的高危因素。肺炎可按解剖、病因、患病环境加以分类(见表 10-2-1)。

表 10-2-1　肺炎分类

分类依据	具体分类
解剖	大叶性肺炎、小叶性肺炎、间质性肺炎
病因	细菌性肺炎、病毒性肺炎、非典所致肺炎、肺真菌病、其他病原体所致肺炎、理化因素所致肺炎
患病环境	社区获得性肺炎(CAP)、医院获得性肺炎(HAP)

肺炎的临床表现包括新近出现的咳嗽、咳痰或原有呼吸道疾病症状加重,并出现脓性痰,伴或不伴胸痛;大多数患者有发热、肺实变体征和湿性啰音;胸部 X 线检查显示片状、斑片状浸润性阴影或间质性改变,伴或不伴胸腔积液。上述系肺炎的共同表现,而不同类型的病原体导致的肺炎临床表现也各有特点(见表 10-2-2)。

表 10-2-2　不同类型病原体肺炎的临床表现

病原体	临床特征
细菌	急性起病,高热,可伴有寒战,脓痰、褐色痰或血痰,胸痛,外周血白细胞计数明显升高,C-反应蛋白(CRP)升高,肺部湿性啰音等病变体征,影像学检查可表现为肺泡浸润或实变呈叶段分布
支原体、衣原体	年龄<60 岁,基础病少,持续咳嗽,无痰或痰涂片检查未发现细菌,肺部体征少,外周血白细胞计数<10×10^9/L,影像学检查可表现为上肺野和双肺病灶、小叶中心性结节、树芽征、磨玻璃影以及支气管壁增厚,病情进展可呈实变
病毒	多数有季节性,可有流行病学接触史或群聚性发病,急性上呼吸道症状,肌痛,外周血白细胞计数正常或降低,降钙素原(PCT)<0.1μg/L,影像学检查表现为双侧、多叶间质性渗出,磨玻璃影,可伴实变,抗菌药物治疗无效

　　诊断肺炎,首先必须把肺炎和上呼吸道感染区分开,根据咳嗽、咳痰、发热等呼吸道症状,呼吸道感染有无肺实质浸润,胸部 X 线及 CT 检查可鉴别。其次,需评价病情的严重程度,若诊断为重症肺炎,需积极救治,有条件时收住 ICU,并尽可能确定致病病原体,以指导临床抗菌药物治疗。

　　肺炎的治疗原则主要是抗感染治疗,同时还需给予退热、止咳、化痰、平喘等对症支持治疗,严重病例应注意保护心、脑、肾等重要脏器功能,积极防治并发症。

10-8　新冠肺炎表现

二、治疗药物

(一)治疗药物分类

　　目前我国成人 CAP 的主要致病原是肺炎链球菌和肺炎支原体,HAP 的常见病原体是革兰阴性杆菌,因此肺炎的治疗药物以抗菌药物为主。肺炎常用的抗菌药物见表 10-2-3。

表 10-2-3　主要治疗药物

药物分类	代表药物
β-内酰胺类	青霉素类(如青霉素、苯唑西林、阿莫西林、哌拉西林、阿洛西林等),头孢菌素类(如头孢唑林、头孢呋辛、头孢丙烯、头孢噻肟、头孢曲松、头孢他定、头孢哌酮、头孢吡肟等),碳青霉烯类(如亚胺培南、美罗培南、厄他培南等),β-内酰胺类/β-内酰胺酶抑制剂(如阿莫西林/克拉维酸、头孢哌酮/舒巴坦、哌拉西林/他唑巴坦等)
氨基糖苷类	依替米星、萘替米星、阿米卡星等
大环内酯类	阿奇霉素、克拉霉素、罗红霉素等
喹诺酮类	左氧氟沙星、莫西沙星、环丙沙星、加替沙星等
糖肽类	万古霉素、去甲万古霉素、替考拉宁等
四环素类	多西环素、米诺环素等

(二)治疗药物的不良反应

　　1.青霉素类　常见不良反应有过敏反应、赫氏反应、毒性反应和继发二重感染等。

　　2.头孢菌素类　不良反应包括过敏反应、凝血功能障碍、双硫仑样反应和中枢神经系统毒性反应。

　　3.喹诺酮类　不良反应包括光敏反应、神经精神系统损害、周围神经病变、影响糖尿病患者的血糖水平、肝毒性、重症肌无力恶化等。喹诺酮类可引起某些种属动物的幼体发生关节病变和骨/软骨病变,儿童的安全性尚未确立,故一般禁用于 18 周岁以下的患者。

　　4.大环内酯类　常见不良反应为心脏毒性(QT 间期延长和尖端扭转型室性心动过速)和肝毒性、消化道反应等。

　　5.氨基糖苷类　主要不良反应包括耳、肾毒性和神经肌肉阻滞等。

(三)治疗药物的应用原则

　　肺炎的抗感染治疗包括经验性治疗和特异性病原学治疗。由于肺炎的病原学检查需要一定时间(通常为 3~7 天),而且不能等待结果后才开始治疗,因此肺炎的初始治疗常是经验性治疗,即根据患者的临床特点和本地区、本单位的肺炎病原体流行病学资料所采取的治疗措施。然后再根据后续的病原学及药物敏感试验结果,选择敏感的抗生素,进行特异性病原学治疗。

(四)治疗药物的选用

1.经验性治疗　在未取得细菌培养和药敏试验结果前,对肺炎患者要先行经验性治疗。需根据年龄、有无基础疾病、是否需住院,以及病情轻重选择相应的方案。

(1)社区获得性肺炎(CAP):对于门诊轻症 CAP 患者,尽量使用生物利用度好的口服抗感染药物治疗。建议口服阿莫西林或阿莫西林克拉维酸治疗;青年无基础疾病患者或考虑支原体、衣原体感染患者可口服多西环素或米诺环素;我国部分地区肺炎链球菌及肺炎支原体对大环内酯类药物耐药率高,但在耐药率较低地区仍可用于经验性抗感染治疗;呼吸喹诺酮类可用于上述药物耐药率较高地区或药物过敏或不耐受患者的替代治疗。对于需要住院的 CAP 患者,推荐单用 β-内酰胺类或联合多西环素、米诺环素、大环内酯类或单用呼吸喹诺酮类。与联合用药相比,呼吸喹诺酮类单药治疗不良反应少,且不需要皮试。

(2)医院获得性肺炎(HAP):对于临床怀疑或者诊断 HAP 的患者,在完成病原学采样和临床评估后应立即开始经验性抗菌治疗。初始经验性治疗需要高效广谱抗菌药物单独或联合使用,但又应避免过度和过长时间应用广谱抗菌药物,若经上述经验性治疗后临床好转,继续原方案治疗;若经治疗 72h 无好转或恶化,应进一步探究治疗无效的原因并根据细菌培养及药敏试验结果,重新选择药物。

2.特异性病原学治疗　一旦获得病原学结果,应参考体外药敏试验结果进行目标性治疗。

(1)肺炎链球菌肺炎:青霉素 G 为首选药物,用药剂量及途径视病情轻重、有无并发症而定。其他药物如大环内酯类(红霉素等)、头孢菌素类、喹诺酮类可作为替代。对于药敏试验提示青霉素 MIC<2mg/L 患者,可选用青霉素 G 160 万~240 万 U 静脉滴注,每 4~6h 1次;氨苄西林 4~8g/d 静脉滴注,分 2~4 次;氨苄西林/舒巴坦 1.5~3g 静脉滴注,每 6h 1次;阿莫西林/克拉维酸 1.2g 静脉滴注,每 8~12h 1 次;头孢拉定 0.5~1.0g 静脉滴注,每6h 1 次等。对于药敏试验提示 MIC≥2mg/L 的患者,可选用头孢噻肟 1~2g 静脉滴注(每6~8h 1 次);头孢曲松 1~2g 静脉滴注(每日 1 次);左氧氟沙星 0.5~0.75g 静脉滴注,每日1 次;莫西沙星 0.4g 静脉滴注,每日 1 次等。注意:8%~15%的患者对青霉素和头孢菌素类有交叉变态反应,故对青霉素过敏者应慎用头孢菌素。高度耐药病例可用万古霉素 1.0~2.0g/d,分 1~2 次静脉滴注。

抗菌药物可在退热后 3 天停用。一般病例经抗菌药物治疗,24~48h 内体温下降,病情较重者可能需 4 天以上才见改善,但若仍未见好转,应考虑调整治疗方案,并重复做病原学检查。

(2)葡萄球菌肺炎:主要病原菌为金黄色葡萄球菌和表皮葡萄球菌。应早期清除原发病灶,同时选用敏感抗菌药物。药敏试验提示甲氧西林敏感者,可选用苯唑西林 1~2g 静脉滴注,每 4h 1 次;氯唑西林 2~4g/d,分 2~4 次;阿莫西林/克拉维酸 1.2g 静脉滴注,每 8~12h 1 次;氨苄西林/舒巴坦 1.5~3g 静脉滴注,每 6h 1 次;对青霉素过敏者可用克林霉素、阿奇霉素、红霉素、克拉霉素、多西环素或喹诺酮类药物,如氧氟沙星、莫西沙星、吉米沙星也有较好疗效。病原菌为耐甲氧西林金黄色葡萄球菌(MRSA)或耐苯唑西林金黄色葡萄球菌

(ORSA)者宜选用万古霉素 15mg/kg 静脉滴注(每 12h 1 次)或利奈唑胺 600mg 静脉滴注(每 12h 1 次),亦可选用替考拉宁、替加环素等。血源性感染应联合用药。表皮葡萄球菌肺炎宜用万古霉素治疗。

(3)肺炎克雷伯杆菌肺炎:对于包括肺炎克雷伯杆菌在内的革兰阴性杆菌感染而言,要根据药敏试验提示是否产超广谱 β-内酰胺酶(extended-spectrum β-lactamases,ESBL)来正确选择抗生素。ESBL 可使所有头孢菌素失效,对所有喹诺酮类及大部分氨基糖苷类也耐药。对于不产酶的肺炎克雷伯杆菌肺炎,可选用头孢呋辛 0.75～1.5g 静脉滴注,每 8h 1 次;头孢噻肟 1～2g 静脉滴注,每 6～8h 1 次;头孢曲松 1～2g 静脉滴注,每日 1 次。对于产 ESBL 肺炎克雷伯杆菌感染,需选用碳青霉烯类,如亚胺培南/西司他丁钠 0.5g,静脉滴注,每 6～8h 1 次,或哌拉西林/他唑巴坦 4.5g 静脉滴注,每 6～8h 1 次,或头孢哌酮/舒巴坦 2～4g 静脉滴注,每 8～12h 1 次;亦可选用替加环素。疗程宜长,通常为 3～4 周。

(4)其他革兰阴性杆菌肺炎:在未取得病原菌检查结果前,应根据病情和临床特点进行经验治疗。经验性用药可有以下组合:氨基糖苷类抗生素联合广谱青霉素;氨基糖苷类联合氟喹诺酮类;头孢菌素类联合氨基糖苷类或氟喹诺酮类;碳青霉烯类(亚胺培南)或单环 β-内酰胺类(氨曲南)联合氨基糖苷类。对铜绿假单胞菌肺炎,应选用有抗铜绿假单胞菌作用的 β-内酰胺类,如哌拉西林/他唑巴坦、头孢哌酮/舒巴坦,可合用左氧氟沙星或氨基糖苷类。对流感嗜血杆菌肺炎,宜用第二代或第三代头孢菌素治疗。

(5)军团菌肺炎:首选药物为红霉素,此外,阿奇霉素、多西环素、左氧氟沙星、莫西沙星等也有较好的抗菌作用。轻症患者,可口服红霉素每日 1～2g,或口服克拉霉素每日 0.75g,或口服罗红霉素每日 0.3g。较重病例可静脉滴注红霉素,每日 1.0～2.0g,或同时联合应用利福平每日 600mg,口服。临床缓解 2～4 天后,改为口服红霉素。对红霉素不能耐受或治疗失败(2～3 天发热不退)者,可用环丙沙星每日 1～5g,口服或静脉滴注,或氧氟沙星每日 400～750mg,或莫西沙星每日 400mg,口服或静脉滴注。

(6)肺炎支原体肺炎:可选用多西环素,首剂 200mg 口服,后 100mg 口服,每日 2 次;米诺环素 100mg 口服,每日 2 次;左氧氟沙星 500mg 静脉滴注/口服,每日 1 次;莫西沙星 400mg 静脉滴注/口服,每日 1 次。治疗需持续 2～3 周,以免复发。

(7)肺真菌病:肺真菌病最常见的病原体为曲霉菌和隐球菌。侵袭性肺曲霉菌病首选两性霉素 B,尤其对威胁生命的严重感染尽可能给予最大的耐受剂量[1～1.5mg/(kg·d)]。如患者不能耐受,首次从小剂量开始,每日 0.1mg/kg,溶于 5%葡萄糖溶液中缓慢避光静脉滴注,逐日增加 5～10mg,至最大耐受剂量后维持治疗,总剂量为 1.5～2.5g,同时应用氢化可的松 100mg,静脉滴注,可减少寒战、发热反应;要注意其肝、肾毒性反应。亦可选用伏立康唑,首日 6mg/kg 静脉滴注,每 12h 1 次,后 4mg/kg 静脉滴注,每 12h 1 次或 200mg 口服,每 12h 1 次(体重≥40kg),或 100mg 口服,每 12h 1 次(体重<40kg)。此外,伊曲康唑、卡泊芬净也有效。肺隐球菌病首选氟康唑,每日静脉注射 400mg,连续 7 天,然后改为口服,每日 400mg,疗程要达 8～10 周,甚至更长。对于合并隐球菌脑膜炎的患者或免疫受损的患者常需联合使用抗真菌药物,如联合两性霉素 B 或 5-氟胞嘧啶等。

(8)病毒性肺炎:是由上呼吸道病毒感染向下蔓延所致的肺部炎症。抗病毒治疗疗效常不确切,以对症治疗为主。保持呼吸道通畅,及时清除上呼吸道分泌物,酌情静脉输液和吸氧。酌情使用抗病毒药物,利巴韦林对呼吸道合胞病毒、腺病毒、副流感病毒和流感病毒感染有效;阿昔洛韦对疱疹病毒、水痘病毒感染有效;更昔洛韦主要用于巨细胞病毒感染;奥司他韦为神经氨酸酶抑制剂,对甲、乙型流感病毒均有抑制作用。对于新型冠状病毒肺炎,可试用 α-干扰素雾化吸入、洛匹那韦/利托那韦(成人 200mg/50mg,每日 2 次,每次 2 粒,疗程不超过 10 天)、磷酸氯喹(18~65 岁成人,体重>50kg 者,每次 500mg、每日 2 次,疗程 7 天;体重≤50kg 者,第一、二天每次 500mg,每日 2 次,第三至七天每次 500mg,每日 1 次)或阿比多尔(成人每次 200mg,每日 3 次,疗程不超过 10 天),目前效果不确切。

抗生素治疗细菌性肺炎的疗程根据病情轻重、感染源、病原体种类和宿主免疫功能状态等确定。轻、中度肺炎可在症状控制后 3~7 天停药,金黄色葡萄球菌肺炎、宿主免疫力低下、老年人肺炎疗程适当延长,吸入性肺炎或伴肺脓肿形成、真菌性肺炎时,总疗程则需数周至数月。抗感染治疗 2~3 天后,若临床表现无改善甚至恶化,应调换抗感染药物,若已有病原学检查结果,则根据病原菌体外药敏试验选用敏感的抗菌药物。

(五)治疗药物的相互作用(见表 10-2-4)

表 10-2-4　治疗药物的相互作用

药物名称	合用药物	相互作用结果
大环内酯类	抗癫痫药物	影响后者代谢,致后者血药浓度升高
喹诺酮类	华法林	可抑制后者的代谢,增强抗凝作用
喹诺酮类	茶碱	升高后者血药浓度,易引起心动过速、晕厥,甚至致死
头孢类	乙醇	产生双硫仑样反应

三、病例分析

(一)病例简介

患者,女性,30 岁,发热、干咳 5 天。因照顾患"肺炎"孩子劳累后起病,体温在 38.0℃左右波动,干咳为主,无明显咳痰,无鼻塞、流涕,自服头孢类抗生素 3 天(具体不详)后症状无明显缓解,在门诊就诊,查血常规提示白细胞计数正常,C-反应蛋白(CRP)30mg/L,胸片提示两肺散在斑片影。

请对该病例进行用药分析。

(二)病例解析

1. 从获病方式来分析,该患者年轻女性,既往体健,社区发病,急性起病,发热伴干咳 5 天,胸部影像学检查提示新发渗出性病灶,根据《中国成人社区获得性肺炎诊断和治疗指南2016 版》,诊断考虑社区获得性肺炎。

2. 从致病病原体角度分析,根据指南,成人社区获得性肺炎的常见病原体为肺炎支原体和肺炎链球菌;该患者有"肺炎"患儿接触史,以低中热为主,血象不高,CRP 轻度升高,中毒症状不明显,且以干咳为主,无明显咳痰,胸片提示双肺散在斑片影,因此病原体首先考虑肺炎支原体,可进一步完善肺炎支原体抗体检查。

3. 治疗上患者在家中自行选用头孢类药物无明显疗效,考虑可能未覆盖常见非典型病原体(如肺炎支原体等)。由于在我国肺炎支原体对大环内酯类药物耐药率较高,该患者为成年女性,可首选氟喹诺酮类(如左氧氟沙星、莫西沙星等)进行治疗,疗程一般 2 周。此外,该患者剧烈干咳,可予镇咳药物,如右美沙芬、可待因等。

思考题

1. 请总结社区获得性肺炎的常用药物治疗方案及治疗疗程。
2. 能对你所在地区常见的肺炎病原体做一个流行病学调研吗？

10-9　习题

第三节　支气管哮喘

一、疾病概述

支气管哮喘是由多种细胞(包括嗜酸性粒细胞、肥大细胞、中性粒细胞、T 淋巴细胞、气道上皮细胞等)及细胞组分参与的气道慢性炎症性疾病,主要特征包括气道慢性炎症、气道对多种刺激因素的高反应性、广泛多变的可逆性气流受限,以及气道重构。

10-10　课件　　　　　　10-11　概述

哮喘的发生与多基因遗传有关,同时受遗传因素和环境因素的双重影响。常见的危险因素包括:①内源性因素,包括易感基因及过敏性体质等。②环境因素,包括室内外各种变应原(如尘螨、花粉、宠物等)、职业暴露(如油漆、染料等)、食物(如海鲜、牛奶、蛋类等)、大气污染、被动吸烟、呼吸道感染等。③促发因素,如运动、药物、精神及心理因素等。

典型哮喘表现为反复发作性的喘息、气促、胸闷、咳嗽等症状,常在夜间及凌晨发作或加重。发作时两肺可闻及散在或弥漫性的、以呼气相为主的哮鸣音。哮喘症状可在数分钟内发作,持续数小时至数天,可经药物治疗缓解或自行缓解。有时咳嗽为唯一症状(咳嗽变异性哮喘),或以胸闷为唯一或主要症状(胸闷变异性哮喘),有些青少年的哮喘表现为运动后出现胸闷、咳嗽和呼吸困难(运动性哮喘)。

根据临床表现,哮喘可分为急性发作期、慢性持续期、临床缓解期。急性发作期是指喘息、气急、咳嗽、胸闷等症状突然发生,或原有症状突发加重。哮喘急性发作时的病情严重程度可分为轻度、中度、重度和危重 4 级。慢性持续期指每周均有不同频次或不同程度出现喘息、气急、咳嗽、胸闷等症状。临床缓解期指患者无喘息、气急、咳嗽、胸闷等症状,并维持 1 年以上。根据目前临床上使用较广泛的哮喘控制水平评估法,慢性持续期哮喘的临床控制分为良好控制、部分控制和未控制 3 个等级,详见表 10-3-1。

符合典型哮喘的临床症状和体征,同时具备气流受限客观检查中的任一条(支气管舒张试验阳性;支气管激发试验阳性;呼气流量峰值平均每日昼夜变异率>10％或周变异率>20％),并排除其他疾病引起的喘息、胸闷、气急、咳嗽等,即可诊断为哮喘。

哮喘目前无法根治,但长期规范化治疗可使大多数患者达到良好或完全的临床控制。因此,哮喘的治疗目标是达到哮喘症状的良好控制,维持肺功能水平接近正常,维持患者正常的活动水平,并尽可能减少急性发作和药物相关不良反应的风险。治疗上总体包括:①确定并减少危险因素接触;②急性发作期的治疗在于迅速缓解症状、解除气流受限;慢性持续期的治疗则依据患者哮喘控制水平制订个体化的长期药物治疗方案;③健康教育与管理贯穿哮喘治疗过程。

表 10-3-1　哮喘控制水平分级

哮喘控制状态	哮喘症状控制水平		
	良好控制	部分控制	未控制
过去 4 周内,患者存在: ①日间哮喘症状>2 次/周 ②夜间因哮喘而憋醒 ③使用缓解药物次数>2 次/周 ④哮喘引起的活动受限	无	存在 1～2 项	存在 3～4 项

二、治疗药物

(一)治疗药物的分类

治疗哮喘的药物可以分为控制药物和缓解药物。控制药物指需要每天使用并长时间维持的药物,主要通过抗炎作用控制哮喘症状,包括吸入性糖皮质激素 (inhaled corticosteroids, ICS)、白三烯调

10-12　常用药物(一)　　10-13　常用药物(二)

节剂、长效 β_2 受体激动剂(long-acting beta-2 agonist,LABA)、缓释茶碱、色甘酸钠等,缓解药物指有哮喘症状时按需使用,主要通过迅速解除支气管痉挛而缓解哮喘症状,包括短效 β_2 受体激动剂、全身性激素、吸入性抗胆碱药、短效茶碱等,详见表 10-3-2。

表 10-3-2　常见哮喘治疗药物分类

药物分类	代表药物	作用机制
吸入性糖皮质激素	布地奈德 丙酸氟替卡松 二丙酸倍氯米松	通过作用于气道炎症形成过程中的诸多环节,有效抑制炎症,抑制过敏反应,降低气道高反应性。是最有效的控制气道炎症的药物
全身用糖皮质激素	泼尼松 泼尼松龙 氢化可的松	药理作用同上。抗炎作用强大,但全身不良反应比吸入性激素多而严重
β_2 受体激动剂	短效 β_2 受体激动剂(SABA): 沙丁胺醇、特布他林 长效 β_2 受体激动剂(LABA): 沙美特罗、福莫特罗	主要通过激动气道 β_2 受体,舒张支气管平滑肌,减少炎症介质释放,缓解哮喘
白三烯调节剂	孟鲁司特 扎鲁司特	白三烯受体拮抗剂,能减轻气道炎症,舒张支气管平滑肌,是目前除 ICS 外唯一可单独应用的哮喘控制性药物

续表

药物分类	代表药物	作用机制
抗胆碱能药物	长效抗胆碱能药物（LAMA）：噻托溴铵 短效抗胆碱能药物（SAMA）：异丙噻托溴铵	拮抗 M 胆碱能受体，舒张支气管平滑肌，减少黏液分泌。其支气管舒张作用弱于 β_2 受体激动剂
茶碱	氨茶碱 多索茶碱	抑制磷酸二酯酶，提高平滑肌细胞内的 cAMP 水平，拮抗腺苷受体，舒张支气管平滑肌及气道抗炎作用，同时具强心、利尿作用
ICS/LABA 复合制剂	布地奈德/福莫特罗干粉剂 氟替卡松/沙美特罗干粉剂	协同抗炎和平喘作用，可获得相当或优于加倍剂量 ICS 的疗效，并可增加患者的依从性、减少大剂量 ICS 的不良反应

（二）治疗药物的不良反应

1. 糖皮质激素　吸入性糖皮质激素全身不良反应少，少数患者可出现口咽念珠菌感染、咽部不适、声音嘶哑等局部不良反应，吸药后清水漱口可减轻局部反应和胃肠吸收。长期大剂量激素吸入也可出现全身不良反应，因此宜采用低、中剂量 ICS 与长效 β_2 受体激动剂、白三烯调节剂或缓释茶碱联合使用。长期全身性激素应用可引起骨质疏松、高血压、糖尿病、下丘脑 垂体-肾上腺轴抑制、肥胖症、白内障、青光眼、皮肤菲薄及肌无力等。地塞米松因在体内半衰期较长、不良反应较多，宜慎用。伴有肺结核、糖尿病、真菌感染、骨质疏松、严重抑郁或消化性溃疡的哮喘患者，应慎重给予全身激素。

2. β_2 受体激动剂　常见不良反应有骨骼肌震颤、心律失常、低血钾及头痛等，长期应用可造成 β_2 受体数目减少，产生耐药。此类药物应按需间歇使用，不宜长期、单一使用，尤其是 LABA 长期单独使用有增加哮喘死亡的风险，不能单独用于哮喘的治疗。

3. 白三烯调节剂　口服耐受性好，不良反应通常轻微，主要是胃肠道症状，少数有皮疹、血管性水肿、转氨酶升高等，停药后即可缓解。

4. 抗胆碱能药物　不良反应少，少数患者可出现口干或口苦等。妊娠早期、青光眼、前列腺肥大患者应慎用此类药物。

5. 茶碱　主要不良反应包括恶心、呕吐、心律失常、血压下降及多尿等，静脉注射速度过快可导致严重不良反应，甚至死亡。茶碱的治疗窗窄，体内代谢个体差异大，有条件者应监测血药浓度。

（三）治疗药物的应用原则

哮喘的治疗目标是症状的长期控制以及未来发生风险的预防，即使用最小有效药物剂量或不用药物，使患者的生活质量达到或接近正常人水平。依据临床分期及分级，选择相应的治疗方案。

哮喘急性发作期应给予缓解性药物抗炎平喘，尽快缓解症状，纠正缺氧，首选速效吸入性 β_2 受体激动剂，以及吸入性短效抗胆碱能药物、全身激素、短效茶碱等。

非急性期则以患者病情严重程度和控制水平为依据，即基于哮喘控制水平的治疗和管理策略,遵循我国《支气管哮喘防治指南》(2016 版)的长期治疗(阶梯式治疗)方案,规范化给予控制性药物,如吸入性糖皮质激素、吸入性糖皮质激素/长效吸入性 β_2 受体激动剂复合制剂、白三烯调节剂、缓释茶碱等。治疗方案的实施过程是由患者哮喘控制水平所驱动的一个循环,进行持续性监测和评估来调整治疗方案以维持哮喘控制,并确定维持哮喘控制所需的最低治疗级别。

同时,在给药途径方面,由于气道局部药物浓度高、全身不良反应少等优点,一般首选吸入给药方法。吸入给药包括定量型气雾剂、干粉剂及雾化溶液等。

另外,部分哮喘患者能找到引起哮喘发作的变应原或其他非特异性刺激因素,应尽量使患者脱离并长期避免接触这些危险因素。

(四)治疗药物的选用

1. 急性发作期

(1)轻中度哮喘发作:轻度急性发作的哮喘患者可在家中或社区治疗。

10-14　药物治疗方案

主要治疗措施为吸入短效 β_2 受体激动剂(SABA),SABA 为缓解哮喘症状的最有效药物。患者可在第 1h 每 20min 吸入 2~4 喷,随后根据症状缓解程度,调整为每 3~4h 吸入 2~4 喷,同时应增加控制药物的剂量。如果控制药物是使用布地奈德/福莫特罗复合制剂,可直接增加吸入该药物 1~2 吸,但每天总量不应超过 8 吸。

效果不佳时,可加缓释茶碱片(如茶碱缓释片 0.1~0.2g,每日 2 次口服);或加用吸入短效抗胆碱能药物(SAMA),如异丙托溴铵等。

若以上初始治疗和增加控制治疗效果不佳,建议口服激素(如泼尼松龙 0.5~1.0mg/kg或等剂量其他口服激素)。

常用的 β_2 受体激动剂分为 SABA(维持 4~6h)和 LABA(维持 10~12h),LABA 可分为快速起效(数分钟起效)和缓慢起效(30min 起效)两种。常用的 SABA 包括沙丁胺醇、特布他林等,LABA 包括沙美特罗、福莫特罗等,其中福莫特罗属于快速起效的 LABA,可按需用于哮喘急性发作的治疗。

(2)中度哮喘发作:首选 SABA 治疗。初始治疗阶段,推荐每 20min 间断或连续雾化给药,随后根据需要每 3~4h 给药 1 次,联合应用雾化吸入短效抗胆碱能药、激素混悬液,可以起到更好的支气管舒张作用。也可联合静脉滴注茶碱类药物。

若上述治疗效果不佳,尤其是在控制性药物治疗的基础上急性哮喘发作,应尽早口服激素,推荐用法:泼尼松龙 0.5~1.0mg/kg 或等剂量其他口服激素。不宜口服激素的患者,可以静脉给药。推荐用法:甲泼尼龙 80~160mg/d,或氢化可的松 400~1000mg/d 分次给药。为减少激素的用量和不良反应,可根据病情采用序贯的静脉及口服给药。

大多数哮喘急性发作并非由细菌感染引起,因此,应严格依据抗菌药物使用原则,除非有明确的细菌感染证据,比如发热、脓性痰及肺炎的影像学依据,否则不予抗菌药物治疗。

(3)重度及危重度哮喘发作:持续雾化吸入 SABA,联合雾化吸入短效抗胆碱能药物、激素混悬液,静脉应用茶碱类药物。应尽早静脉应用氢化可的松、甲泼尼龙等激素药物,宜采取短程给药。如并发肺部感染,还应根据细菌培养及药敏试验结果结合经验用药,选择有效抗生素。同时,积极给予氧疗,维持水、电解质及酸碱平衡等对症治疗,若出现严重缺氧及 CO_2 潴留、意识改变及其他使用机械通气指征时,应及时给予机械通气治疗。

2.慢性持续期　一旦哮喘诊断确立,应尽早开始有规律的控制治疗。哮喘的长期治疗方案分为 5 级,详见表 10-3-3。对于大多数未经治疗的持续性哮喘患者,初始治疗应从第 2 级开始,即以低剂量 ICS 为基础的控制性药物长期治疗,如果初始评估提示哮喘处于严重未控制,治疗应从第 3 级方案开始。各治疗级别方案中都应该按需使用缓解药物以迅速缓解症状,规律使用控制药物以维持症状的控制。

表 10-3-3　哮喘患者长期(阶梯式)治疗方案

治疗方案	1 级	2 级	3 级	4 级	5 级
推荐选择控制药物	不需使用药物	低剂量 ICS	低剂量 ICS/LABA	中/高剂量 ICS/LABA	加其他药物,如口服激素
其他选择控制药物	低剂量 ICS	白三烯受体拮抗剂(LTRA),低剂量茶碱	中/高剂量 ICS;低剂量 ICS/LTRA(或加茶碱)	中/高剂量 ICS/LABA 加 LAMA;高剂量 ICS/LTRA(或加茶碱)	加 LAMA;IgE 单克隆抗体
缓解药物	按需使用 SABA	按需使用 SABA	按需使用 SABA 或低剂量布地奈德/福莫特罗或倍氯米松/福莫特罗		

注:ICS:吸入性糖皮质激素;SABA:短效 β_2 受体激动剂(short-acting beta-2 agonist);LABA:长效 β_2 受体激动剂(long-acting beta-2 agonist);LAMA:长效抗胆碱能药物(long-acting anticholinergic drug),仅用于 18 岁及以上成人;LTRA:白三烯调节剂(1eukotriene receptor antagonists)。

整个哮喘治疗过程中需要对患者连续进行评估、调整药物并观察治疗反应。通常起始治疗后每 2～4 周复诊,以后每 1～3 个月随访 1 次。如发生急性发作则 1 周内需要复诊。控制性药物的升降级应按照阶梯式方案选择,如使用该级治疗方案不能使哮喘得到控制,则应该升级治疗,升至更高级别治疗方案,直到哮喘控制。当哮喘症状得到控制并维持至少 3 个月,且肺功能恢复并维持平稳状态,可考虑降级治疗。推荐的药物降级减量方案如下:①单独使用中至高剂量 ICS 的患者,将剂量减少 50%;②单独使用低剂量 ICS 的患者,可改为每日 1 次给药;③联合吸入 ICS/LABA 复合制剂的患者,先将 ICS 剂量减少 50%,继续联合治疗,当达到低剂量 ICS 联合治疗时,可选择改为每日 1 次联合用药或停用 LABA,单用 ICS 治疗。即减量原则通常遵循首先减少激素用量(口服或吸入),再减少使用次数(由每日 2 次减至每日 1 次),然后再减去与激素合用的控制药物,以最低剂量 ICS 维持治疗直到最终停止治疗。若患者使用最低剂量控制药物达到哮喘控制 1 年以上,可考虑停药。

常用的吸入激素有二丙酸倍氯米松、布地奈德、丙酸氟替卡松等,详见表 10-3-4。

表 10-3-4　临床常用吸入糖皮质激素及剂量关系

药物	低剂量($\mu g/d$)	中剂量($\mu g/d$)	高剂量($\mu g/d$)
二丙酸倍氯米松	200～500	500～1000	>1000
布地奈德	200～400	400～800	>800
丙酸氟替卡松	100～250	250～500	>500

3.特殊哮喘患者

(1)咳嗽变异性哮喘和胸闷变异性哮喘的治疗原则同典型哮喘。多数患者可选择低剂量 ICS 联合 LABA 或白三烯调节剂、缓释茶碱等,必要时可短期口服小剂量糖皮质激素,疗程可短于典型哮喘。

(2)妊娠期哮喘治疗原则同典型哮喘。哮喘的控制是减少孕妇与胎儿风险的保证。妊娠过程中擅自停用 ICS 可导致哮喘急性发作。妊娠期哮喘急性发作时,应每 20min 吸入 2~4 吸沙丁胺醇,若 1h 后症状无缓解,则应立即就医。

(3)对于儿童哮喘,以 ICS 为主要治疗药物。对于 6 岁以下患儿,在调整 ICS 用量的情况下,可考虑加用白三烯调节剂等其他控制药物。

(五)治疗药物的相互作用(见表 10-3-5)

表 10-3-5　治疗药物的相互作用

药物名称	合用药物	相互作用结果
异丙托溴铵	β₂ 受体激动剂、糖皮质激素	协同增强扩张支气管作用
茶碱类	β₂ 受体激动剂	协同扩张支气管,但可能增加心脏毒性
茶碱类	肝药酶诱导剂(如卡马西平)	降低前者的血药浓度,减弱药理作用
糖皮质激素	非甾体类抗炎药	增强致消化性溃疡等不良反应

三、病例分析

(一)病例简介

患者,男,23 岁。反复发作性咳嗽、喘息 8 年,加重 3 个月。患者于 8 年前反复出现发作性的咳嗽、喘息,以夜间及晨间多发。曾多次在当地医院诊断为支气管哮喘,但未坚持规范化治疗。近 3 个月来,每周均有 2 次以上在日间出现不同程度的喘息、胸闷、咳嗽等症状,剧烈时伴活动受限,偶有夜间被哮喘憋醒。查体:呼吸频率 21 次/min,

10-15　吸入器
使用演示

嘴唇和四肢末端无发绀,双肺可闻及散在呼气性哮鸣音,呼气相稍延长。心率 88 次/min,律齐,各心脏瓣膜听诊区未闻及杂音。肺功能检查提示:①中重度混合性通气功能障碍(以阻塞性为主);②支气管舒张试验阳性。入院诊断:支气管哮喘(慢性持续期)。

用药方案如下:①甲泼尼龙 40mg/次,每日 2 次,连续静滴 3 天;②多索茶碱针 0.3g,加入生理盐水 100mL 中静滴,每日 1 次;③左氧氟沙星针 0.5g 静滴,每日 1 次;④布地奈德福莫特罗粉吸入剂(160/4.5μg),2 吸/次,每日 2 次。1 周后,患者复查肺功能好转,出院继续布地奈德福莫特罗粉吸入剂(160/4.5μg),2 吸/次,每日 2 次规律吸入。1 个月后复诊,哮喘症状稳定,肺功能基本正常,医生建议停布地奈德福莫特罗粉吸入剂,改布地奈德粉吸入剂(100μg),1 吸/次,每日 2 次,同时沙丁胺醇气雾剂(100μg)发作时使用。

请对该病例进行用药分析。

(二)病例解析

该病例为较典型的支气管哮喘,临床分期为慢性持续期,根据近 3 个月的症状,属于哮喘未控制状态。

慢性持续期的治疗原则,主要根据哮喘控制水平和危险因素,按哮喘长期治疗方案分级治疗。本例患者可选择从第 3 级以上开始治疗,选择 ICS 或 ICS/LABA,必要时加用口服激素等。而静脉激素一般用于重度急性发作,或不能耐受口服激素的情况下。多索茶碱一般也用于哮喘急性发作期。因此,激素及茶碱类的静脉应用是不合理的。而且,哮喘并非一定伴有细菌感染,本病例没有明显的发热、脓痰及肺部感染征象,没有使用抗生素的指征,因此,左氧氟沙星的静脉应用属于不合理使用抗生素。

患者病情稳定后,医生给予了降级治疗,但是存在以下两个不合理之处:①降级时机不合适:哮喘的降级治疗应慎重,一般症状控制至少 3 个月才考虑降级治疗,并且需要密切随访,一旦症状恶化,则需恢复原来的治疗方案;②降级减量方案不合理:该患者应用中剂量 ICS/LABA,应首先减少每次 ICS 的剂量,再将 ICS 减至每日 1 次,最后再停用 LABA,单用最低剂量ICS维持治疗,而不是直接从第4级减至第1或第2级,减量太快,哮喘急性发作的风险大大增加。

思考题

1. 重度哮喘急性发作的药物治疗方案应如何选择?
2. 如何理解慢性持续期哮喘的阶梯式治疗方案?

10-16　习题

10-17　课件

第四节　肺结核

一、疾病概述

肺结核是由结核杆菌引起的慢性呼吸道传染病。其他器官的结核菌感染称为肺外结核。结核病是全球关注的公共卫生和社会问题,在 21 世纪仍然是危害人类健康的主要传染病。

结核病的病原菌为结核分枝杆菌复合群,包括结核分枝杆菌、牛分枝杆菌、非洲分枝杆菌和田鼠分枝杆菌。人肺结核的致病菌 90% 以上为结核分枝杆菌。结核分枝杆菌抗酸染色呈红色,可抵抗盐酸酒精的脱色作用,故又称抗酸杆菌。结核分枝杆菌根据其代谢状态分为 A、B、C、D 四个菌群。其中,A 群代谢旺盛,繁殖快速,致病力强,传染性大,占结核分枝杆菌群的绝大部分,易被抗结核药杀灭;B 群、C 群处半休眠状态,抗结核药的作用相对差,可为日后复发的根源;D 群为全休眠菌,不繁殖,数量少,抗结核药对该菌群无作用,须靠机体免疫机制清除。

耐多药结核病(multidrug-resistant tuberculosis,MDR-TB)(至少耐异烟肼和利福平)及广泛耐多药结核病(extensive drug resistant,XDR-TB)(除耐异烟肼和利福平外,还耐二线抗结核药)是造成结核疫情回升的重要原因,使全球结核病控制面临着严峻的挑战。

结核病在人群中的主要传染源是结核排菌患者,即痰直接涂片阳性者。呼吸道飞沫传播是肺结核最重要的传播方式。自然抵抗力下降是结核病易感的重要因素。婴幼儿、青春后期和成人早期尤其是该年龄段的女性及老年人对结核病易感,可能与免疫功能不全或改变有关。某些疾病如糖尿病、矽肺、麻疹、百日咳等易并发结核病,肿瘤、艾滋病等免疫抑制者尤其好发肺结核。

结核病包括原发性肺结核、血型播散型肺结核、继发型肺结核、结核性胸膜炎及其他肺外结核等五大类,其中继发型肺结核是成人肺结核中的最常见类型。肺结核的临床表现主要包括全身症状和呼吸系统症状。①全身症状:发热为肺结核最常见的全身中毒症状,多为午后低热,即下午或傍晚体温开始升高,次晨降至正常,部分患者可伴有乏力、盗汗、食欲减少、体重减轻、妇女月经不调等。当病灶进展急剧,可出现高热。②呼吸系统症状:咳嗽、咳痰2周以上或痰中带血是肺结核的常见症状。若合并细菌感染,痰可呈脓性。约1/3~1/2的患者有咯血。结核病灶累及胸膜时,可表现为胸痛。若广泛肺组织破坏或大量胸腔积液时,可表现为呼吸困难。

一旦出现上述肺结核可疑症状,应进行痰结核分枝杆菌检测及胸部影像学检查。其中痰检查包括涂片检查和培养等,是确诊肺结核的主要方法,是制订化疗方案和评价治疗效果的主要依据。肺结核的治疗主要采取医务人员直接督导下短程化疗方案(directly observed treatment short-course,DOTS),确保肺结核患者在全疗程中规律、联合、足量和不间断地实施规范化疗,同时严格做好病例的报告、登记和管理工作。结核毒性症状严重者,可在确保有效抗结核药物治疗的情况下使用糖皮质激素。若经合理化学治疗后无效、并且有手术适应证者,可进行外科手术治疗。

二、治疗药物

(一)治疗药物的分类

一线抗结核药:异烟肼(isoniazid,INH)、利福平(rifampicin,RFP)、乙胺丁醇(ethambutol,EMB)、吡嗪酰胺(pyrazinamide,PZA)、链霉素(streptomycin,SM)。因一线药物疗效好、副作用相对少,是抗结核治疗的首选。

二线抗结核药:氨基糖苷类如阿米卡星(Amikacin,Akm),硫胺类如乙硫异烟胺(ethionamade,1314Th)、丙硫异烟胺(prothionamide,1321Th),氟喹诺酮类如莫西沙星(moxifloxacin,Mfx)、左氧氟沙星(levofloxacin,Lfx)、氧氟沙星(ofloxacin,Ofx),利福霉素类药物如利福喷丁(rifapentine,RPT),大环内酯类如罗红霉素(roxithromycin,Rxm),多肽类如卷曲霉素(capreomycin,CPM)、对氨基水杨酸(para-aminosalicylic acid,PAS),氨硫脲(thiosemicarbazone,TB1)、环丝霉素(cycloserinum,CS)等。二线抗结核药相对疗效较差,副作用大,多用于对一线药物耐药的抗结核治疗,是耐多药肺结核治疗的主药。常用抗结核药的用法用量见表10-4-1。

表 10-4-1　常用抗结核药物成人用法用量及主要不良反应

药名	每日剂量(g)	间歇疗法一日量(g)	主要不良反应
异烟肼(H)	0.3	0.3~0.6	周围神经炎,偶有肝功能损害
利福平(R)	0.45~0.6	0.6~0.9	肝功能损害,过敏反应
利福喷丁(RFT)	—	0.45~0.6	肝功能损害,过敏反应
吡嗪酰胺(Z)	1.5~2.0	2.0~3.0	高尿酸血症,肝功能损害,消化道反应,关节痛
乙胺丁醇(E)	0.75~1.0	1.5~2.0	视神经炎
链霉素(S)	0.75~1.0	0.75~1.0	听力障碍,眩晕,肾功能损害

(二)治疗药物的不良反应

抗结核药物的严重不良反应常造成治疗中断或不规则用药,导致治疗失败或耐多药结核的出现。常用抗结核药物的主要不良反应见表10-4-1。

1.异烟肼(INH,H)　异烟肼可干扰维生素 B_6 的代谢,使维生素 B_6 排泄增加,体内维生素 B_6 缺乏,导致周围神经炎。如果发生周围神经炎可服用维生素 B_6。偶可发生药物性肝炎,肝功能不全者慎用,通常每月随访肝功能。

2.利福平(RFP,R)　主要不良反应有胃肠道不适、肝功能损害(ALT 升高、黄疸等)、皮疹和发热等。用药后如出现一过性肝酶升高可继续用药,加保肝治疗观察,若出现黄疸,应立即停药。间歇疗法可出现流感样症状、皮肤综合征、血小板减少症等。

3.吡嗪酰胺(PZA,P)　常见不良反应为高尿酸血症、肝功能损害、消化道反应、皮疹、关节痛等。

4.乙胺丁醇(EMB,E)　不良反应有球后视神经炎,应在治疗中密切观察,一旦发现视力异常应及时就医。

5.链霉素(SM,S)　主要不良反应为第Ⅷ对脑神经损害(如耳毒性、前庭功能损害)及肾脏毒性,应严格掌握使用指征,目前已经少用,仅用于怀疑 INH 初始耐药者。

(三)治疗药物的应用原则

化学治疗是控制结核病最重要的手段。结核病化疗的目的不仅在于杀菌及防止耐药菌产生,最终目的还在于彻底灭菌,防止和杜绝复发。

结核病化疗的药物应用原则是早期、联合、适量、规律、全程。早期:早期用药,迅速杀灭病灶中的 A 群菌,使患者由传染性转为非传染性,减少组织破坏,缩短治疗时间。联合:联合使用不同机制的抗结核药物,可起到协同增效和交叉杀菌的作用,从而延缓或防止耐药性产生。适量:指能发挥最大疗效而不良反应最小的治疗剂量。规律:即严格按照化疗方案执行治疗,随意改变或中断治疗方案,可导致化疗的失败及耐药性。全程:按既定的治疗方案完成疗程,疗程减少可造成治疗失败、结核复发及耐药。整个治疗方案分强化和巩固两个阶段。为更好地管理结核病患者,提高治疗依从性及治愈率,减少耐多药结核的发生,全球实行 DOTS 策略。

抗结核药物血药高峰浓度的杀菌效果要优于低浓度持续作用,每日剂量 1 次顿服要比分 2~3 次口服产生的血药高峰浓度高 3 倍左右,增加疗效,且服用方便,提高依从性。因此,目前推荐顿服抗结核药治疗。若患者无法耐受顿服,可分次口服。

(四)治疗药物的选用

标准化疗方案系考虑到化疗方案的疗效、不良反应及治疗费用、患者接受度等条件,经国内外严格对照研究证实,符合投入效益原则。

1.初治肺结核治疗方案　符合下列情况之一可定义为初治肺结核:①尚未开始抗结核治疗的患者;②正进行标准化疗方案而未满疗程的患者;③不规则化疗时间短于 1 个月的患者。

每日用药方案:①强化期:异烟肼、利福平、吡嗪酰胺、乙胺丁醇,顿服,2 个月;②巩固期:异烟肼、利福平,顿服,4 个月。简写:2HRZE/4HR。

间歇用药方案:①强化期:异烟肼、利福平、吡嗪酰胺、乙胺丁醇,隔日一次或每周 3 次,2 个月;②巩固期:异烟肼、利福平,隔日一次或每周 3 次,4 个月。简写:$2H_3R_3Z_3E_3/4H_3R_3$。

若强化期第 2 个月末痰涂片仍阳性,强化期可延长 1 个月,总疗程 6 个月不变。对粟粒性肺结核上述疗程可适当延长,强化期为 3 个月,巩固期为 6~9 个月,总疗程 9~12 个月。菌阴肺结核患者,可在上述强化期的方案中删除乙胺丁醇。

2.复治肺结核治疗方案　有下列情况之一者为复治:①初治失败的患者;②规则治疗满疗程后痰菌又复阳的患者;③不规则化疗大于 1 个月的患者;④慢性排菌患者。

每日用药方案:①强化期:异烟肼、利福平、吡嗪酰胺、乙胺丁醇和链霉素,每日一次,2个月;②巩固期:异烟肼、利福平和乙胺丁醇,每日一次,6 个月。简写:2HRZSE/6HRE。

间歇用药方案:①强化期:异烟肼、利福平、吡嗪酰胺、乙胺丁醇和链霉素,隔日一次或每周 3 次,2 个月;②巩固期:异烟肼、利福平和乙胺丁醇,隔日一次或每周 3 次,6 个月。简写:$2H_3R_3Z_3S_3E_3/6H_3R_3E_3$。

若巩固期治疗 4 个月时,痰菌未转阴,巩固期可延长为 6～10 个月。复治患者应强烈推荐药敏试验。对于以上标准治疗方案无效的患者,应参照耐多药结核化疗方案。

3.对症治疗　一般随着有效抗结核治疗,肺结核患者的发热症状可在 1 周内消退,少数发热不退者,可应用小剂量解热镇痛药。急性粟粒性肺结核和结核性渗出性胸膜炎伴高热等严重毒性症状时,可在确保有效抗结核药物作用下使用糖皮质激素。糖皮质激素具抗炎、抗中毒作用,可改善症状、减少胸膜粘连、促进渗液吸收等,一般用泼尼松口服每日 20mg,顿服,1～2 周,以后每周递减 5mg,总用药时间为 4～8 周。

咯血是肺结核的常见症状。少量咯血的患者,一般以卧床休息、安慰患者为主,可辅助应用如氨基己酸、氨甲苯酸、酚磺乙胺等药物止血。若有大咯血征象,则需警惕窒息可能,同时可应用垂体后叶素收缩小动脉,减少肺循环血量,从而达到较好的止血作用。

4.预防性化学治疗　主要应用于受结核分枝杆菌感染易发病的高危人群,包括 HIV 感染者、与涂阳结核患者密切接触者、糖尿病、长期免疫抑制治疗、吸毒者、营养不良者等。常用异烟肼 300mg/d,顿服 6～9 个月,或者异烟肼和利福平,每日顿服,共 3 个月。

(五)治疗药物的相互作用(见表 10-4-2)

表 10-4-2　治疗药物的相互作用

药物名称	合用药物	相互作用结果
异烟肼	利福平	增加肝功能损害的不良反应
异烟肼	维生素 B_6	异烟肼为维生素 B_6 拮抗剂,两者同服可降低前者的疗效
异烟肼	泼尼松龙	增加前者在肝脏的代谢,致血药浓度降低

三、病例分析

10-18　耐多药
结核治疗

(一)病例简介

患者,女,49 岁,48kg。咳嗽、痰中带血 1 个月,偶有发热及夜间盗汗等。最近体重下降约 2.5kg。体格检查无异常。患者为慢性乙肝病毒携带者,小三阳,肝功能正常。胸部 CT 示右上肺渗出性病变,伴纤维增殖灶,考虑继发型肺结核可能。PPD 试验阳性,痰涂片结核杆菌(＋＋)。诊断:右上肺继发型肺结核,涂(＋),初治。转至当地结核病专科医院。

用药方案如下:拟采用 2HRZ/4HR 标准化疗方案,给予异烟肼 300mg、利福平 450mg、吡嗪酰胺 2000mg,每日 1 次顿服。规律药物治疗 2 周左右,患者咳嗽症状好转,但出现食欲减退、恶心不适等症状,转氨酶升高:ALT 112U/L,AST 125U/L。

请对该病例进行用药分析。

(二)病例解析

该患者为典型的痰菌阳性的初治继发型肺结核患者,应采取标准化疗方案 2HREZ/4HR 抗结核治疗,故本案例给药方案选择不合理。

同时,肝功能损害为抗结核药物常见的不良反应,上述 3 个用药均有不同程度的肝损风险,尤其以吡嗪酰胺的肝脏不良反应最强。患者本身存在慢性肝病基础,为抗结核药物相关性肝损的高危因素,给药过程中吡嗪酰胺剂量偏大,因此大大增加了药物性肝损伤的风险。本例患者很大可能出现了药物相关性肝损,因此需要停药观察,多数患者经停药及护肝对症处理后,肝功能可恢复正常,此后,可逐一恢复各药物,甚至可以在监测肝功能的基础上,尝试给予常规量的吡嗪酰胺。而逐一恢复的目的是判断各个药物的肝脏不良反应,以评估是否继续应用。若常规治疗剂量的药物联合使用后依然引起肝损,则考虑停用致肝损的药物,换用其他肝脏不良反应风险小的一线或二线药物,如氨基糖苷类链霉素、阿米卡星或氟喹诺酮类药物等。

思考题

1. 糖尿病合并肺结核患者,执行药物治疗过程中有何注意事项?

2. 请结合你对抗结核药物作用特点的理解,试分析初治肺结核的常用治疗方案。

10-19 习题

(王硕 王华英)

第十一章

消化系统疾病的药物治疗

第一节　消化性溃疡

一、疾病概述

11-1　课件　　11-2　概述

消化性溃疡(peptic ulcer,PU)指胃肠道黏膜的炎性反应与坏死,通常与胃酸、胃蛋白酶的自身消化作用有关,主要发生在胃、十二指肠,故称胃溃疡(gastric ulcer,GU)、十二指肠溃疡(duodenal ulcer,DU)。消化性溃疡是全球常见疾病,男性发病率高于女性,可发生于任何年龄段,约有 10% 的人一生中患过本病。临床上十二指肠溃疡发病率高于胃溃疡,两者之比约为 3∶1。目前认为,消化性溃疡的发生是由于黏膜的损伤作用与黏膜屏障的防御修护作用失衡相关。其中幽门螺杆菌(helicobacter pylori,HP)感染、长期服用某些药物[主要是非甾体类抗炎药(NSAIDs)、糖皮质激素、双磷酸盐等]、胃酸分泌过多是引起消化性溃疡最常见的损伤因素。其次,遗传易感性、大量饮酒、长期吸烟及精神应激等也是消化性溃疡的常见诱因。

消化性溃疡典型症状为上腹痛,疼痛的性质包括慢性、反复或周期性、节律性发作。其中,餐后痛多见于胃溃疡,空腹痛、夜间痛及进餐后缓解多见于十二指肠溃疡。部分不典型患者可能仅表现为腹胀、上腹部不适、反酸、嗳气等消化道症状。消化性溃疡的并发症包括出血、穿孔、幽门梗阻、癌变等,消化性溃疡是上消化道出血最常见的病因。

胃镜检查是确诊消化性溃疡的首选方法和金标准。

消化性溃疡的治疗目标为缓解症状、促进溃疡愈合、预防复发、防治并发症。其治疗原则包括:①一般治疗:适当休息,保持精神放松,饮食规律,戒烟酒,减少辛辣、咖啡、浓茶等食物摄入,停服不必要的 NSAIDs 及其他对胃肠道有刺激的药物。②药物治疗。③必要时选择内镜下治疗或外科治疗。

11-3　HP 的发现　　　　11-4　药物治疗

二、药物治疗

(一)治疗药物的分类

1.抑酸药　抑酸药为目前治疗消化性溃疡的主要药物,包括质子泵抑制剂(PPI)和组胺 H_2 受体拮抗剂(H_2RA)。

(1)质子泵抑制剂(PPI):PPI 是治疗消化性溃疡的首选药物。PPI 入血后转运至胃黏膜壁细胞,酸性环境下转化为活性结构,与质子泵即 H^+-K^+ ATP 酶结合,抑制此酶的活性,从而抑制胃酸的排泌。由于其抑制的是 H^+ 分泌的最后共同通道,因此抑酸作用强大而持久。常见的质子泵抑制剂见表 11-1-1。

(2)组胺 H_2 受体拮抗剂:能选择性竞争结合胃壁细胞上的 H_2 受体,从而使组胺不能与 H_2 受体结合,抑制由食物、胃泌素、迷走神经兴奋等引起的胃酸分泌。H_2 受体拮抗剂的抑酸作用逊于 PPI,用于治疗消化性溃疡时疗程较 PPI 长。常见的 H_2 受体拮抗剂见表 11-1-1。

2.胃黏膜保护剂　主要通过在胃肠黏膜形成保护膜、增加碳酸氢盐分泌、增强黏液屏障、促进内源性前列腺素等作用增强胃肠道黏膜的保护屏障作用。胃黏膜保护剂目前不作为治疗消化性溃疡的单独用药,而与抑酸剂联合使用,可提高溃疡的愈合,减少溃疡的复发。目前常用的胃黏膜保护剂主要为铋剂和硫糖铝。

表 11-1-1　常用抑酸药

药物分类	药物通用名	治疗剂量
PPI	奥美拉唑	20mg qd
	兰索拉唑	30mg qd
	泮托拉唑	40mg qd
	雷贝拉唑	20mg qd
	埃索美拉唑	40mg qd
H_2RA	雷尼替丁	150mg bid
	法莫替丁	20mg bid
	尼扎替丁	150mg bid

3.抗酸药　抗酸药多为弱碱性,可中和胃酸,起效快,可短暂缓解疼痛,但很难治愈溃疡,目前已不作为治疗消化性溃疡的主要或单独用药。常用药物有氢氧化铝、铝碳酸镁、氧化镁等。这类药物能促进前列腺素合成、增加黏膜血流量、刺激黏膜分泌碳酸氢盐和黏液,目前更倾向于把这类弱碱性抗酸药视为胃黏膜保护剂。

4.治疗 HP 感染的药物　幽门螺杆菌感染是导致消化性溃疡的主要病因之一。消化性溃疡患者的 HP 检出率显著高于普通人群,根除 HP 治疗是 HP 阳性消化性溃疡的基本治疗方法,是溃疡愈合和预防复发的有效防治措施。抗 HP 感染的药物包括抗菌药物、铋剂、PPI 等。PPI 抑制胃酸分泌、提高胃内 pH 值,从而增强抗菌药物的作用;铋剂可通过包裹 HP 菌体,干扰其代谢,发挥杀菌作用。临床上目前采用以上药物联合协同杀菌。杀灭或抑制 HP 的主要药物见表 11-1-2。

表 11-1-2　杀灭或抑制 HP 的主要药物

分类	主要药物
PPI	奥美拉唑、兰索拉唑、埃索美拉唑、泮托拉唑、雷贝拉唑等
抗生素	克拉霉素、阿莫西林、替硝唑、甲硝唑、呋喃唑酮、喹诺酮类抗生素、四环素等
铋剂	枸橼酸铋钾、果胶铋等

(二)治疗药物的不良反应

1. 质子泵抑制剂　一般不良反应主要包括胃肠道反应(如腹痛、腹泻、便秘、胃肠胀气、恶心呕吐等)及神经系统反应(如头痛、头晕等),这些不良反应通常较轻微,为自限性。长期强力抑酸可能产生一些潜在的不良反应,如诱发或加重老年患者的骨质疏松甚至骨折、缺铁性贫血、维生素 B_{12} 缺乏、肠道感染、肺炎等。因此,使用 PPI 要遵循疾病指征及适当疗程。

2. H_2 受体拮抗剂　长期使用不良反应较少,常见不良反应有皮肤过敏、白细胞减少、血清转氨酶升高及神经精神症状,如困倦、迟钝、定向障碍、幻觉等。西咪替丁有轻微的抗雄激素作用,长期较大剂量应用西咪替丁可引起男性乳房肿胀、泌乳等,雷尼替丁和法莫替丁的不良反应较少见。

3. 抗酸药　氢氧化铝不溶于水,口服后容易引起便秘;大剂量服用铝碳酸镁可导致软糊状便及大便次数增多。

4. 铋剂　可导致齿舌发黑、粪便黑染,长期服用需注意铋中毒。

(三)治疗药物的应用原则

1. 首选 PPI　抑酸治疗是缓解消化道溃疡症状、愈合溃疡的最主要措施。

抑酸治疗降低胃内酸度,与溃疡的愈合存在直接关系。推荐采用标准剂量 PPI 治疗。标准剂量 PPI 治疗十二指肠溃疡的疗程为 4～6 周,胃溃疡的疗程为 6～8 周,胃镜下溃疡愈合率大于 90%。 H_2 受体拮抗剂的抑酸效果逊于 PPI,通常需要更长的疗程。

2. 根除 HP　不论溃疡是否活动,HP 阳性患者均应根除 HP。根除 HP 治疗是溃疡愈合和防止溃疡复发的有效措施。目前倡导铋剂＋PPI＋两种抗菌药物的四联疗法,疗程 10～14 天。推荐所有患者均应在根除 HP 治疗后复查,评估是否根除成功。

3. 联合用药　对于老年人消化性溃疡、难治性溃疡、复发性溃疡及巨大溃疡,建议在抑酸治疗的同时联合胃黏膜保护剂。胃黏膜保护剂可提高消化性溃疡的愈合质量,减少溃疡的复发。

4. 维持治疗　为加强疗效,预防复发,部分患者需使用维持剂量的 PPI 或 H_2RA 进行维持治疗。

(四)治疗药物的选用

1. 活动期溃疡的治疗

(1)抑制胃酸分泌:溃疡的愈合与酸分泌的抑制强度和抑制时间成正比。如果用药物抑制胃酸分泌,使胃内 pH 升高≥3,每天维持 18～20h,可使大多数溃疡,尤其是十二指肠溃疡在 4 周内愈合。

PPI 是目前抑酸作用最强、抑酸持续时间长、疗效肯定的一类药物,首选 PPI 作为消化性溃疡抑酸治疗的基础药物。通常采用标准剂量 PPI(见表 11-1-1),每日 1 次,早餐前

30min服用。为达到溃疡愈合，一般推荐十二指肠溃疡的疗程是4～6周，胃溃疡的疗程是6～8周。对于存在高危因素和巨大溃疡患者，建议适当延长疗程。对于非甾体类抗炎药（NSAIDs）相关性溃疡，建议病情允许的情况下停用NSAIDs，并首选PPI抑酸治疗，其中，奥美拉唑、兰索拉唑、泮托拉唑的疗效与不良反应发生率相当，雷贝拉唑、埃索美拉唑等新一代PPI起效更快，抑酸作用更好、更彻底。

H$_2$受体拮抗剂的抑酸强度和持续时间均弱于PPI，常规采用标准剂量（见表11-1-1），每日2次，对十二指肠溃疡的疗程需8周，胃溃疡的疗程则需更长。由于其疗效确切，价格适中，长期使用不良反应少，因此亦可作为消化性溃疡的主要药物之一。常见的几种H$_2$受体拮抗剂疗效相当，但西咪替丁的不良反应较多。

（2）保护胃黏膜：单纯的抑酸治疗在缓解疼痛、溃疡愈合方面发挥了极大作用。得益于PPI，目前消化性溃疡的愈合率很高；但即使采用PPI联合根除HP的治疗方案，消化性溃疡的复发问题仍无法完全解决。目前研究表明，抑酸药物联合胃黏膜保护剂能提高溃疡愈合质量，有助于减少溃疡的复发。如铋剂中以枸橼酸铋钾较为常用，使用方法为220mg，每日4次，三餐前半小时及睡前服用；硫糖铝的常用剂量为1g，每日4次，三餐前1h及睡前服用。

（3）抗酸剂：此类药物可辅助应用以缓解消化性溃疡的腹痛、反酸等症状。传统抗酸剂有便秘、腹泻或酸碱平衡紊乱等副作用，临床应用较少。新一代抗酸剂铝碳酸镁具抗酸剂和黏膜保护剂的优点，常用剂量为1g，每日3～4次，饭后1～2h、睡前或胃部不适时服用。

2.抗HP治疗　不论溃疡是否活动、有无并发症，HP阳性消化性溃疡均应根除HP治疗。目前推荐铋剂四联（PPI＋铋剂＋2种抗生素）作为主要的经验性根除HP方案，疗程10～14天。其中，标准剂量PPI＋铋剂，每日2次，餐前半小时口服，2种抗生素餐后口服。抗生素的组合及使用剂量可参阅表11-1-3。由于各地抗生素耐药情况不同，抗生素及疗程的选择可视各地耐药情况而定。

表 11-1-3　推荐的根治 HP 四联疗法中抗生素组合和剂量

方案	抗菌药1	用法用量	抗菌药2	用法用量
1	阿莫西林	1000mg，2次/日	克拉霉素	500mg，2次/日
2	阿莫西林	1000mg，2次/日	左氧氟沙星	500mg，1次/日或200mg，2次/日
3	阿莫西林	1000mg，2次/日	呋喃唑酮	100mg，2次/日
4	四环素	500mg，3次/日或4次/日	甲硝唑	400mg，3次/日或4次/日
5	四环素	500mg，3次/日或4次/日	呋喃唑酮	100mg，2次/日
6	阿莫西林	1000mg，2次/日	甲硝唑	400mg，3次/日或4次/日
7	阿莫西林	1000mg，2次/日	四环素	500mg，3次/日或4次/日

3.维持治疗　维持治疗曾是预防消化性溃疡复发的主要措施之一，但随着目前根除HP治疗的广泛应用，维持治疗的地位已显著下降。目前认为，对于非HP感染、HP根除失败、其他原因不明的复发性溃疡及必须长期服用NSAIDs或抗凝药物的消化性溃疡患者，应给予维持治疗。目前维持治疗的常用药物为PPI或H$_2$受体拮抗剂。PPI的维持剂量为奥美拉唑20mg/d，兰索拉唑30mg/d，泮托拉唑20mg/d，雷贝拉唑10mg/d，埃索美拉唑20mg/d。H$_2$受体拮抗剂的维持剂量为标准剂量的半量，睡前服用1次。疗程因人而异，可

从 3 个月到 1～2 年不等,或根据具体病情延长用药时间。

(五)治疗药物的相互作用(见表 11-1-4)

表 11-1-4　治疗药物的相互作用

药物名称	合用药物	相互作用结果
硫糖铝	抗酸药、抑酸药	两者作用均减弱
硫糖铝	地高辛、喹诺酮类	后者吸收减少
铝碳酸镁	四环素类、喹诺酮类、抗凝剂	后者吸收减少
枸橼酸铋钾	四环素	后者吸收减少
前列腺素 E	非甾体抗炎药	易诱发胃肠道出血、溃疡和穿孔

三、病例分析

(一)病例简介

患者,男,41 岁。因反复上腹痛 1 年,加重 2 周就诊,无呕血黑便、头晕等不适。胃镜检查示:十二指肠球部有一直径约为 2cm 的溃疡,HP 阳性。诊断:十二指肠球部溃疡,HP(++)。用药方案:奥美拉唑肠溶片 20mg,每日 2 次,餐前口服;左氧氟沙星片 500mg,每日 1 次,餐后口服;甲硝唑 400mg,每日 3 次,餐后口服。

请对该病例进行用药分析。

(二)病例解析

1.该患者诊断明确,为 HP 阳性的十二指肠球部溃疡。对于消化性溃疡,HP 一旦阳性,均应给予根除 HP 治疗,以提高溃疡的愈合率及降低溃疡的复发。目前推荐含铋剂的四联方案:PPI+铋剂+2 种抗生素。该案例仅用 PPI+2 种抗生素的三联方案,目前已不推荐使用。故应该加用铋剂,铋剂具有杀灭 HP 作用,能与抗菌药物协同灭菌,提高根除成功率,例如枸橼酸铋钾 220mg,每日 2 次,餐前服用。

2.关于初治患者经验性根除 HP 四联方案中抗生素的选择,主要需结合本地 HP 的耐药情况。目前我国 HP 对克拉霉素、甲硝唑、左氧氟沙星耐药率高,尤其是左氧氟沙星。临床上左氧氟沙星使用广泛,据统计,我国 HP 对左氧氟沙星的耐药率达 20%～50%,为尽可能提高初次治疗根除率,目前相关指南不建议常规将左氧氟沙星用于初治方案。可选择 HP 耐药率低的抗生素方案,如对青霉素不过敏者,可选择阿莫西林,采用奥美拉唑肠溶片 20mg bid+枸橼酸铋钾片 240mg bid+阿莫西林片 1000mg bid+甲硝唑片 400mg tid 的四联方案;若青霉素过敏,则可选择奥美拉唑肠溶片 20mg bid+枸橼酸铋钾片 240mg bid+四环素片 500mg tid+甲硝唑片 400mg tid 的方案。

3.应注明用药时间,如建议 PPI 和铋剂餐前半小时服用,建议抗生素餐后服用,并说明疗程 10～14 天。

思考题

1.简述活动期消化性溃疡的药物治疗原则。

2.如何合理选择根除 HP 标准方案中的抗生素?

第二节　胃食管反流病

一、疾病概述

胃食管反流病(gastroesophageal reflux disease，GERD)是指胃十二指肠内容物反流进入食管引起不适症状的一种消化系统疾病，临床多以反流、烧心为主要表现。胃食管反流病为常见消化道疾病，欧美国家人群患病率约为 $10\%\sim20\%$，亚洲国家人群患病率约为 5%。根据反流是否导致食管黏膜糜烂、溃疡，分为反流性食管炎(reflux esophagitis，RE)和非糜烂性反流病(nonerosive reflux disease，NERD)，其中我国以 NERD 较常见。胃食管反流病的发生与胃酸、胃蛋白酶及胆汁等反流物刺激食管有直接关系，这种异常反流通常由食管下括约肌功能障碍导致，如抗反流屏障结构和功能异常(如贲门切除手术后、腹内压增高疾病、某些食物及药物等)、食管清除反流物功能降低(多见于引起食管蠕动异常或唾液分泌异常)及食管黏膜屏障作用减弱(如长期吸烟、饮酒及进食刺激性食物等)。

烧心和反流是胃食管反流病的典型症状，不典型症状包括胸痛、上腹痛、上腹烧灼感、嗳气等。胃食管反流病可伴随食管外表现，由反流物刺激或损伤食管外的组织或器官引起，包括哮喘、慢性咳嗽、肺间质纤维化、咽喉炎、牙蚀症等。胸痛患者需先排除心脏因素再进行胃食管反流评估。胃镜检查是诊断 RE 最准确的方法，若胃镜检查阴性，食管 24h pH 监测证实存在食管过度酸反流，则可建立 NERD 的诊断。

胃食管反流病的治疗目的在于控制症状、治愈食管炎、减少复发和防治并发症。治疗措施包括：①一般治疗，如减少引起腹内压增高的因素，如肥胖、便秘及使用过紧腰带；避免食用降低食管括约肌压力的食物，如咖啡、浓茶、巧克力、高脂食物等；慎用硝酸甘油、抗胆碱药物、钙通道阻滞剂等降低食管括约肌压力及延迟胃排空的药物。②药

物治疗，包括抑酸、促胃肠动力、黏膜保护等。③对于 PPI 治疗有效但需长期维持治疗或 PPI 治疗效果不佳、长期存在反流相关的食管外症状患者，可考虑行抗反流手术。

二、药物治疗

(一)治疗药物的分类

1.抑酸药　胃酸、胃蛋白酶是诱发胃食管反流病的常见因素，抑酸治疗能减少酸对食管黏膜的刺激和损伤，减轻或消除症状，有利于食管炎的愈合，因此抑酸治疗为药物治疗的基石。质子泵抑制剂(PPI)、H_2 受体拮抗剂(H_2RA)是临床上最常用的抑酸剂。PPI 抑酸作用强、疗效确切，为治疗的首选药物。H_2 受体拮抗剂抑酸能力较 PPI 弱，适用于轻中症患者。抑酸剂药物作用特点及代表药物可参阅本章第一节。

2.促胃动力药　促胃动力药通过增强食管下括约肌压力、改善食管蠕动、促进胃排空，可减少胃十二指肠内容物反流并缩短其在食管暴露的时间。促动力药主要包括多巴胺受体拮抗剂(如多潘立酮)及 5-HT$_4$ 受体激动剂(如莫沙必利、伊托必利等)。多潘立酮可拮抗食管、胃、肠道的多巴胺受体，增加食管、胃平滑肌动力，促进食管、胃、十二指肠蠕动，阻止胃及

十二指肠内容物反流。莫沙必利、伊托必利等 5-HT$_4$ 受体激动剂主要作用于肠肌间神经丛,促进神经末梢释放乙酰胆碱,使食管下括约肌压力升高、胃肠蠕动增强。促动力药不推荐单独用于胃食管反流病的治疗,可作为与抑酸药联合使用的辅助用药。

3.黏膜保护剂　黏膜保护剂能中和胃酸、在受损黏膜表面形成保护膜,从而有利于受损黏膜的愈合,能同时保护胃黏膜和食管黏膜。目前推荐黏膜保护剂联合 PPI 用于胃食管反流病的治疗,常用药物包括硫糖铝、铋剂等。

4.抗酸剂　代表药物有铝碳酸镁、氧化镁、氢氧化铝,可中和胃酸,提高胃内和食管下段 PH,减轻酸性反流物对食管黏膜的损伤,目前主要用于临时缓解症状。

(二)治疗药物的不良反应

1.PPI、H$_2$ 受体拮抗剂及黏膜保护剂的不良反应见本章第一节。

2.促胃动力药　主要不良反应为腹痛、腹泻、口干等消化系统及心悸、心电图 Q-T 间期延长等心血管系统不良反应。多潘立酮大剂量或长期使用,可导致锥体外系反应,也可引起非哺乳期泌乳等现象。

(三)治疗药物的应用原则

药物治疗是治疗胃食管反流病的主要方法。药物治疗在于抑制胃酸分泌,降低胃酸对黏膜的损害,保护食管黏膜及促进黏膜的修复,同时增强抗反流屏障作用,提高食管清除能力,促进胃排空,防止十二指肠反流。目前,胃食管反流病的药物治疗以抑酸为中心,分为控制发作和维持治疗两个阶段。

1.PPI　PPI 在食管炎的愈合率、愈合速度及反流症状缓解率方面均优于 H$_2$ 受体拮抗剂。单剂量 PPI 治疗无效时,可改双倍剂量或换用另一种 PPI。

2.联合用药　GERD 患者如单用抑酸药物效果不理想,可考虑联合使用促胃动力药。

3.维持治疗　包括按需治疗和长期治疗。胃食管反流病复发率高,故必须进行维持治疗。NERD 和轻度食管炎可采用按需治疗,即有症状时服药,症状消失后停用药物。停药后症状复发、重症食管炎患者需要长期治疗。PPI 和 H$_2$ 受体拮抗剂均可用于维持治疗,PPI 为首选药物。

(四)治疗药物的选用

1.控制发作的治疗　治疗胃食管反流病首选 PPI,尤其适用于症状重、有严重食管炎的患者。可选择奥美拉唑 20mg,每日 2 次口服,也可选用其他 PPI,如埃索美拉唑、兰索拉唑、泮托拉唑和雷贝拉唑等(标准剂量见本章第一节表 11-1-1),疗程至少 8 周。70%～80%的反流性食管炎患者和 60%的非糜烂性反流病患者经过 8 周 PPI 治疗后可获得完全缓解。对单剂量 PPI 治疗未完全缓解的患者,可使用双倍剂量,分 2 次在早餐前和晚餐前服用,或尝试换用另一种 PPI,能提高治疗成功率。对于出现食管裂孔疝等并发症的患者,PPI 剂量通常需要加倍。

轻、中症患者可选择 H$_2$ 受体拮抗剂,一般按治疗消化性溃疡常规剂量(见本章第一节表 11-1-1),分次服用,如雷尼替丁 150mg,每日 2 次,疗程 8～12 周。增加剂量可提高疗效,但同时亦会增加不良反应。

若单用抑酸治疗效果不佳时,可考虑联合使用促胃动力药,如多潘立酮片 10mg,每日 3 次,或莫沙必利 5mg,每日 3 次。

同时,可应用黏膜保护剂保护受损黏膜免受侵袭因素的继续损害,并促进受损黏膜的愈合,如硫糖铝 1g,每日 3～4 次,餐前 1h 及临睡前服用。

2.维持治疗　胃食管反流病是一种慢性复发性疾病,2/3 的反流性食管炎患者停用抑酸剂后症状复发,重症食管炎患者 6 个月后几乎 100% 复发,因此需进行维持治疗以缓解症状及防止复发。维持治疗包括按需治疗和长期治疗,PPI 为首选药物,也可选用 H_2 受体拮抗剂。维持剂量因人而异,以调整至患者无症状的最低剂量为宜,维持治疗时间遵循个体化原则。NERD 及轻度食管炎患者宜采用按需治疗。对于 PPI 停药后症状复发、持续及重度食管炎患者,需 PPI 长期维持治疗。维持治疗在重度食管炎患者中能更好地维持食管黏膜的愈合。

(五)治疗药物的相互作用(见表 11-2-1)

表 11-2-1　治疗药物的相互作用

药物名称	合用药物	相互作用结果
奥美拉唑、兰索拉唑	硝苯地平、地西泮、苯妥英钠、华法林	使后者代谢减慢,故应减少用量
法莫替丁	丙磺舒	抑制前者的排泄
多潘立酮	对乙酰氨基酚、四环素、左旋多巴、氨苄西林	增加后者的吸收
多潘立酮	溴丙胺太林、山莨菪碱、PPI、H_2RA	减弱前者的作用
多潘立酮	地西泮、锂盐	易引起锥体外系反应
莫沙必利	抗胆碱药	减弱前者的作用

三、病例分析

(一)病例简介

患者,男,57 岁。爱饮酒,饮酒必醉,近 2 个月频繁感"胃灼热、反酸"。初次就诊,胃镜检查显示食道中下段黏膜中重度糜烂,诊断:胃食管反流病(反流性食管炎)。用药:雷尼替丁 20mg bid po。

请对该病例进行用药分析。

(二)病例解析

1.该患者诊断为胃食管反流病,治疗目标是控制症状和防止复发。该患者爱饮酒,饮酒是胃食管反流病的诱发因素之一,患者应在药物治疗的同时改善生活方式,如必须戒酒、减肥,改变睡眠及饮食习惯等。

2.目前胃食管反流病的首选药物为 PPI,尤其对于中重度反流性食管炎患者。PPI 抑酸作用强大而持久,可迅速控制症状,并提高黏膜愈合率。该患者宜选用 PPI,如兰索拉唑,30mg,每日 2 次口服,可同时联合黏膜保护剂,如硫糖铝 1g,每日 3 次口服,疗程至少 8 周,并定期胃镜复查,若使用抑酸等治疗效果不佳,还可联合使用促胃动力药,如多潘立酮片10mg,每日 3 次。

> **思考题**

1.胃食管反流病的治疗药物有哪几类? 首选治疗药物为哪类?

2.质子泵抑制剂何时服用效果最好?

11-8　习题

第三节　炎症性肠病

11-9　课件

一、疾病概述

炎症性肠病(inflammatory bowel disease,IBD)是一类慢性非特异性肠道炎症性疾病,包括溃疡性结肠炎(ulcerative colitis,UC)和克罗恩病(Crohn's disease,CD)。其病因尚不明确,可能与环境、遗传及肠道微生态等多因素作用导致肠道免疫失衡有关。IBD 在北美和欧洲多发,近 20 年来,我国 IBD 发病率增长明显,已成为消化系统常见疾病。

UC 的主要临床表现为持续或反复发作的腹泻、黏液脓血便伴腹痛、里急后重和不同程度的全身症状(如发热、营养不良等),可伴有肠外症状(多累及皮肤、黏膜、眼、关节、肝胆等),病程多在 4～6 周以上。CD 起病隐匿、缓慢,主要临床表现为腹痛、腹泻、体重下降,全身表现可有发热、食欲不振、疲乏、贫血等,肠外表现与 UC 类似。常用检查方法包括实验室检查中的血液检查和粪便检查、结肠镜、X 线钡剂灌肠和影像学检查等,其中结肠镜是诊断与鉴别本病的常规首选检查。

治疗 IBD 的目标为诱导和维持临床缓解及黏膜愈合,预防并发症,提高患者生存质量。治疗措施包括依据病情严重程度、累及部位选择合适的药物治疗方案,必要时外科手术治疗。

11-10　UC 和 CD 鉴别

二、药物治疗

(一)治疗药物的分类

1.氨基水杨酸制剂　临床常用氨基水杨酸制剂,包括传统的柳氮磺吡啶(sulfasalazine SASP)和其他不同类型的 5-氨基水杨酸制剂(5-aminosalicylic,5-ASA)。

(1)SASP:SASP 为 5-氨基水杨酸和磺胺吡啶以偶氮键方式连接的化合物,口服后到达结肠在结肠细菌作用下分解为 5-ASA 和磺胺吡啶继而发挥治疗作用。5-ASA 是治疗 IBD 的主要活性成分,其与肠上皮接触可发挥抗炎和免疫抑制作用;磺胺吡啶有弱抗菌作用,还可抑制 5-ASA 在胃肠上段的吸收而发挥载体作用。

(2)5-ASA:若直接口服 5-ASA,则大部分在小肠近段吸收,无法在结肠达到有效药物浓度,目前已有各种防止小肠吸收的 5-ASA 特殊制剂,如美沙拉嗪肠溶片、奥沙拉嗪、巴柳氮等。5-ASA 疗效与 SASP 相似,但不良反应远较 SASP 少见。具体药物特点及剂量见表 11-3-1。

2.糖皮质激素　糖皮质激素有显著非特异性抗炎及免疫抑制作用,可减轻 IBD 的炎症性病变,其抗毒作用可缓解全身毒性症状,是对 5-ASA 疗效不佳的中度及重度患者的首选治疗。糖皮质激素没有维持效果,不宜长期使用,一般只用于活动期的诱导缓解,症状控制后应逐渐减量至停药。常用药物为泼尼松、泼尼松龙、氢化可的松及甲泼尼龙等,口服泼尼松 0.75～1mg/(kg·d),其他类型全身用激素剂量按相当于上述泼尼松剂量折算。重症患者也可根据具体情况静脉滴注,症状好转后改口服治疗。

表 11-3-1 氨基水杨酸制剂药物特点及剂量

药物名称	结构特点	释放特点	制剂	推荐剂量
柳氮磺吡啶	5-氨基水杨酸与磺胺吡啶的偶氮化合物	结肠释放	片剂	3～4g/d,分次口服
美沙拉嗪	5-氨基水杨酸	pH 值依赖型释放部位为回肠末端和结肠;时间依赖型释放部位为远端空肠、回肠、结肠	颗粒剂、片剂	2～4g/d,分次口服或顿服
		直肠、乙状结肠释放,局部浓度高	栓剂、灌肠剂	栓剂:1～2 枚/d,分次塞肛 灌肠剂:1 支/d,睡前灌肠用
奥沙拉嗪	双分子 5-氨基水杨酸的偶氮化合物	结肠释放	片剂、胶囊剂	2～4g/d,分次口服
巴柳氮	5-氨基水杨酸与 P-氨基苯甲酰 β 丙氨酸的偶氮化合物	结肠释放	片剂、胶囊剂、颗粒剂	4～6g/d,分次口服

3. 免疫抑制剂 免疫抑制剂可通过作用于免疫反应的某个环节抑制肠道炎症反应,有效控制病情。常用于 5-ASA 维持治疗疗效不佳、症状反复及激素依赖的维持治疗。免疫抑制剂起效较慢,不单独作为活动期诱导治疗,常用药物有硫唑嘌呤、6-巯基嘌呤。欧美国家推荐硫唑嘌呤的目标剂量为 $1.5～2.5mg/(kg \cdot d)$,国内研究认为低剂量 $1.0～1.5mg/(kg \cdot d)$ 亦有较好的疗效。

4. 生物制剂 如英夫利昔单抗(IFX)是肿瘤坏死因子-α(TNF-α)的单克隆抗体,用于激素和上述免疫抑制剂治疗无效或者不能耐受患者。此类药物可与多种免疫反应细胞中的 TNF-α 结合抑制炎症,从而发挥抗炎作用。目前国内外的研究均已肯定其疗效。IFX 的治疗量为 3～5mg/kg,静脉滴注,在第 0 周、2 周、6 周给予作为诱导治疗,此后每隔 8 周给予相同剂量进行长程维持治疗。

(二)治疗药物的不良反应

1. 氨基水杨酸制剂 SASP 的不良反应较多,主要分为两类,一类是剂量相关的不良反应,如恶心、呕吐、腹痛、头痛等;另一类为特异性过敏反应,如皮疹、肝功能异常、白细胞减少、血小板减少及自身免疫性溶血等,治疗过程中需定期检查血常规和肝功能。5-ASA 新型制剂不良反应较 SASP 少。

2. 糖皮质激素 长期应用不良反应多,如向心性肥胖、骨质疏松、高血压、糖尿病、下丘脑-垂体-肾上腺轴抑制、诱发或加重感染、白内障及青光眼等。

3. 免疫抑制剂 包括恶心、呕吐、皮疹、肝功能异常、骨髓抑制等不良反应。

4. 生物制剂 包括输液反应、诱发自身免疫性疾病、增加恶性肿瘤风险、心功能衰竭、诱发或加重感染及神经系统症状等不良反应。

(三)治疗药物的应用原则

目前,药物治疗的目标主要是调节免疫反应和阻断炎症反应。依据疾病的分期、严重程度、病变累及范围、类型(复发频率、既往对治疗药物的反应、肠外表现等)制订个体化、综合性治疗方案。

1.溃疡性结肠炎　活动期轻中度患者首选足量氨基水杨酸制剂。效果不佳的中、重度患者应及时改用糖皮质激素,症状缓解后激素缓慢减量全停约。激素无效或依赖的患者可选用免疫抑制剂进行治疗。重度患者应积极治疗,首选静脉输注糖皮质激素。

2.克罗恩病　对于轻度活动期患者,氨基水杨酸制剂适用于结肠型、回肠型和回结肠型。对于病变局限在回肠末端、回盲部或升结肠者,局部用布地奈德疗效优于美沙拉嗪。对于中度活动期患者,最常选用全身用激素,激素无效或依赖时加用硫唑嘌呤类或甲氨蝶呤等免疫抑制剂。重度患者病情严重,并发症多,手术率和病死率高,应早期采取积极有效的措施,包括全身用激素口服或静脉给药、抗 TNF-α 单克隆抗体等。药物诱导缓解后的维持治疗用药主要包括氨基水杨酸制剂、硫嘌呤类药物或甲氨蝶呤、抗 TNF-α 单克隆抗体。

(四)治疗药物的选用

1.溃疡性结肠炎的治疗

(1)活动期:轻度溃疡性结肠炎可选择氨基水杨酸制剂,包括 SASP 和 5-ASA 制剂。SASP 3～4g/d,分次口服,或 5-ASA 2～4g/d,分次口服。SASP 与 5-ASA 疗效相当,但不良反应远较 5-ASA 多见。目前没有证据显示不同类型的 5-ASA 制剂疗效有差异。对氨基水杨酸制剂无效者,特别是病变较广泛者,可改用口服激素,按中度溃疡性结肠炎处理。

中度溃疡性结肠炎患者,氨基水杨酸制剂仍是主要用药,用法同前。如果足量氨基水杨酸制剂治疗 2～4 周,症状控制仍不佳,尤其是病变较广泛,应及时改用激素。按泼尼松 0.75mg/(kg·d)给药(其他糖皮质激素按上述剂量折算),待症状缓解后缓慢减药至停药,快速减量易导致早期复发。对激素无效或激素依赖患者,可选择硫唑嘌呤,欧美国家推荐剂量为 1.5～2.5mg/(kg·d)。应特别注意,若氨基水杨酸制剂和硫嘌呤类药物合用,氨基水杨酸制剂会增加硫嘌呤类药物的骨髓抑制副反应。当上述激素和免疫抑制剂治疗无效时,可考虑英夫利西单克隆抗体(IFX),国内外的研究均已肯定其疗效。

重度溃疡性结肠炎病情重,发展快,易危及生命,应积极治疗。首选静脉应用糖皮质激素,甲泼尼龙 40～60mg/d,或氢化可的松 300～400mg/d,剂量不足会降低疗效,但剂量加大不会增加疗效。若激素治疗 3 天仍无效,或转手术治疗,或改变换药物治疗方案,如环孢素或他克莫司或 IFX,若改变药物治疗 4～7 天后仍无效,则应转手术治疗,并注意纠正水、电解质和酸碱平衡紊乱。注意:忌用止泻药、抗胆碱能药物、阿片类制剂及 NSAIDs 等,以避免诱发结肠扩张。

对于病变局限在直肠或直肠乙状结肠的远端结肠炎,强调局部用药,即病变局限在直肠者用栓剂,病变局限在直肠乙状结肠者用灌肠剂,口服与局部用药联合效果更佳。

(2)维持期:维持治疗的目标是维持临床和内镜下的无激素缓解。除轻度初发病例、很少复发且复发时为轻度易于控制的病例外,均应接受维持治疗。维持治疗药物的选择视诱导缓解时用药情况而定,激素不能作为维持治疗药物。若由氨基水杨酸制剂或激素诱导缓解后以氨基水杨酸制剂维持,则用原诱导缓解剂量的全量或半量,疗程为 3～5 年或长期维持。嘌呤类药物剂量与诱导缓解时相同。IFX 诱导缓解后继续 IFX 维持。对硫嘌呤类药物和 IFX 维持治疗的疗程目前视患者具体情况而定。

2. 克罗恩病的治疗

(1)活动期:对于轻度克罗恩病患者,主要治疗原则是控制或减轻症状,尽量减少治疗药物对患者的损伤。氨基水杨酸制剂适用于结肠型、回肠型和回结肠型。病变局限在回肠末端、回盲部或升结肠者,布地奈德疗效优于氨基水杨酸制剂。对于上述治疗无效的轻度患者,按中度活动期处理。

对于中度克罗恩病患者,最常用的治疗药物为激素,激素无效或依赖时加用硫嘌呤类药物或甲氨蝶呤,此类免疫抑制剂与激素联合具有协同作用,但起效慢,主要用于激素诱导缓解后、激素撤离后的缓解维持治疗。氨基水杨酸制剂对中度活动期患者疗效不明确。

重度克罗恩病患者病情严重,并发症多,手术率和病死率高,应及早积极处理,可使用激素口服或静脉用药,剂量相当于 $0.75\sim1mg/(kg \cdot d)$ 泼尼松。对于抗 TNF-α 单克隆抗体,可在激素无效时应用,亦可在一开始就应用,视具体情况而定。若激素或传统治疗无效,则可考虑手术治疗。

(2)维持期:应用激素或生物制剂诱导缓解的患者往往需继续长期使用药物,以维持撤离激素的临床缓解,其中激素依赖的克罗恩病是维持治疗的绝对指征。激素不应用于维持缓解。其中,氨基水杨酸制剂诱导缓解后仍以氨基水杨酸制剂作为缓解期的维持治疗。硫唑嘌呤是激素诱导缓解后用于维持缓解最常用的药物,能有效维持激素撤离后的临床缓解,或在维持症状缓解下减少激素用量。硫唑嘌呤不能耐受者可考虑换用 6-硫基嘌呤,硫嘌呤类药物治疗无效或无法耐受时可换用甲氨蝶呤。使用抗 TNF-α 单克隆抗体诱导缓解后应以抗 TNF-α 单克隆抗体维持治疗。

(五)治疗药物的相互作用(见表 11-3-2)

表 11-3-2 治疗药物的相互作用

药物名称	合用药物	相互作用结果
SASP	保泰松	SASP 作用加强
SASP	抗凝药、苯妥英钠、口服降糖药、硫喷妥类、甲氨蝶呤	SASP 药物作用延长
SASP	洋地黄苷	洋地黄苷吸收减少,血药浓度降低
糖皮质激素	环孢素	糖皮质激素生物利用度增加
糖皮质激素	雄激素	水钠潴留,加重高血压病情
环孢素	硫唑嘌呤	环孢素血药浓度降低

三、病例分析

(一)病例简介

患者,女,35 岁。下腹部隐痛 4 个月,间歇性腹泻和便血,口腔溃疡多发。近期病情严重,约 8 次水样便/天,伴全身发热、心悸等,行结肠镜检查提示溃疡性结肠炎。体格检查:神志清,体温38.9℃,心率 110 次/min,律齐,两肺未及明显啰音,左下腹压痛明显,无反跳痛。诊断:溃疡性结肠炎(重度)。用药:SASP 0.5g,每日 2 次,口服(患者无磺胺过敏史)。

请对该病例进行用药分析。

(二)病例解析

1. 该患者处于重度炎症性肠炎急性发作期,病情严重,应立即入院接受治疗。

2. SASP 仅用于轻中度溃疡性结肠炎患者。此例为重度溃疡性结肠炎,应首选静脉应用糖皮质激素类药物控制炎症及缓解临床症状,可采用氢化可的松 300mg/d 静脉注射,病情缓解后改为口服,并缓慢减量。若糖皮质激素类药物治疗效果不佳,可选用免疫抑制剂或生物制剂药物治疗,如环孢素、他克莫司或 IFX。

3. 除药物治疗外,急性发作期应卧床休息,补充营养,补液及补充电解质,防治水、电解质和酸碱平衡紊乱。

思考题

请简述轻度炎症性肠炎和重度炎症性肠炎在治疗上的不同点。

11-11　习题

（万欣　王硕）

第十二章

血液系统疾病的药物治疗

➡️ **学习目标**

1. **掌握**　贫血、白血病、白细胞减少的定义、主要临床表现、药物治疗原则及如何规范选择治疗药物。
2. **熟悉**　治疗贫血、白血病、白细胞减少的药物的种类、不良反应和相互作用。
3. **了解**　贫血、白血病、白细胞减少的病因、发病机制和分类。

第一节　贫　血

12-1　课件

　　贫血(anemia)是指单位体积循环血液中红细胞(red blood cell,RBC)数和(或)血红蛋白(hemoglobin,Hb)含量低于正常值下限,不能运输足够的氧至组织而产生的综合征。在我国海平面地区,成年男性 Hb<120g/L,成年女性(非妊娠)Hb<110g/L,孕妇 Hb<100 g/L即为贫血。基于不同的临床特点,贫血有不同的分类。如根据病因和发病机制不同,贫血可以分为红细胞生成减少性贫血(如缺铁性贫血、巨幼细胞贫血、再生障碍性贫血)、红细胞破坏过多性贫血(如溶血性贫血)、失血性贫血;根据红细胞的形态分为大细胞性贫血(如巨幼细胞贫血)、正常细胞性贫血(如再生障碍性贫血、溶血性贫血)、小细胞低色素性贫血(如缺铁性贫血);根据贫血的速度分为急性和慢性贫血等。其中根据病因和发病机制的分类更能反映贫血的病理本质。

Ⅰ.缺铁性贫血

一、疾病概述

　　缺铁性贫血(iron deficiency anemia,IDA)是体内缺乏贮存铁,影响了血红素合成所引起的贫血,特点是骨髓、肝、脾等器官组织中可染铁缺乏,血清铁蛋白、血清铁、转铁蛋白饱和度均降低,是最常见的小细胞低色素性贫血。

12-2　IDA 疾病概要

　　主要病因以慢性失血最为常见,如月经量过多、胃肠道出血(包括痔疮、消化性溃疡、食管或胃底静脉曲张破裂等)。另外还有吸收障碍,如胃全切或次全切除术后,以及需求增加、摄入不足,主要见于青少年、婴幼儿、孕妇和哺乳期妇女。

　　临床表现除了原发病表现外,如消化道溃疡、肿瘤导致的黑便,妇女月经过多等,还会出现乏力纳差、头晕头痛、眼花耳鸣、心悸气短等贫血表现。另外还有组织缺铁表现,如烦躁易怒、注意力不集中、异食癖等精神行为异常;儿童生长发育迟缓、智力低下;口腔炎、舌炎、吞咽困难;指(趾)甲无光泽、薄脆易裂,甚至反甲。

　　缺铁性贫血的诊断包括:①确立贫血;②明确系缺铁引起的贫血;③寻找病因尤为重要。引起缺铁的病因有很多,有时缺铁性贫血的病因比贫血本身更为严重,这需要我们足够的重视。例如,有的患者就是在发现缺铁性贫血后,通过大便隐血、消化道内镜等检查确诊为胃肠道恶性肿瘤。

　　缺铁性贫血的治疗原则是消除病因,补足贮存铁。

二、治疗药物

(一)治疗药物的分类

　　缺铁性贫血的治疗药物包括口服铁剂和注射铁剂,首选口服铁剂。

12-3　IDA 诊断　　　　12-4　IDA 药物治疗

　　1.口服铁剂　临床用于口服治疗的铁剂多为亚铁,易于吸收。治疗性铁剂包括无机铁和有机铁两类,无机铁以硫酸亚铁为代表,价格低,胃肠道不良反应明显。有机铁包括琥珀酸亚铁、富马酸亚铁、葡萄糖酸亚铁和多糖铁复合物等,含铁量较无机铁高,不良反应较轻,价格也较高。

　　2.注射铁剂　包括右旋糖酐铁、蔗糖铁和山梨醇铁,前两者较常用。

(二)治疗药物的不良反应

　　1.口服铁剂　主要为消化道不良反应,如恶心、呕吐、上腹痛、便秘等。一般程度较轻,可耐受,无须特殊处理,餐中或餐后服药可改善,停药后恢复。如反应严重,则考虑改用其他制剂或采用注射给药。需注意口服铁剂后可出现黑便,影响大便潜血的结果。

　　2.注射铁剂　可引起局部疼痛、淋巴结炎、面部潮红、头痛头晕、肌内酸痛、发热、荨麻疹等,多为轻度及暂时的,必要时可对症处理。偶会发生过敏性休克,甚至危及生命,故给药时应具备抢救条件。为了减少和避免注射部位疼痛、硬结形成,应采用深部肌内注射法。静脉注射时应谨防静脉外渗漏,一旦发生渗漏,可予硫酸镁湿敷、黏多糖软膏局部涂抹等处理。

(三)治疗药物的应用原则

　　1.首选口服铁剂。

　　2.如果患者对口服铁剂无法耐受、吸收障碍或失血量多、失血速度快而急需补充,则可用注射铁剂。

　　3.铁剂治疗无效时应及时再次确定病因,并检查铁剂的质量和生物利用度。

　　4.当血红蛋白恢复到正常后还需继续口服铁剂 3～6 个月,当血清铁蛋白达 $50\mu g/L$ 时方能停药。

(四)治疗药物的选用

缺铁性贫血的患者在去除病因的同时,给予铁剂治疗。

1.目前常用的口服铁剂有琥珀酸亚铁片,成人每日 0.2～0.4g,分 2～3 次服用;多糖铁复合物胶囊,成人每日 1 次,每次口服 1～2 粒。初始治疗常以小剂量开始,需饭后服药,如无不良反应逐渐加量,这样可以明显减少药物的胃肠道反应。应注意,进食牛奶、茶水、咖啡会抑制铁剂的吸收。如果口服铁剂治疗有效,网织红细胞 5～10 天开始升高,血红蛋白 2 周后开始升高。当血红蛋白恢复到正常后还需继续口服铁剂 3～6 个月以补足贮存铁。铁剂治疗 4 周后,如无明显疗效,应认真查找原因。常见的原因:诊断错误、病因未根除、药物吸收障碍、服药不当,同时患有感染、恶性肿瘤等其他慢性疾病等。

2.当出现以下情况时考虑使用注射铁剂:①口服铁剂时胃肠道反应较重,患者无法耐受;②吸收障碍,如患者胃肠手术后或患慢性腹泻、吸收不良综合征等疾病;③失血量比较多,通过口服铁剂不能尽快补偿;④急需补充铁剂者,如分娩前伴严重缺铁性贫血,需要迅速提高血红蛋白水平。

右旋糖酐铁是最常用的注射铁剂,首次给药前必须用 0.5mL 作为试验剂量,1h 后无过敏反应可给予足量治疗。注射用铁的总需求量计算公式为:(需要达到的血红蛋白浓度－患者的血红蛋白浓度)×0.33×患者体重(kg),总量需分次补足,每周注射 2～3 次。

(五)治疗药物的相互作用(见表 12-1-1)

表 12-1-1　治疗药物的相互作用

药物名称	合用药物	相互作用结果
铁剂	抗酸药、钙剂	减少铁剂吸收
铁剂	维生素 C	促进铁剂吸收
铁剂	四环素类抗生素	减少铁剂吸收

Ⅱ.巨幼细胞性贫血

一、疾病概述

巨幼细胞性贫血(megloblasti anemia,MA)是叶酸和(或)维生素 B_{12} 缺乏导致细胞核 DNA 合成障碍所致的贫血。本病的特点是呈大细胞性贫血,骨髓中出现巨幼红细胞、粒细胞和巨核细胞。

主要病因是叶酸和(或)维生素 B_{12} 缺乏。叶酸缺乏的原因:①摄入减少,主要是食物加工不当,如烹调时间过长或温度过高;②需要量增加,如婴幼儿、青少年、妊娠和哺乳妇女需要量增加,而未及时补充;③吸收障碍,如腹泻、小肠炎症、肿瘤及抗癫痫药等药物影响叶酸的吸收;④利用障碍,如甲氨蝶呤等药物可以干扰叶酸的利用;⑤叶酸排出增加,如血液透析可增加叶酸排出。维生素 B_{12} 缺乏的原因:①摄入减少,如完全素食者;②吸收障碍,是最常见的原因,可见于内因子缺乏(如恶性贫血)、胃酸和胃蛋白酶缺乏、胰蛋白酶缺乏等;③利用障碍,如先天性转钴蛋白Ⅱ(TCⅡ)缺乏症。

临床表现为:①血液系统表现,起病缓慢,常有面色苍白乏力,头晕头昏,心悸气促,耳鸣等贫血症状,重者全血细胞减少,反复感染和出血;②消化系统表现,胃肠道黏膜萎缩会引起食欲不振、恶心、腹胀、腹泻和便秘,部分患者出现舌痛、舌乳头萎缩,舌面呈"牛肉样舌";③神经系统表现和精神症状,对称性四肢远端麻木,深感觉障碍;共济失调或步态不稳;味觉嗅觉降低;锥体束阳性、肌张力增加;视力下降,黑蒙征;重者出现大小便失禁。叶酸缺乏者有易怒、妄想等精神症状。维生素 B_{12} 缺乏者,有抑郁、失眠、记忆力下降、谵忘、幻觉,甚至精神错乱、人格改变。

根据营养史或特殊用药史、贫血表现、消化道及神经系统表现,结合特征性的血象、骨髓象改变和叶酸、维生素 B_{12} 水平测定结果可以做出诊断。若无条件测血清维生素 B_{12} 或叶酸水平,可以诊断性给予叶酸和维生素 B_{12} 治疗 1 周左右,网织红细胞上升者应考虑叶酸或维生素 B_{12} 缺乏。

巨幼细胞性贫血的治疗原则是有原发病的患者应积极治疗原发病,并补充缺乏的营养物质。

二、治疗药物

(一)治疗药物的分类

1.叶酸制剂　叶酸和亚叶酸钙主要在空肠近端被吸收,经过一系列的反应与叶酸结合蛋白相结合,参与 DNA 的合成,从而纠正巨幼细胞性贫血。

2.维生素 B_{12}　肌内注射或口服吸收入血后,经过一系列的反应,参与 DNA 的合成,促进神经髓鞘中脂蛋白的合成代谢,从而可以纠正巨幼细胞性贫血及神经系统症状。

(二)治疗药物的不良反应

1.叶酸　不良反应较少,罕见过敏反应,长期服用可出现厌食、恶心、腹胀等消化道症状。大量服用时,可使尿液呈黄色。

2.维生素 B_{12}　口服制剂有低血钾及高尿酸血症等不良反应报道。肌内注射偶可引起皮疹、瘙痒、腹泻及过敏性哮喘,但发生率低,极个别出现过敏性休克。

(三)治疗药物的应用原则

1.在需要骨髓检查的患者结果未明确之前不应予叶酸和维生素 B_{12} 治疗,因为治疗后24h骨髓细胞的巨幼样变即可纠正,此时再予骨髓检查会影响巨幼细胞性贫血的诊断。

2.恶性贫血及有维生素 B_{12} 缺乏的患者不能单独应用叶酸,否则会进一步降低体内维生素 B_{12} 的含量,加重神经系统症状。

3.应搞清叶酸和维生素 B_{12} 究竟是哪种物质缺乏,以便有针对性地用药。

4.应注意巨幼细胞性贫血原发病的诊断,必要时需进行胃镜、肠镜等进一步检查。

(四)治疗药物的选用

巨幼细胞性贫血患者在治疗病因的同时,给予叶酸和(或)维生素 B_{12} 治疗。

1.叶酸治疗　叶酸缺乏者予叶酸每次 5～10mg,每日 3 次,口服。通常 1～2 个月血象可恢复正常,如果原发病纠正,血象正常后无须维持治疗。若患者因胃肠道疾病口服制剂难以吸收,可采用亚叶酸钙肌内注射,每次 3～6mg,每日 1 次,经过 1～2 周治疗后,可以每天肌内注射 1～3mg 至贫血纠正。临床上大部分患者口服有效。

2.维生素 B_{12} 治疗　维生素 B_{12} 缺乏者可以使用维生素 B_{12} 肌内注射,每次 $100\mu g$,每天 1 次,一周后改为每周 2～3 次,直至贫血纠正。对胃全切和恶性贫血患者需要终身维持,每月

$100\mu g$ 肌内注射。因为口服的维生素 B_{12} 必须与胃黏膜壁细胞分泌的内因子形成复合物到回肠末段被吸收,所以对胃全切和恶性贫血患者应选择肌内注射治疗。如果患者无影响肠道吸收的因素,也可选用维生素 B_{12} 片剂口服治疗。

3.联合用药 当叶酸和维生素 B_{12} 均缺乏时,不能单用叶酸治疗,一定要联合使用维生素 B_{12},因为大量叶酸在参与 DNA 合成的过程中,需要依赖半胱氨酸转成蛋氨酸的反应,这个反应需要维生素 B_{12} 参与,所以叶酸治疗会加剧维生素 B_{12} 的缺乏,在叶酸治疗以后虽然可见贫血有一定程度的改善,但神经系统症状反而会更严重。

(五)治疗药物的相互作用(见表 12-1-2)

表 12-1-2 治疗药物的相互作用

药物名称	合用药物	相互作用结果
叶酸	甲氨蝶呤、抗癫痫、口服避孕药	抑制前者的吸收和利用
维生素 B_{12}	维生素 C	前者血药浓度降低
	氯霉素、氨基糖苷类抗生素、对氨基水杨酸类、苯妥英钠、秋水仙碱	抑制前者的吸收
	叶酸	具有协同作用

三、病例分析

(一)病例简介

患者,女性,65 岁。因"反复乏力 1 年余,加重 10 天"入院。患者 1 年前无明显诱因下逐渐出现乏力,偶有胸闷,未作进一步检查。近 10 天来,患者自觉乏力加重,伴头晕,活动后胸闷气短,食欲不佳,外院门诊血常规检查提示 Hb 69g/L,为进一步诊治入院。患者否认冠心病、高血压、慢性支气管炎及糖尿病等慢性病病史。否认烟酒等不良嗜好。素食多年。否认药物及食物过敏史。体检:神清,一般情况可,贫血貌,皮肤黏膜未见瘀点瘀斑,浅表淋巴结未及肿大,胸骨无压痛,血压 135/75mmHg,心率 85 次/min,律齐,未闻及明显杂音,两肺呼吸音正常,腹平软,无压痛,肝脾肋下未及,移动性浊音(一),双下肢不肿。

辅助检查:血常规白细胞计数 4.7×10^9/L,红细胞计数 2.9×10^{12}/L,血红蛋白 69g/L,血小板计数 105×10^9/L,平均血细胞比容(MCV)108.2fl,平均红细胞血红蛋白量(MCH)40pg,网织红细胞 1.3%,网织红细胞计数 37.7×10^9/L。

入院诊断:贫血。

诊疗经过:患者入院后进一步予肝肾功能、贫血系列、肿瘤标志物、骨髓细胞形态学、心电图、心脏彩超、胸部 CT 等检查。结果提示:血清叶酸浓度 5.4nmol/L、血清维生素 B_{12} 浓度 60pmol/L;骨髓象红系增生活跃,以中、晚幼红细胞为主,幼红细胞呈巨幼样变;其他检查除血常规外,未发现明显异常。即予叶酸片 10mg po tid,维生素 B_{12} 片 0.5mg po tid 治疗。1 周后复查血常规,网织红细胞计数 352.1$\times10^9$/L,血红蛋白 72g/L。患者食欲增加,乏力症状有所缓解,出院继续治疗和随访。

出院诊断:巨幼细胞性贫血。

出院医嘱:1.注意营养全面、均衡饮食。

2.带药:叶酸片 10mg po tid,维生素 B_{12} 片 0.5mg po tid。

3. 1～2 周复查一次血常规,必要时调整用药。

请对该病例进行用药分析。

(二)病例解析

1. 患者素食多年,造成造血原料不足,经贫血系列、骨髓细胞形态学检查及叶酸、维生素 B_{12} 治疗有效等证据均表明巨幼细胞性贫血诊断明确。

2. 患者贫血系列检查示血清叶酸、维生素 B_{12} 浓度低于正常,因而出现乏力、头晕、胸闷等贫血表现,且骨髓象与诊断相符,肿瘤标志物检查正常。考虑患者目前暂无神经系统症状,未发现影响肠道吸收的因素,故给予叶酸片 10mg tid 及维生素 B_{12} 片 0.5mg tid 联合口服治疗。

3. 治疗过程中需注意监测血常规和网织红细胞情况,补充至血红蛋白正常后可停药。但同时必须纠正不良饮食习惯,做到营养全面、均衡。还要注意是否存在原发病,必要时予胃镜、肠镜等进一步检查。

Ⅲ. 再生障碍性贫血

一、疾病概述

再生障碍性贫血(aplastic anemia,AA)简称再障,是一种由不同病因和机制引起的骨髓造血功能衰竭症。以骨髓造血功能低下和全血细胞减少为特征,临床主要表现为贫血、出血和感染,免疫抑制剂治疗有效。再障有 2 个发病高峰年龄,15～25 岁年龄组和 60 岁以上年龄组。半数以上的患者确切诱因尚未明确,称为原发性再障;另一部分患者有明确的诱因,称为继发性再障。还可根据骨髓衰竭的严重程度等病情及预后分为重型再障(SAA)和非重型再障(NSAA)。

再障的病因不明确,可能为:①病毒感染,特别是肝炎病毒、微小病毒 B_{19} 等;②化学因素,特别是磺胺类药物、氯霉素、抗肿瘤药物、苯等;③物理因素,如 X 射线、放射性核素等。近年来,研究人员认为,再障的发病机制与造血干细胞量和质的缺陷、造血微环境异常和免疫功能异常有关。

重型再障起病急,进展迅速,常以出血、感染为首发及主要表现。病初贫血常不明显,但随着病程进展,呈进行性加重。几乎所有患者均有出血倾向,皮肤、黏膜出血广泛而严重,且不易控制,60% 以上的患者有内脏出血,主要表现为消化道出血、血尿、眼底出血(常伴有视力障碍)和颅内出血。病程中患者几乎均有发热,体温在 39℃ 以上,系感染所致,呼吸道感染最常见,还经常出现口咽部和肛门周围皮肤浅表感染和肺部、泌尿系、肠道等深部感染及败血症等重症感染。感染和出血互为因果,使病情日益恶化。重型再障预后差,如仅采用一般性治疗,多数患者在 1 年内死亡。

非重型再障起病缓慢,多以贫血为首发和主要表现。患者常出现头晕乏力、面色苍白、活动后胸闷气促等。出血多限于皮肤黏膜,且不严重,可并发感染,主要以呼吸道感染为主,容易控制,重症感染少见。若治疗得当,不少患者可获得长期缓解,但也有部分患者迁延多年不愈,少数到后期进展为重型再障。

根据患者全血细胞减少、一般无肝脾肿大、骨髓多部位增生降低(<正常 50%)或重度降低(<正常 25%),并可除外引起全血细胞减少的其他疾病,即可诊断再障。

　　再障的治疗原则是一旦确诊,应明确疾病严重程度,尽早采用综合治疗,包括:①加强支持治疗:注意个人与环境卫生、保护性隔离;成分血输注;预防感染和出血;感染的治疗;等等。②免疫抑制治疗(IST)及促造血治疗。③造血干细胞移植。

二、治疗药物

(一)治疗药物的分类

1. 免疫抑制剂

12-5　免疫抑制治疗　　　12-6　造血干细胞移植

(1)抗胸腺细胞球蛋白(ATG)和抗淋巴细胞球蛋白(ALG):ATG 和 ALG 可以干扰 T 淋巴细胞对骨髓造血组织的异常识别,去除抑制性 T 淋巴细胞对骨髓造血的抑制。

　　(2)环孢素 A(cyclosporin A,CsA):环孢素免疫抑制作用强,毒性小,能选择性、可逆性地抑制 T 淋巴细胞功能,抑制 T 淋巴细胞的激活和增殖,减少干扰素、白细胞介素-2(IL-2)的合成。

2. 促造血药物

(1)雄激素:代表药物丙酸睾酮、司坦唑醇(康力龙)及十一酸睾酮(安雄)等。雄激素可以刺激肾脏分泌促红细胞生成素(EPO),促进红系造血;还可以直接刺激骨髓造血干细胞,提高造血细胞对促红细胞生成素(EPO)的反应。

　　(2)造血生长因子:

①集落刺激因子(CSF):常用的有粒系集落刺激因子(G-CSF)、粒-单系集落刺激因子(GM-CSF)。G-CSF 主要刺激粒细胞造血;GM-CSF 可刺激骨髓多能干细胞向粒细胞-单核细胞集落分化,使其发育为成熟的粒细胞和单核细胞。

②促红细胞生成素(EPO):又称红细胞刺激因子、促红素,作用于骨髓中的红系祖细胞,促进其增殖、分化和成熟,刺激红细胞生成。

(二)治疗药物的不良反应

1. ATG/ALG　常见的不良反应如下:①类过敏反应:在药物输注过程中出现发热、多样性皮疹、关节和肌肉酸痛等;②血清病反应:多发生在药物治疗后 1 周左右,主要表现为高热、皮疹、关节酸痛和蛋白尿;③中性粒细胞和血小板减少引起感染和出血加重;④少见肝肾功能损害。

2. 环孢素　最常见肾功能损害,还可出现消化道反应、肝功能损害、多毛、牙龈肿胀、肌肉震颤,极少数出现头痛和血压变化。多数患者症状轻微或经对症处理减轻,必要时减量甚至停药。为安全用药宜采用血药浓度监测。

3. 雄激素　除了雄性化作用,特别是女性会出现毛发增多、闭经、声音粗而低哑外,还有肝毒性、水肿,另外,儿童用后可加速生长和骨成熟,骨骺过早融合。

4. 集落刺激因子　可出现肌肉酸痛、骨痛、肝功能损害,少数人出现发热、头痛、乏力及皮疹,罕见休克、成人呼吸窘迫综合征等。

5. 重组人促红细胞生成素(rhu-EPO)　少数患者用药初期可出现头痛、低热、乏力、肌痛、关节痛,大多对症处理后可好转。还可出现高血压、血栓形成、肝功能损害。极少数患者出现皮疹等过敏性反应,甚至过敏性休克。

（三）治疗药物的应用原则

重型 AA 的标准疗法是对年龄>35 岁或年龄虽≤35 岁但无法移植的患者首选免疫抑制治疗(IST)；对年龄≤35 岁且有 HLA 相合同胞供者的重型 AA 患者，如无活动性感染和出血，首选造血干细胞移植。HLA 相合无关供者造血干细胞移植仅用于 ATG/ALG 和 CsA 治疗无效的年轻重型 AA 患者。造血干细胞移植前必须控制出血和感染。输血依赖的非重型 AA 可采用 CsA 联合促造血治疗(雄激素、造血生长因子)，如治疗 6 个月无效则按重型 AA 治疗。非输血依赖的非重型 AA，可应用 CsA 和(或)促造血治疗。

（四）治疗药物的选用

1.免疫抑制治疗(IST)

(1)ATG/ALG 联合 CsA 的 IST 适用范围：无 HLA 相合同胞供者的重型或极重型 AA 患者；输血依赖的非重型 AA 患者；CsA 治疗 6 个月无效患者。

(2)ATG/ALG：兔源 ATG/ALG(法国、德国产)剂量为 3～4mg/(kg·d)，猪源 ALG(中国产)剂量为 20～30mg/(kg·d)。ATG/ALG 需连用 5 天，每日静脉输注 12～18h。输注之前均应按照药品说明书进行皮试和(或)静脉试验，试验结果阴性方可接受 ATG/ALG 治疗。每日用 ATG/ALG 时同步应用肾上腺糖皮质激素防止过敏反应。患者床旁应备气管切开包、肾上腺素。用药期间维持 $PLT>10\times10^9/L$，因 ATG/ALG 具有抗血小板活性的作用，血小板悬液输注需要量可能会增加。为预防血清病反应，糖皮质激素应足量用至 15 天，随后减量，一般 2 周后减完(总疗程 4 周)，出现血清病反应者静脉应用肾上腺糖皮质激素冲击治疗。

(3)CsA：CsA 联合 ATG/ALG 用于重型 AA 时，CsA 口服剂量为 3～5mg/(kg·d)，可与 ATG/ALG 同时应用，或在停用糖皮质激素后，即 ATG/ALG 开始后 4 周始用。CsA 可用于非重型 AA 的治疗。CsA 治疗 AA 的确切有效血药浓度并不明确，有效血药浓度窗较大，一般目标血药浓度(谷浓度)为成人 100～200μg/L，儿童 100～150μg/L。临床可根据药物浓度及疗效调整 CsA 的应用剂量。根据患者实际情况，先采取小剂量给药，如 3～5mg/(kg·d)，然后逐渐增大剂量。根据患者造血功能、T 淋巴细胞免疫恢复情况以及药物不良反应等对用药剂量和疗程进行调整。CsA 减量过快会增加复发风险，一般建议逐渐缓慢减量，疗效达平台期后持续服药至少 12 个月。服用 CsA 期间应定期监测血压、肝肾功能。

(4)其他免疫抑制剂：

①大剂量环磷酰胺：由于大剂量环磷酰胺[45mg/(kg·d)×4d]的高致死率和严重毒性，不推荐其用于不进行造血干细胞移植的初诊患者或 ATG/ALG 联合 CsA 治疗失败的 AA 患者。

②霉酚酸酯(MMF)：对于该药的研究主要集中于治疗难治性 AA，但具体疗效还需进一步研究。

③普乐可复(FK506)：与 CsA 抑制 T 细胞活化的信号通路相同但作用更强、肾毒性更小，且无齿龈增生，因此被用来替换 CsA 用于 AA 的治疗，初步效果令人鼓舞，值得临床探索。

(5)IST 在老年患者中的应用：ATG 治疗 AA 无年龄限制，但老年 AA 患者治疗前要评估合并症。ATG/ALG 治疗老年 AA 患者时，出血、感染和心血管事件发生风险高于年轻患者，因此需要注意老年患者的心功能、肝功能、血脂、糖耐量等方面问题。鉴于肾毒性和高血压的风险,建议老年 AA 患者的 CsA 治疗血药谷浓度在 $100\sim150\mu g/L$。

2.促造血治疗　雄激素可以刺激骨髓红系造血,减轻女性患者月经期出血过多,是 AA 治疗的基础促造血用药。其与 CsA 配伍,治疗非重型 AA 有一定疗效。一般应用司坦唑醇、十一酸睾酮或达那唑,应定期复查肝功能。据报道 GM-CSF、G-CSF 配合免疫抑制剂使用可发挥促造血作用。也有人主张加用促红细胞生成素(EPO),据报道,重组人促红细胞生成素(rhu-EPO)及白细胞介素-11(IL-11)也可与 IST 联合有效治疗 AA。

3.妊娠 AA 患者的处理　AA 可发生于妊娠过程中,有些患者需要支持治疗。AA 患者妊娠后,疾病可能进展。对于妊娠 AA 患者主要是给予支持治疗,输注血小板维持患者 $PLT\geqslant20\times10^9/L$。不推荐妊娠期使用 ATG/ALG,可予 CsA 治疗。妊娠期间应该严密监测患者孕情、血常规和重要脏器功能。

4.老年 AA 的治疗　IST 仍为首选,部分有同基因供者的患者可以考虑造血干细胞移植。尽管对于非重型 AA 患者,ATG 联合 CsA 比单用 CsA 疗效更好,但是对于老年患者 ATG 治疗的相关毒副作用更大、风险更高,因此是否应用仍需谨慎。其他治疗包括单药 CsA、雄激素及中医中药等支持对症治疗。

(五)治疗药物的相互作用(见表 12-1-3)

表 12-1-3　治疗药物的相互作用

药物名称	合用药物	相互作用结果
ATG	细胞因子	加重发热反应
CsA	雄激素	加重肝功能损害,易出现高血压
	伏立康唑、氟康唑、伊曲康唑	前者血药浓度升高
	卡马西平	加快前者的代谢清除

思考题

1.应该如何选用缺铁性贫血治疗药物?

2.请简述巨幼细胞性贫血治疗药物的应用原则。

12-7　习题

第二节　白血病

12-8　课件

一、疾病概述

白血病(leukemia)是一类造血干祖细胞的恶性克隆性疾病,因白血病细胞的自我更新增强、增殖失控、分化障碍和凋亡受阻而停滞在细胞发育的某一阶段,导致白血病细胞在骨髓和其他造血组织中大量增生积聚,正常造血功能受抑制,出现贫血、出血和感染,并浸润全身器官和组织。白血病分为急性和慢性两大类。急性白血病(acute leukemia,AL)的细胞分化停滞在较早阶段,多为原始细胞和早期的幼稚细胞,病情发展迅速,自然病程几个月。慢性白血病(chronic leukemia,CL)的细胞分化停滞在较晚阶段,多为较成熟的幼稚细胞和成熟细胞,病情发展缓慢,自然病程为数年。

白血病的病因尚不完全清楚,目前认为与生物因素(主要是病毒感染和免疫功能异常)、物理因素(包括 X 射线、γ 电离辐射等)、化学因素(包括苯及含苯的有机溶剂、乙双吗啉等药物)和遗传因素有关。

(一)急性白血病

急性白血病可分为急性淋巴细胞白血病(acute lymphocytic leukemia,ALL)和急性髓系白血病(acute myelogenous leukemia,AML),它们在临床表现、治疗和预后方面都有明显的区别。根据细胞形态的不同,前者可分为 L_1、L_2、L_3,后者可分为 $M_0 \sim M_7$ 8 个亚型。

12-9 白血病分型

慢性白血病包括慢性粒细胞白血病(chronic myelogenous leukemia,CML)、慢性淋巴细胞白血病(chronic lymphocytic leukemia,CLL)。

急性白血病起病急缓不一,急者可以突发高热、明显出血,缓慢者常以进行性贫血、皮肤紫癜、拔牙后出血不止而被发现。主要临床表现如下:

1. 正常骨髓造血功能受抑制的表现 ①发热:是急性白血病常见症状之一,虽然白血病本身可以发热,但是高热往往为继发性感染引起,常>39℃,伴畏寒、寒战、血压下降等中毒症状。感染可发生在全身各个部位,如口腔、肺部、肛周等,除细菌感染,还可发生病毒感染、真菌感染及卡氏肺孢子菌病等少见的感染。②出血:大量白血病细胞在血管中淤滞浸润、血小板减少、凝血异常以及感染是出血的主要原因。出血可发生于全身各处,但以皮肤、牙龈、鼻黏膜出血及月经过多最为常见。眼底出血可致视力障碍。③贫血:由于白血病细胞的大量增殖,正常红系造血受抑制,约 2/3 的 AL 患者在确诊时已有明显贫血,表现为面色苍白,头晕乏力,活动后气急等,症状随病情的发展迅速加重。

2. 白血病细胞浸润的表现 ①肝脾肿大:见于各型白血病,大多为轻中度肿大,除 CML外,巨脾罕见。②淋巴结肿大:见于大多数 ALL,以颈部、腋下、腹股沟等处多见,一般无触痛和粘连,质地中等。③中枢神经系统白血病(CNSL):白血病细胞可浸润中枢神经系统形成中枢神经系统白血病,以 ALL 和 M_5 为多见,临床无症状或出现头痛、恶心呕吐、抽搐及昏迷等。由于一般化疗药物难以通过血-脑屏障,隐藏在中枢神经系统的白血病细胞不能被有效杀灭,是白血病复发的原因之一,也是白血病最常见的髓外浸润部位。④骨骼和关节:常有胸骨下段局部压痛,提示髓腔内白血病细胞过度增殖,具有一定特异性。还可出现关节等处骨骼疼痛,尤以儿童多见。⑤口腔和皮肤:急性白血病尤其是 M_4 和 M_5,由于白血病细胞浸润可使牙龈增生、肿胀;皮肤可出现蓝灰色斑丘疹,局部皮肤隆起变硬,呈蓝紫色结节。⑥睾丸:常为单侧无痛性肿大,多见于 ALL 化疗缓解后的男性青年或幼儿,是又一重要的髓外复发部位。

急性早幼粒细胞白血病(APL)是一种特殊类型的急性髓系白血病,绝大多数患者具有特异性染色体易位 t(15;17)(q22;q12),从而形成 $PML\text{-}RAR_\alpha$ 融合基因,其蛋白产物导致细胞分化阻滞和凋亡不足,是发生 APL 的主要分子机制。APL 易见于中青年人,平均发病年龄为 44 岁,占同期 AML 的 10%～15%。APL 临床表现凶险,起

12-10 DIC

病及诱导治疗过程中易并发弥散性血管内凝血(disseminated intravascular coagulation,DIC)出现全身广泛而严重的出血和栓塞,甚至引起死亡。

(二)慢性白血病

慢性白血病各年龄组均可发病,中老年居多。患者起病缓慢,早期常无自觉症状,往往在偶然或常规检查时发现外周血白细胞升高或淋巴结、肝脾肿大,进一步检查而确诊。CML 患者大多具有特征性的 Ph 染色体和 BCR/ABL 融合基因。慢性白血病主要临床表现如下:

1. 一般症状　缺乏特异性,常见乏力、易疲劳、低热、盗汗、体重减轻等。晚期因骨髓造血功能受损,出现贫血和血小板减少。由于免疫功能减退,易并发感染。

2. 肝脾肿大、淋巴结肿大　脾肿大见于 90% 的 CML 患者,部分患者就医时已达脐或脐下,甚至伸至盆腔,质地坚实,常无压痛,如发生脾周围炎可有触痛,脾梗死时可出现剧烈腹痛。脾肿大的程度与病情、特别是白细胞计数密切相关。肝肿大见于近一半的患者。近年来由于定时进行健康体检,以白细胞升高为首发表现的 CML 患者逐渐增多,此时脾肿大可能并不明显。CLL 患者常见淋巴结肿大,以颈部、锁骨上部常见,肿大的淋巴结较硬,无粘连、压痛,可移动,疾病进展时可融合,形成大而固定的团块。CT 检查可发现纵隔、腹膜后、肠系膜等深部淋巴结亦有肿大。

3. 其他表现　包括 CML 患者的贫血症状、胸骨中下段压痛,疾病进展进入加速期或急变期(出现不明原因的发热、骨痛、脾进行性肿大、其他髓外器官浸润表现、贫血加重或出血);部分晚期或化疗后 CLL 患者并发自身免疫性溶血性贫血(AIHA)等自身免疫性疾病,终末期可发生 Richter 转化(转化成其他类型的淋巴细胞肿瘤)等。

根据患者临床表现、血象、骨髓细胞形态学及免疫学、细胞遗传和分子生物学特点,可以进行白血病的诊断及分型诊断。

白血病的治疗原则是在支持治疗(包括感染出血的防治、成分输血、合理营养等)的基础上,选用化学治疗、放射治疗、造血干细胞移植等方法,尽量使患者达到完全缓解及长期无病生存。

二、治疗药物

(一)治疗药物的分类

1. 抗代谢药物　抗代谢药物的化学结构与核酸代谢的必需物质如叶酸、嘌呤碱、嘧啶碱等相似,可通过特异性对抗而干扰核酸尤其是 DNA 的生物合成,是细胞周期性特异性药物,主要作用于 S 期细胞。

(1)甲氨蝶呤(methotrexate,MTX):属于叶酸拮抗剂,是治疗急性淋巴细胞白血病的重要药物。

(2)鸟嘌呤(tioguanine,6-TG):属于嘌呤拮抗剂,主要用于急性髓系白血病的治疗。

(3)阿糖胞苷(cytarabine,Ara-C):属于嘧啶拮抗剂,对成人急性髓系白血病特别有效,多种治疗方案均以该药为基础药物。

(4)氟达拉滨(ludarabine,Flu):属于嘌呤类似物,是治疗慢性淋巴细胞白血病的重要药物。联合烷化剂,如环磷酰胺,组成 FC 方案,优于单用 Flu,能有效延长初治 CLL 的无进展生存期,也可用于治疗难治复发 CLL。

2. 影响 DNA 结构和功能的药物

(1)烷化剂:包括环磷酰胺(cyclophosphamide,CTX)、氮芥(HN)等。烷化剂的烷基和细胞 DNA 每条链上的鸟嘌呤 N 部位发生烷化反应,导致 DNA 不能复制,细胞凋亡。烷化剂是细胞周期非特异性药物,可用于淋巴细胞白血病的治疗,苯丁酸氮芥主要用于慢性淋巴细胞白血病。苯达莫司汀是一种新型烷化剂,兼具抗代谢功能和烷化剂作用,单药或联合治疗 CLL,不论是初治还是复发难治性患者,均显示了较高的完全缓解率和治疗反应率。

(2) DNA 嵌入剂:多为抗生素,如柔红霉素(daunorubicin,DNR)、多柔比星(doxorubicin,ADM)等可嵌入 DNA 和碱基对之间,为细胞周期非特异性药物,但对处于增殖周期的细胞作用更强。DNR 选择性作用于嘌呤核苷,类似于抗代谢药,主要用于急性淋巴细胞白血病和急性髓细胞白血病的治疗。

(3)破坏 DNA 的金属化合物:如顺铂(cisplatin,DDP)、卡铂(carboplatin,CBP)等,能抑制 DNA 复制和转录,使细胞的有丝分裂受到抑制。

(4)破坏 DNA 的抗生素:如丝裂霉素(mitomyein,MMC),其作用机制与烷化剂相同。博来霉素(bleomyein,BLM)进入体内后干扰 DNA 复制,从而破坏肿瘤细胞。

3. 影响蛋白质合成的药物

(1)抑制有丝分裂,影响微管蛋白装配的药物:如长春新碱(vincristine,VCR)、长春碱(vinblastine,VLB)、依托泊苷(etoposide,VP-16)、紫杉醇(pacliaxel)等。这类药物抑制有丝分裂,使细胞停滞于分裂中期。长春碱类主要用于急性淋巴细胞白血病的治疗,VP-16 用于急性髓细胞白血病的治疗。

(2)干扰核糖体功能,阻止蛋白质合成的药物:如三尖杉酯碱(harringtonine,har)、高三尖杉酯碱(homoharringtonine,Hhar)。高三尖杉酯碱适用于急性髓系白血病的诱导缓解和缓解后维持治疗。

(3)影响氨基酸供应,阻止蛋白质合成的药物:如左旋门冬酰胺酶(L-asparaginase,L-ASP)。L-ASP 可水解门冬酰胺,使肿瘤细胞缺乏门冬酰胺,阻止细胞蛋白质合成,主要用于治疗淋巴系统的恶性肿瘤。

4. 诱导细胞分化和凋亡的药物

(1)全反式维甲酸(all-trans retinoic acid,ATRA):维甲酸的作用与维甲酸受体和 PML/RARa 融合基因有关,可通过诱导细胞分化治疗白血病。用于治疗急性早幼粒细胞白血病。

(2)三氧化二砷:可通过诱导白血病细胞的分化和凋亡,治疗急性早幼粒细胞白血病。这两种药物用于白血病的治疗是我国科学家对世界白血病治疗领域的杰出贡献。

5. 调节体内激素平衡的药物　　这类药物主要有糖皮质激素,通过影响脂肪酸代谢导致淋巴细胞溶解,用于治疗急性白血病和恶性淋巴瘤。

6. 其他药物

(1)生物制剂:一类由细胞释放的蛋白质,并能与其他细胞上的受体结合,触发一系列抗肿瘤反应,如白细胞介素、肿瘤坏死因子、干扰素等。

(2)靶向药物:如甲磺酸伊马替尼(IM),属于酪氨酸激酶抑制剂,通过抑制酪氨酸激酶活性,抑制肿瘤细胞增殖并诱导其凋亡,目前是治疗 CML 的首选药物。利妥昔单抗,是一种人鼠嵌合的抗 CD20 单克隆抗体,作用于肿瘤细胞表面的 CD20 分子,清除体内的肿瘤细胞,可用于 CLL 和恶性淋巴瘤的治疗。伊布替尼,是一种抑制布鲁顿酪氨酸激酶(BTK)功能的靶向药物,可用于 CLL 的治疗。

(二)治疗药物的不良反应

1. 抗白血病药物共同的不良反应

(1)骨髓抑制:除糖皮质激素、门冬酰胺酶等少数药物外均可引起。表现为白细胞减少、血小板减少,红细胞减少,甚至发生药物性再障。应定期检测血象,必要时给予升血细胞药物、化疗药物减量或停用。

(2)胃肠道反应:主要表现为恶心、呕吐、厌食、腹泻、便秘等,严重时可出现肠梗阻、肠坏死、消化道出血等,顺铂、环磷酰胺、甲氨蝶呤、米托蒽醌、阿糖胞苷等尤其显著。止吐可选用甲氧氯普胺、多潘立酮、氯丙嗪、格拉司琼等药物。

(3)肝、肾功能损害:表现为腹痛、血尿、水肿、黄疸、肝肾功能异常等,尤其是甲氨蝶呤、阿糖胞苷、环磷酰胺、6-巯嘌呤易引起。有肝肾损害的药物联合化疗时更易出现。应定期监测肝、肾功能,必要时减量、停药或加用保肝保肾药物。

(4)心脏毒性:表现为胸痛、胸闷、气急、心悸等心肌缺血、心律失常或心衰等症状,心电图出现异常改变,尤其是多柔比星、柔红霉素、米托蒽醌等蒽环类抗肿瘤药及三尖杉酯碱等易引起。应做好心脏监测,心脏病患者慎用或禁用,出现时停药并给予相应处理。

(5)高尿酸血症:表现为血尿酸增高,尤其以环磷酰胺、白消安、多柔比星明显。应碱化尿液,予别嘌醇口服,大量补液、利尿治疗。

(6)其他:脱发、色素沉着、局部刺激、神经系统毒性、致畸等。

2. 药物特有的不良反应

(1)环磷酰胺(CTX):大剂量应用可致出血性膀胱炎,主要表现为血尿,部分患者伴有尿急、尿频、尿痛。可予美司钠防治。

(2)全反式维甲酸:可出现皮肤干燥脱屑、口干、口角皲裂、白细胞增多、头痛、头晕、消化道反应、肝功能损害等。一般较轻,患者能耐受,1~2周后会减轻或消失,反应重者应减量或停药。维甲酸综合征可见于部分初次化疗,尤其是白细胞很高或上升迅速的患者,表现为发热、水肿、呼吸窘迫、肺间质浸润、胸腔心包积液、低血压、急性肾功能衰竭等。治疗包括维甲酸减量或暂停、吸氧、利尿、应用地塞米松及化疗药等。

(3)亚砷酸(三氧化二砷):可引起皮肤干燥、丘疹、红斑、色素沉着、肝功能损害,偶见指尖麻木,出现类似维甲酸综合征的表现。可停药或减量并对症治疗,待恢复后继续治疗。长期应用需警惕重金属砷中毒。

(4)阿糖胞苷:大剂量用药时可出现结膜疼痛、畏光,用可的松眼药水可减轻症状。

(5)甲氨蝶呤:可导致黏膜炎、肝肾损害及间质性肺炎。治疗时充分水化、碱化和用亚叶酸钙解救。

(6)长春碱类:可出现末梢神经炎和其他神经系统损害的表现。

(7)左旋门冬酰胺酶:主要副作用为肝功能损害、过敏反应、胰腺炎及凝血因子合成减少引起的出血。

(8)甲磺酸伊马替尼:可出现水肿、皮疹和肌肉痉挛。

(9)干扰素:主要不良反应包括寒战、发热、流感样症状,还可出现幻觉等精神神经症状。

(三)治疗药物的应用原则

治疗白血病的重要手段是药物治疗,目的是减少并最终彻底杀灭体内的白血病细胞,达到完全缓解,以恢复骨髓正常造血功能,延长患者生存期。白血病治疗可分为两个阶段:诱导缓解和缓解后治疗。①诱导缓解阶段:选择数种作用机制不同的药物联合应用,以达到完全缓解(completeisin,CR)。②缓解后治疗:争取患者的长期无病生存(DFS)和痊愈。初治时体内白血病细胞数为 $10^{10} \sim 10^{12}$,诱导缓解达 CR 时,体内仍残留白血病细胞,数量约 $10^8 \sim 10^9$,所以必须进行 CR 后治疗,以防复发。缓解后治疗包括巩固强化治疗和维持治疗。

药物治疗的原则是早期、联合、充分、间歇和阶段。

1. 早期 之所以要及早进行化疗是因为早期白血病细胞较少,化疗效果明显。首次完全缓解越早越彻底,完全缓解期和无病生存期越长。

2. 联合 联合用药可以提高疗效,减少副作用。联合用药的药物应符合以下条件:药物应作用于细胞周期的不同阶段;其有协同性;药物的毒副作用不同。这样有助于最大程度地杀灭白血病细胞,减少不良反应。目前多数情况有成熟的联合化疗方案。

3. 充分 充分的化疗时间和剂量才能发挥药物杀灭白血病细胞的作用。一般每疗程的化疗持续 $3 \sim 28$ 天,使处于各增殖期的白血病细胞都有机会被杀灭。

4. 间歇 当一个疗程结束后,应间歇 $2 \sim 3$ 周进行第二个疗程,这是因为处于增殖周期的白血病细胞易被药物杀灭,白血病细胞的恢复和正常造血均需要一定时间,适当间歇有利于彻底杀灭白血病细胞和恢复正常造血。

5. 阶段 急性白血病治疗前,体内的白血病细胞数量高达 $10^{10} \sim 10^{12}$,需经诱导缓解达到完全缓解和缓解后的巩固强化治疗、维持治疗两个阶段,才有可能达到长期生存。

(四)治疗药物的选用

1. ALL 目前儿童 ALL 的无病生存率已经达到 80% 以上,青少年 ALL 宜采用儿童方案治疗。随着支持治疗的加强、多药联合、高剂量化疗及造血干细胞移植的应用,成人 ALL 的 CR 率也可达 $80\% \sim 90\%$,预后有很大改善。

(1)诱导缓解治疗:长春新碱(VCR)和泼尼松(P)组成的 VP 方案是 ALL 的基础用药,VP 加蒽环类药物(如柔红霉素)组成 DVP 方案,CR 率可获提高,DVP 再加左旋门冬酰胺酶(L-ASP)即为 DVLP 方案,是目前治疗 ALL 常用的一线诱导方案。L-ASP 可提高患者无病生存期(DFS)。

(2)缓解后治疗:缓解后的治疗分强化巩固和维持治疗两个阶段。前一阶段主要包括化疗和造血干细胞移植,目前化疗多数采用间歇重复原诱导方案,定期给予其他强化方案的治疗。强化治疗时化疗药物剂量宜足量,不同种类要交替轮换使用以避免耐药和毒性蓄积,如大剂量甲氨蝶呤(HD-MTX)、Ara-C、6-巯基嘌呤(6-MP)和 L-ASP。口服 6-MP 和 MTX,同时间断给予 VP 方案化疗则是目前普遍采用的维持治疗方案,一般需持续 $2 \sim 3$ 年。

髓外白血病的预防是 AL 治疗必不可少的环节,对 ALL 尤为重要。CNSL 的预防要贯穿 ALL 的整个治疗过程,措施包括颅脊椎照射、鞘内注射化疗药(如 MTX、Ara-C、糖皮质激素)和高剂量的全身化疗药(如 HD-MTX、Ara-C)。现在多采用早期强化全身治疗和鞘注化疗预防 CNSL 发生。对于睾丸白血病患者要进行双侧睾丸照射和全身化疗。对于复发难治的患者可考虑行异基因造血干细胞移植。

12-11 鞘内注射

2. AML 近年来,由于强烈化疗、HSCT 及有力的支持治疗,60 岁以下 AML 患者的预后有很大改善,约 $30\% \sim 50\%$ 的患者可望长期生存。AML 根据细胞遗传学和分子遗传学的改变进行危险度分级，分为预后良好组、预后中等组和预后不良组。

（1）诱导缓解治疗：①AML（非 APL）：年龄小于 60 岁，首选蒽环类药物联合标准剂量 Ara-C（即"3＋7"方案）化疗，标准剂量阿糖胞苷（Ara-C）100～200mg/（m² · d）×7d 联合去甲氧柔红霉素（IDA）12mg/（m² · d）×3d 或柔红霉素（DNR）60～90mg/（m² · d）×3d。还可采用含中、大剂量 Ara-C 的诱导治疗方案。其他诱导方案：HA＋蒽环类药物组成的方案，如 HAA[HA＋阿克拉霉素（Acla）]、HAD（HA＋DNR）方案等[HA 为 HHT（或三尖杉酯碱）联合标准剂量 Ara-C 的方案]。高三尖杉酯碱（HHT）为我国学者率先使用。②APL：近 30 年来，由于全反式维甲酸（ATRA）及砷剂的规范化临床应用，APL 已成为大多数患者不用进行造血干细胞移植即可治愈的白血病。APL 可分为低危（WBC＜10×10⁹/L）和高危（WBC≥10×10⁹/L）两类。低危 APL 患者的治疗首选 ATRA＋砷剂治疗方案，ATRA 25mg/（m² · d）联合亚砷酸 0.16mg/（kg · d）直至完全缓解。还可采用 ATRA＋砷剂＋其他化疗治疗方案或 ATRA 25mg/（m² · d）直到 CR＋DNR 45mg/（m² · d）静脉注射或 IDA 8mg/（m² · d）静脉注射，第 2、4、6 天。高危 APL 患者的治疗采用 ATRA＋砷剂＋化疗诱导、化疗巩固、ATRA/砷剂交替维持治疗或 ATRA＋砷剂＋化疗诱导、ATRA＋砷剂巩固、ATRA/6-MP/MTX 维持治疗。对于首次复发 APL 患者，一般采用亚砷酸±ATRA±蒽环类化疗进行再次诱导治疗，诱导缓解后必须进行鞘内注射，预防中枢神经系统白血病（CNSL）。再诱导未缓解者可加入临床研究或行异基因造血干细胞移植。

（2）缓解后治疗：①AML（非 APL）：＜60 岁患者，预后良好组采用多疗程的大剂量 Ara-C（3g/m²，每 12h 1 次，6 个剂量），3～4 个疗程，单药应用。预后中等组采用 allo-HSCT，寻找供者期间行 1～2 个疗程中大剂量 Ara-C 为基础的化疗、或标准剂量化疗或多疗程的大剂量 Ara-C。预后不良组尽早行 allo-HSCT，寻找供者期间行 1～2 个疗程的大剂量 Ara-C 为基础的化疗或标准剂量化疗。无条件移植者予大剂量 Ara-C（3g/m²，每 12h 1 次，6 个剂量）。年龄 60～75 岁适合接受强烈化疗，没有不良预后因素者采用标准剂量化疗，不适合标准剂量化疗者采用低强度化疗和支持治疗。年龄大于 75 岁或有严重非血液学合并症时亦采用低强度化疗。②APL：低危 APL 患者目前多采用 ATRA 与砷剂交替巩固、维持治疗。高危 APL 患者的治疗采用化疗巩固、ATRA/砷剂交替维持治疗或 ATRA＋砷剂巩固、ATRA/6-MP/MTX 维持治疗。需注意 APL 患者 CR 后至少预防性鞘内用药 3 次。

3.CML　治疗应着重于慢性期，一旦进入加速期或急变期则预后不良。

慢性期：20 世纪 90 年代末酪氨酸激酶抑制剂（tyrosine kinase inhibitor，TKI）甲磺酸伊马替尼（imatinib mesylate，IM）成功用于临床，成为 CML 治疗的里程碑，CML 的治疗进入了分子靶向时代。2008 年，国际上已公认伊马替尼是治疗 CML 慢性期的一线药物，干扰素不再推荐作为治疗 CML 的主要治疗选择，异基因移植退出 CML 一线治疗药物。随着二代、三代 TKI 的出现，CML 一线治疗药物选择更多样，异基因造血干细胞移植也成为 CML 二、三线治疗药物的选择。

（1）酪氨酸激酶抑制剂（TKI）：通过阻断 ATP 结合位点选择性抑制 BCR/ABL 蛋白的酪氨酸激酶活性，抑制 CML 细胞增殖并诱导其凋亡。目前国际指南推荐新诊断 CML 慢性期患者的一线治疗药物包括一代 TKI 伊马替尼 400mg/d 和二代 TKI 尼洛替尼 600mg/d（300mg，2 次/天）、达沙替尼 100mg/d。IM 治疗的 10 年生存率达 85%～90%。获得中国国家药品监督管理局批准的一线治疗药物为伊马替尼和尼洛替尼。伊马替尼、尼洛替尼的不良反应存在差异,患者的基础状况在药物选择上是重要的考虑因素。对于存在糖尿病、冠状动脉疾病、脑动脉血管疾病高风险因素的患者应谨慎使用尼洛替尼作为一线治疗药物。目前认为二代 TKI 的主要优势在于降低高危患者的疾病进展,因此对于高危患者和年轻患者可选择二代 TKI 作为初始治疗药物,能够使更多患者获得稳定的深度分子学反应。

(2)干扰素-α(α-interferon,IFN-α):IFN-α 具有抗肿瘤细胞增殖、抗血管新生及细胞毒等作用,是分子靶向药物出现之前的首选药物,目前应用于不适合 TKI 和移植的患者。300万~900 万 U/天,皮下或肌内注射,每周 3~7 次,持续数月至 2 年不等。该药起效慢,白细胞过多者宜在第 1~2 周合用羟基脲(HU)。慢性期患者用药后约 70% 获得血液学缓解,1/3患者 Ph 染色体细胞减少,与小剂量阿糖胞苷[10~20mg/(m^2·d)]联用,每个月连用10 天,可提高疗效。

(3)羟基脲(HU):为周期特异性抑制 DNA 合成的药物,起效快,持续时间短。常用剂量 3g/d,分 2 次口服,待白细胞减至 20×10^9/L 左右剂量减半,降至 10×10^9/L 时改为0.5~1g/d维持治疗。治疗期间一定要根据血象和患者的反应调节剂量。该药可较平稳地控制白细胞,但不能改变细胞遗传学异常。目前多用于早期控制血象或不能应用 IM 的患者。

(4)异基因干细胞移植(allo-HSCT)异基因干细胞移植依然是治疗 CML 的重要手段,尤其是 TKI 耐药以及进展期患者。在 TKI 治疗时期移植不再是 CML 慢性期患者的一线治疗方案,原则上对至少一种二代 TKI 不耐受或耐药的患者考虑异基因干细胞移植。因此Allo-SCT 是作为二线 TKI 治疗失败后的三线治疗选择。

加速期:参照患者既往治疗史、基础疾病以及 BCR-ABL 激酶突变情况选择适合的TKI,病情恢复至慢性期者,可继续 TKI 治疗,如果患者有合适的造血干细胞供者来源,可考虑行 Allo-HSCT。

急变期:参照患者既往治疗史、基础疾病以及 BCR-ABL 激酶突变情况选择 TKI 单药或联合化疗提高诱导缓解率,缓解后应尽快行 Allo-HSCT。

4. CLL CLL 为慢性惰性病程,早期治疗并不能延长患者生存期,因而不是所有 CLL都需要治疗,具备以下至少 1 项时开始治疗:①血红蛋白和(或)血小板进行性减少;②巨脾(如左肋缘下>6cm)或进行性脾肿大;③巨块型淋巴结(如最长直径>10cm)或进行性淋巴结肿大;④外周血淋巴细胞>200×10^9/L 或进行性淋巴细胞增多,如 2 个月内增多>50%;⑤合并自身免疫性溶血性贫血和(或)免疫性血小板减少症,对皮质类固醇治疗反应不佳;⑥至少存在下列一种情况:6 个月内无明显原因的体重下降≥10%、严重疲乏、盗汗、无感染证据的体温>38.0℃ 2 周以上。对不符合上述指征的患者,可"观察和等待",每 2~6 个月随访 1 次,随访内容包括临床症状及体征,肝、脾、淋巴结肿大情况和血常规等。既往 CLL多为姑息性治疗,以减轻肿瘤负荷、改善症状为目的,近年发现,适度的化学治疗可以使患者获得更长的生存期。

CLL 的药物治疗需根据患者的生物学标志,如 $TP53$ 基因缺失和(或)突变、年龄及身体状态进行分层治疗。身体状态良好的年轻患者建议选择一线含嘌呤类似物的化学免疫治疗;其他患者则使用以苯丁酸氮芥为基础的化学免疫治疗、BTK 抑制剂伊布替尼或支持治疗等。因 CLL 目前仍为不可治愈的疾病,鼓励所有患者参加临床试验。

（1）无 $TP53$ 基因突变 CLL 患者

1）身体状态良好：①年龄＜65 岁可选用氟达拉滨＋环磷酰胺±利妥昔单抗（FCR 方案）；②年龄≥65 岁可选用苯达莫司汀±利妥昔单抗。

2）身体状态欠佳的患者，优先选用：①苯丁酸氮芥±利妥昔单抗；②伊布替尼。其中利妥昔单抗可以增强嘌呤类似物的抗肿瘤活性，其联合 Flu 的 CR 率和生存率高于单用 Flu。FC 联合利妥昔单抗（FCR 方案）治疗初治 CLL，CR 率可高达 70%，是目前初治 CLL 获得的最佳治疗反应。

（2）伴 $TP53$ 基因突变 CLL 患者

1）身体状态良好可采用：①临床试验；②伊布替尼。其他方案：①大剂量甲泼尼龙（HDMP）±利妥昔单抗；②氟达拉滨＋环磷酰胺（FC）±利妥昔单抗。如果获得缓解可以考虑行 allo-HSCT。

2）身体状态欠佳的患者，优先选用：①临床试验；②伊布替尼。其他方案：①HDMP±利妥昔单抗方案；②苯丁酸氮芥±利妥昔单抗；③利妥昔单抗。

维持治疗可考虑使用来那度胺，原来使用伊布替尼治疗者，持续伊布替尼治疗。

异基因造血干细胞移植目前仍是 CLL 的唯一治愈手段，但由于 CLL 主要为老年患者，仅少数适合移植，近年来随着靶向药物的使用，allo-HSCT 的地位和使用时机有所变化。适应证：①一线治疗药物难治或持续缓解＜2～3 年的复发患者或伴 $TP53$ 基因突变的 CLL 患者；②Richter 转化患者。

（五）治疗药物的相互作用（见表 12-2-1）

表 12-2-1　治疗药物的相互作用

药物名称	合用药物	相互作用结果
长春新碱	甲氨蝶呤	提高后者的细胞内浓度
长春新碱	门冬酰胺酶	加重神经系统毒性
氟达拉滨	双嘧达莫	前者疗效减弱
环磷酰胺	多柔比星	增加心脏毒性
顺铂	氨基糖苷类抗生素	加重肾毒性
甲磺酸伊马替尼	卡马西平、苯巴比妥	前者血药浓度降低
甲磺酸伊马替尼	华法林	凝血酶原时间延长

三、病例分析

（一）病例简介

患者，男性，27 岁，因"反复鼻出血 1 周"入院。1 周前患者无明显诱因下开始出现反复鼻出血，无外伤史，填塞止血效果不佳，于当地医院查血常规提示血小板明显减少，为进一步诊治入院。患者否认慢性病病史，否认家族性遗传病病史，否认药物及食物过敏史。体检：神清，精神软，轻度贫血貌，双下肢皮肤可见瘀点瘀斑，胸骨有压痛，血压 135/70mmHg，心率 75 次/min，律齐，两肺呼吸音正常，腹平软，无压痛，脾肋下 4cm，无压痛，移动性浊音（—），双下肢无水肿。

辅助检查：血常规白细胞计数 $9.7×10^9/L$，血红蛋白 93g/L，血小板计数 $21×10^9/L$，外周血涂片见 56% 早幼粒细胞。

入院诊断:急性早幼粒细胞白血病。

诊疗经过:患者入院后予肝肾功能、凝血功能及骨髓形态学、免疫分型、染色体、融合基因等检查。骨髓形态及免疫分型提示 AML-M$_3$(APL),t(15;17)染色体异常,PML-RAR$_\alpha$融合基因阳性,明确诊断急性早幼粒细胞白血病。予 ATRA 10mg tid 口服及亚砷酸注射液 10mg+NS 500mL 静脉滴注 qd,双诱导治疗,同时予输注血小板及对症支持治疗。治疗第 3 天白细胞迅速上升到 56.7×10^9/L,予暂停 ATRA 治疗,加用伊达吡星 10mg+NS 250mL 静脉滴注 qd、地塞米松 10mg+NS 100mL 静脉滴注 bid 及奥美拉唑 20mg 静脉注射 qd,1 周以后血常规恢复正常,后继续双诱导治疗至第 28 天,复查骨髓形态提示完全缓解,PML-RAR$_\alpha$ 融合基因阴性。予 Ara-C 50mg 鞘内注射治疗后出院。嘱定期入院巩固化疗。

出院诊断:急性早幼粒细胞白血病。

请对该病例进行用药分析。

(二)病例解析

患者经过骨髓形态、免疫分型、染色体和融合基因检查明确诊断 APL。由于患者的白细胞计数小于 10×10^9/L,属于低危,因而选择 ATRA+砷剂的双诱导治疗方案是合理的。在诱导分化过程中患者出现了白细胞快速大幅升高,需要警惕维甲酸综合征(RAS)的发生,所以暂停 ATRA,并加用了伊达吡星小剂量化疗、地塞米松及防治消化道副反应的奥美拉唑护胃治疗合理,后白细胞恢复正常,病情好转。

需要指出的是,APL 患者需注意 Ara-C 等药物的鞘注以预防 CNSL 的发生。除了血常规、凝血功能、骨髓检查还要特别注意监测肝肾功能、心脏毒性及砷剂的慢性蓄积毒性作用。

思考题

1. 简述急性白血病和慢性白血病基本化疗方案的区别。

2. 以甲磺酸伊马替尼为例说明靶向治疗在慢性粒细胞白血病药物治疗中的地位。

12-12　习题

12-13　课件

第三节　白细胞减少

一、疾病概述

白细胞减少(leukopemia)是指外周血中白细胞计数持续低于正常值(成人 4×10^9/L)。粒细胞减少症(granulocytopenia)是指外周血中中性粒细胞绝对数低于 2×10^9/L;低于 0.5×10^9/L 时称为粒细胞缺乏症(agranulocytosis)。中性粒细胞减少的程度与感染的危险性有明显相关:中性粒细胞在 1.0×10^9/L～2.0×10^9/L 时容易感染;低于 0.5×10^9/L 时具有很大的感染危险性。

中性粒细胞减少的原因可分为先天性和后天性,以后者多见。主要病因及发病机制分为 3 大类:生成减少、破坏或消耗过多和粒细胞分布异常。成人中性粒细胞减少的原因主要是生成减少和自身免疫性破坏,而分布异常很少见。

1. 粒细胞生成减少　①骨髓损伤，见于电离辐射、化学毒物及细胞毒药物（化疗药物）直接损伤或抑制造血干细胞；②骨髓浸润，见于白血病、多发性骨髓瘤或转移瘤浸润骨髓抑制骨髓正常造血；③粒细胞成熟障碍，叶酸及维生素 B_{12} 缺乏导致幼稚粒细胞不能成熟，在骨髓内迅速死亡，或骨髓增生异常综合征、阵发性睡眠性血红蛋白尿等疾病引起骨髓无效造血；④感染，可见于病毒、细菌感染，产生负性调控因子减少造血；⑤先天性中性粒细胞减少。

2. 粒细胞破坏或消耗过多，超过骨髓代偿能力　①有些药物，如抗甲状腺功能亢进药、解热镇痛药和某些抗菌药物等会破坏粒细胞，停药后可逐渐恢复；②自身免疫性疾病，如系统性红斑狼疮、类风湿性关节炎等；③重症感染时，中性粒细胞消耗增加；④脾功能亢进，滞留大量中性粒细胞，使其破坏增多。

3. 粒细胞分布异常　①中性粒细胞转移至边缘池导致循环池的粒细胞相对减少，粒细胞总数并不减少，又称假性粒细胞减少；②粒细胞释放障碍，滞留于循环池其他部位，如肝血管或脾脏内，不进入周围血管。

临床表现常常随中性粒细胞减少程度及原发病而异。根据减少的程度分为轻度（$>1.0 \times 10^9/L$）、中度 $[(0.5\sim1.0)\times10^9/L]$ 和重度（$<0.5\times10^9/L$）。轻度减少的患者，机体的粒细胞吞噬防御功能基本不受影响，临床上没有特殊症状，多表现为原发病的症状。中度和重度减少者易出现疲乏、无力、头晕、食欲减退等非特异性症状，并易引起各种感染，出现相应症状和体征。

根据血常规检查结果即可作出白细胞减少、中性粒细胞减少或粒细胞缺乏的诊断。为排除检查手段上的误差以及正常生理（如妊娠、运动等）、年龄、种族和采血部位等因素的影响，必要时需要复查，包括人工的白细胞分类，才能确定白细胞减少的诊断。

治疗包括去除病因，特别是能引起白细胞减少的药物需要立即停用，预防感染，促进粒细胞生成，必要时免疫抑制剂治疗。

二、治疗药物

(一)治疗药物的分类

1. 重组人集落刺激因子　可促进中性粒细胞增殖和释放，并增强其吞噬细菌及趋化功能。目前临床上常用的是重组人粒细胞集落刺激因子（rhG-CSF）和重组人粒细胞-巨噬细胞集落刺激因子（rhGM-CSF）。rhG-CSF 较 rhGM-CSF 作用强而快。

2. 免疫抑制剂　如糖皮质激素，用于治疗自身免疫性粒细胞减少。

3. 其他　B族维生素（维生素 B_4、B_6）、鲨肝醇、利血生等药物，但疗效不确切。

4. 抗感染治疗药物　白细胞减少患者感染风险明显增加，如出现感染，需要根据病原体选择药物，如细菌感染选用抗菌药物，真菌感染选用抗真菌药物，病毒感染选用抗病毒药物。

(二)治疗药物的不良反应

1. 重组人集落刺激因子　常见不良反应有肌肉酸痛和骨痛，偶见发热、皮疹、白细胞增多，幼稚细胞增加；罕见过敏性休克、间质性肺炎、急性呼吸窘迫综合征。

2. 糖皮质激素　大剂量长期使用可引起医源性库欣综合征，表现为满月脸、向心性肥胖、皮肤变薄、痤疮；常见血糖升高、血钙和血钾降低、水钠潴留、血胆固醇升高、骨质疏松症、病理性骨折、股骨头坏死等，还可诱发或加重消化性溃疡、真菌与病毒感染、结核病、创面或伤口愈合不良。

3.其他 长期过量应用维生素 B 可致周围神经炎。鲨肝醇不良反应小,治疗剂量偶见口干、肠鸣亢进。利血生毒性低,连续服用未见明显副作用。

(三)治疗药物的应用原则

1.治疗原发病,去除病因后,白细胞减少大多能自行恢复。

2.防治感染:轻度减少者不需特别的预防措施。粒细胞缺乏者,应考虑采取无菌隔离措施。

3.重组人集落刺激因子:轻度减少者不需要使用,主要用于骨髓抑制,如骨髓移植后、肿瘤化疗后,促进中性粒细胞的恢复。其他原因导致粒细胞缺乏症时,也可使用重组人集落刺激因子对症支持治疗,但骨髓浸润性疾病,如白血病病情未得到控制时慎用。

4.免疫抑制剂使用需权衡利弊,仅适用于自身免疫性粒细胞减少。

5.其他类药物仅用于病程较短、病情较轻及骨髓功能尚好者。

(四)治疗药物的选用

1.重组人集落刺激因子 用于肿瘤化疗后及再生障碍性贫血等疾病的中性粒细胞减少。常用剂量为 $2\sim10\mu g/kg$,皮下或静脉注射,每日一次,在化疗后中性粒细胞低于 $1.0\times10^9/L$ 时或遵医嘱使用,待中性粒细胞数回升至 $5.0\times10^9/L$ 或白细胞数升到 $10\times10^9/L$ 时,停止给药。由于快速分裂的粒细胞对细胞毒性药物有潜在的敏感性,使用细胞毒性药物前后 24h 内不建议使用重组人集落刺激因子。

2.糖皮质激素 长期使用不良反应较多,应用前需权衡利弊,儿童长期使用可能造成儿童生长发育迟缓和肾上腺皮质功能受抑制,应定期监测生长发育情况。仅用于自身免疫性粒细胞减少和通过免疫介导机制所致的粒细胞缺乏,其他原因引起的粒细胞减少不宜采用。

(五)治疗药物的相互作用(见表 12-2-2)

表 12-2-2 治疗药物的相互作用

药物名称	合用药物	相互作用结果
重组人集落刺激因子	非甾体类抗炎药	缓解重组人集落刺激因子所致的骨痛
重组人集落刺激因子	抗肿瘤药	影响后者疗效

三、病例分析

(一)病例简介

患者,男,56 岁,因"多饮、多食 1 年,加重 1 月,咳嗽 3 天"入院。1 年前,患者出现多饮、多食、情绪易激动,伴怕热、多汗、手抖,活动后心悸及体重下降,未予重视及正规治疗。1 个月前上述症状加重,伴口渴。于当地医院就诊,诊断为甲状腺功能亢进症,予以"甲硫咪唑 10mg tid,普萘洛尔 10mg tid"口服治疗。3 天前受凉后感轻微咳嗽,咳少许白色黏痰,给予头孢西丁抗感染治疗,疗效不明显。入院当天出现发热,伴畏寒,无寒战,最高体温 39.8℃,伴头晕、咽痛、乏力。查体:体温 39.5℃,心率 93 次/min,呼吸 25 次/min,血压 124/68mmHg,急性面容,全身皮肤灼热,咽部充血,双侧扁桃体 I 度肿大,未见脓点,颈软,甲状腺 II 度肿大,胸廓对称,双肺呼吸音粗,右下肺可闻及明显干湿啰音。腹部检查均阴性,神经系统未见异常。

辅助检查:血常规白细胞计数 $1.15\times10^9/L$,中性粒细胞计数 $0.09\times10^9/L$。甲状腺功能正常。

入院诊断：①粒细胞缺乏症；②肺部感染；③甲状腺功能亢进。

诊治经过：入院后查骨髓象提示骨髓增生欠佳，中性粒细胞缺乏。胸部 CT 显示右肺上叶、中叶内侧段及右肺上叶舌段炎症。痰培养为正常菌群，血培养阴性。血常规：白细胞计数 $0.95 \times 10^9/L$，中性粒细胞未检出。即予停用甲硫咪唑，并经验性予亚胺培南西司他丁抗感染、重组人粒细胞集落刺激因子、利可君升白细胞。患者 3 天后仍高热，将重组人粒细胞集落刺激因子加量，加去甲万古霉素和伏立康唑抗感染，后患者体温逐渐降至正常，白细胞升至 $3.0 \times 10^9/L$ 后停用重组人粒细胞集落刺激因子及抗感染治疗。

出院诊断：①粒细胞缺乏症；②肺部感染；③甲状腺功能亢进。

请对该病例进行用药分析。

(二)病例解析

本例中中性粒细胞计数已经测不出，发病急，症状重，粒细胞缺乏症合并肺部感染诊断明确，需紧急抢救，否则有生命危险。引起粒细胞缺乏症的原因很多，首先要排除外源性因素，如某些病原体感染、化学和药物因素，本例中患者有甲状腺功能亢进病史，长期服用甲硫咪唑，甲硫咪唑有导致粒细胞减少甚至缺乏的不良反应，因而在出现粒细胞缺乏时立即停药，并辅以重组人粒细胞集落刺激因子等升白细胞及强力抗感染治疗，患者白细胞计数逐渐恢复正常，肺部感染得到控制。该患者用药合理。

12-14　习题

（支雅军　吴静怡）

第十三章

泌尿系统疾病的药物治疗

➡ 学习目标

1. **掌握** 肾小球肾炎、泌尿道感染、慢性肾衰竭的定义、主要临床表现、药物治疗原则及如何规范选择治疗药物。
2. **熟悉** 治疗肾小球肾炎、泌尿道感染、慢性肾衰竭的药物的种类、不良反应和相互作用。
3. **了解** 肾小球肾炎、泌尿道感染、慢性肾衰竭的病因和发病机制。

第一节　肾小球肾炎

13-1　课件

Ⅰ.急性肾小球肾炎

一、疾病概述

急性肾小球肾炎(acute glomerulonephritis，AGN)简称急性肾炎，又称急性肾炎综合征，是由多种病因引起的一组肾小球疾病，以血尿、蛋白尿、水肿、高血压、少尿及肾功能不全为主要临床表现，其病理变化以肾小球毛细血管内皮细胞和系膜细胞增殖性变化为主。多种病原微生物如细菌、病毒、寄生虫等均可致病，其中以 β-溶血性链球菌感染后的急性肾小球肾炎(acute poststreptococcal glomerulonephritis，APSGN)最常见，多发生在急性上呼吸道感染、猩红热、皮肤感染等链球菌感染后。

本病主要是由感染诱发的免疫反应引起，目前认为针对链球菌致病抗原的抗体可能与肾小球内成分发生交叉反应、循环或原位免疫复合物沉积诱发补体异常活化等均可参与致病，使得肾小球内炎症细胞浸润。

急性肾炎多见于儿童,男性略多于女性。通常于前驱感染后 1～3 周起病,起病较急,病情轻重不一,轻者呈亚临床型(仅有尿常规及血清 C3 异常),典型者呈急性肾炎综合征表现,重症者可发生急性肾衰竭。本病可有以下临床表现:①尿异常:几乎全部患者均有肾小球源性血尿,约 30％出现肉眼血尿,常为首发症状和患者就诊的原因。多数还伴有轻、中度蛋白尿。尿沉渣除红细胞外,早期尚可见白细胞增多及红细胞管型。②水肿:大多数患者均有水肿,典型表现为晨起眼睑水肿,少数严重者可波及全身。水肿常为本病初发表现。③高血压:大多数患者出现轻、中度高血压,常与水钠潴留有关,利尿治疗后可逐渐恢复正常。少数患者可出现严重高血压。④肾功能异常:病程早期患者可出现尿量减少,伴肾功能一过性受损,多于 1～2 周后尿量渐增,肾功能也多在利尿治疗后逐渐恢复正常。⑤免疫学检查异常:起病初期血清 C3 及总补体下降,8 周内渐恢复正常,对诊断本病意义很大。患者血清抗链球菌溶血素"O"滴度升高,提示近期内曾有过链球菌感染。⑥重症患者可出现急性心力衰竭、高血压脑病、急性肾功能衰竭等并发症。

急性肾小球肾炎的治疗以休息及对症治疗为主。急性期应卧床休息,低盐(每日 3g 以下)饮食,3 个月内避免重体力活动。肾功能不全时需限制蛋白质摄入量,并以优质动物蛋白为主,少尿时需控制液体入量。同时根据病情选择药物治疗和/或透析治疗。本病大多预后良好,常可在数月内临床自愈,但是部分患者可遗留慢性肾病。

13-2　透析治疗

二、药物治疗

(一)治疗药物分类

1. 利尿药　利尿药主要作用于肾小管,抑制对原尿中水、钠的重吸收。根据作用机制不同可分为以下 4 类:①噻嗪类,如氢氯噻嗪 25～50mg,每日 1～2 次,口服。②袢利尿药,如呋塞米 20～100mg,每日 1～2 次。托拉塞米是新一代高效袢利尿药,利尿作用强大且持久,每日 20～100mg 静脉应用。③保钾利尿药,如螺内酯 20～40mg,每日 2～4 次,口服,氨苯蝶啶50～100mg,每日 2 次,口服。④碳酸肝酶抑制剂,如乙酰唑胺 250～500mg,每日 1 次,口服,利尿作用较弱。如出现急性并发症,药物剂量可酌情增加;如急性肾功能衰竭时呋塞米可重复应用,每日剂量不超过 1g。

2. 降压药　常见以下 5 类:①血管紧张素转化酶抑制剂(ACEI),如卡托普利 12.5～50mg,每日 2～3 次,口服;依那普利 2.5～40mg,每日 1 次,口服。妊娠、高钾血症及肾动脉狭窄患者禁用。②血管紧张素 II 受体拮抗剂(ARB),如缬沙坦 80～160mg,每日 1 次,口服;氯沙坦 25～100mg,每日 1 次,口服。副反应及适应证同血管紧张素转化酶抑制剂,但不引起干咳。ACEI 和 ARB 已成为肾性高血压的一线治疗药物,除了降压作用外,还能降低肾小球内压、减少尿蛋白、保护肾功能,从而延缓病情发展。③钙通道阻滞剂(CCB),分为二氢吡啶类,如硝苯地平控释片 30～60mg,每日 1 次,口服,氨氯地平 2.5～10mg,每日 1 次,口服;非二氢吡啶类,如维拉帕米缓释片 120～480mg,每日 1～2 次,口服。急性心力衰竭、心脏传导阻滞、病态窦房结综合征患者禁用非二氢吡啶类 CCB。④β 受体拮抗剂,如美托洛尔缓释片 47.5～190mg,每日 1 次,口服;比索洛尔 2.5～10mg,每日 1 次,口服。急性心力衰竭、支气管哮喘及房室传导阻滞患者禁用。⑤利尿药,详见上述内容。

(二)治疗药物的不良反应

详见"原发性高血压的药物治疗"章节相关内容。

(三)治疗药物的应用原则

主要是对症治疗,包括利尿消肿、降血压、防治心脑肾并发症,合并细菌感染时给予抗菌药物治疗。本病为自限性疾病,不宜使用糖皮质激素及细胞毒药物治疗。

(四)治疗药物选用

1.水肿的治疗　只有经限制水、钠摄入和卧床休息无法缓解的水肿患者,才需要药物治疗。一般轻、中度水肿无须药物治疗,经上述处理即可消退。治疗时均应给予利尿药,从小剂量开始,常用噻嗪类利尿药,如氢氯噻嗪口服,不良反应较少。如肾功能严重受损该药物无效时,再用强效利尿剂,如袢利尿药呋塞米注射或口服。应注意呋塞米如果利尿效果差时不宜继续增加剂量,以免引起肾脏的进一步损害,大剂量快速静脉注射时(每分钟>4～15mg)可能引起耳鸣及听力障碍。不宜采用保钾利尿药。

2.高血压的治疗　轻度高血压一般可通过限制水、钠摄入及使用利尿药,达到控制血压的目的(详见上述"水肿的治疗"内容)。除此以外,目前主张用 ACEI 类药物,如依那普利、贝那普利,或 ARB 类药物,如氯沙坦、缬沙坦、厄贝沙坦等,因为它们既可降低高血压,又可降低肾小球内高压力和高灌注,改善轻、中度肾功能损害的病情或延缓进展。但应注意,当血肌肝>265μmol/L(3mg/dL)时要慎用 ACEI 及 ARB 类药物。

3.清除感染病灶的治疗　一般认为,常规使用青霉素或大环内酯类等针对链球菌感染的抗菌药物对于改善急性肾小球肾炎的病情及预后无确切作用,但如果患者有明显的细菌感染表现,应及时给予抗生素治疗。

4.并发症的治疗　急性心力衰竭时,可静脉注射呋塞米每次 20～40mg 快速利尿,静脉滴注硝普钠从每分钟 0.2～0.3μg/kg 开始扩张血管降低心脏负荷,也可从 5～10μg/min 开始应用硝酸甘油,后根据病情调整剂量。洋地黄类药物对于急性肾炎合并心力衰竭效果不肯定,不常规应用。

高血压脑病时,应快速降压,使舒张压控制在 110mmHg 左右。可从每分钟 0.3～0.5μg/kg 开始静脉滴注硝普钠,随血压调整剂量,也可静脉注射酚妥拉明 2.5～5mg。地西泮、硝西泮、苯巴比妥镇静剂等对惊厥、抽搐或烦躁不安者均可对症使用。

急性肾衰竭时,应早期干预,如扩容、维持血流动力学稳定、改善低蛋白血症等,同时营养支持治疗。如出现高钾血症,要停用一切含钾药物,减少含钾食物的摄入,应用呋塞米、托拉塞米等排钾利尿药。当血钾>6mmol/L 时可能危及生命,需紧急处理:可用 50%葡萄糖 50～100mL 或 10%葡萄糖溶液 250～500mL,按照葡萄糖克数与胰岛素单位比值(4～6):1 加入一定量胰岛素,促使钾由细胞外转入细胞内。还可应用聚苯乙烯磺酸钙或钠型离子交换树脂口服促排钾。必要时可用腹膜或血液透析治疗。

(五)治疗药物的相互作用(见表 13-1-1)

表 13-1-1　治疗药物的相互作用

药物名称	合用药物	相互作用结果
ACEI	安体舒通	易引起高钾血症
ARB	安体舒通	易引起高钾血症

续表

药物名称	合用药物	相互作用结果
氨氯地平	辛伐他汀	后者血药浓度增加,用量 20mg/d 以下
卡托普利	吲哚美辛	前者降压作用减弱

三、病例分析

(一)病例简介

患者,女性,24 岁,因"咽痛 1 周,解肉眼血尿 1 天"入院。患者 7 天前受凉后出现咽痛,伴发热,体温最高达 38.7℃,在当地卫生院予头孢曲松抗炎治疗 2 天后体温正常,仍感咽痛。1 天前发现尿色偏红,呈酱油色,全程,无尿频、尿急、尿痛,测量血压偏高(具体不详),尿检提示红细胞 580/HP,蛋白(＋),考虑"急性肾小球肾炎"就诊。既往体质较差,经常有"扁桃体感染"。否认食物药物过敏史。查体:神清,一般可,呼吸平稳,双侧扁桃体充血,肿大,未见明显脓点,血压 145/95mmHg,心率 90 次/min,律齐,未闻及病理性杂音,双下肢轻度浮肿。入院后给予相关血液检查,提示血清抗链球菌溶血素"O"滴度、血沉、CRP 偏高,血清 C3 偏低,血肌酐 90μmol/L,血钾 5.6mmol/L(轻度偏高),其他检查未见明显异常。

请为该患者制订完整的药物治疗方案。

(二)病例解析

1.根据该患者病史特点,目前诊断:①急性肾小球肾炎;②急性扁桃体炎。

2.确定治疗目标:控制扁桃体感染,缓解下肢水肿,控制血压到目标值 130/80mmHg 以下,保护心、脑、肾等靶器官,预防心、脑、肾病的发生。

3.制订药物治疗方案:该患者诊断及治疗目标明确,根据急性肾小球肾炎药物治疗原则以休息和对症治疗为主。患者目前存在双下肢轻度浮肿,血压轻度偏高,血钾、血肌酐轻度偏高,建议患者卧床休息,限制钠、钾和水的摄入,加用小剂量利尿剂,观察患者血压、浮肿、尿量情况,还可以适当加用 ACEI 或者 ARB 类降压药物。如果效果欠理想,可换用强效利尿剂,如呋塞米 20mg,每日 2 次,口服,需密切监测肾功能情况。患者目前仍存在扁桃体感染(扁桃体肿大,血沉、CRP 增高)征象,可考虑加用青霉素或头孢类抗生素口服,以控制扁桃体感染。

4.具体方案如下:

氢氯噻嗪 25mg,每日 2 次,口服

缬沙坦 80mg,每日 1 次,口服

头孢克洛 0.25g,每日 3 次,口服

5.监测、评估病情:药物治疗开始后,密切观察患者 24h 尿量、血压、双下肢浮肿等情况,定期监测患者血常规、尿常规、24h 尿蛋白定量、肾功能、血沉、CRP 等指标,及时进行评估和干预。

Ⅱ. 慢性肾小球肾炎

一、疾病概述

慢性肾小球肾炎(chronic glomerulonephritis,CGN)简称慢性肾炎,由原发病持续发展

而成,病史以年计,蛋白尿持续不消退,但通常低于 $3\sim3.5\mathrm{g/d}$,并有不同程度的尿红细胞、白细胞、管型,常伴有高血压,肾功能损害。绝大多数慢性肾炎是由不同病因的原发性肾小球疾病发展而来,仅有少数是由急性肾炎发展所致,虽然它们的病因、发病机制、病理类型不尽相同,但起始因素多为免疫介导炎症,另外,高血压、病损肾小球内高滤过、高血脂、蛋白尿等因素也起着重要作用。

慢性肾炎可发生于任何年龄,以中青年为主,男性多见。多数起病缓慢、隐匿。临床表现呈多样性,蛋白尿、血尿、高血压、水肿为其基本临床表现,可有不同程度肾功能减退,病情时轻时重、迁延,渐进发展为慢性肾衰竭。实验室检查多为轻度尿异常,尿蛋白常为 $1\sim3$ $\mathrm{g/d}$,尿沉渣镜检红细胞增多,可见管型,肾功能正常或轻度受损(肌酐清除率下降)。这种情况可持续数年,甚至数十年,肾功能逐渐恶化并出现相应的临床表现(如贫血、血压增高等),甚至进入终末期肾衰竭。部分患者除上述慢性肾炎的一般表现外,血压(特别是舒张压)持续中等以上程度升高,严重者可有眼底出血、渗出,甚至视盘水肿。如血压控制不好,肾功能恶化较快,预后较差。多数慢性肾炎患者肾功能呈慢性渐进性损害,肾脏病理类型是决定肾功能恶化进展快慢的重要因素(如系膜毛细血管性肾小球肾炎进展较快,膜性肾病进展较慢),但也与治疗是否合理等相关。

慢性肾炎临床表现呈多样性,个体间差异较大,故要特别注意因某一表现突出而造成误诊。如慢性肾炎高血压易误诊为原发性高血压,增生性肾炎(如系膜毛细血管性肾小球肾炎、IgA 肾病等)感染后急性发作时易误诊为急性肾炎,应予以注意。

慢性肾炎的治疗应以防止或延缓肾功能进行性恶化、改善或缓解临床症状及防治心脑血管并发症为主要目的,而不仅仅以消除尿红细胞或轻度尿蛋白为目标。可采用下列综合治疗措施:避免感染、劳累、妊娠及应用肾毒性药物(如氨基糖苷类抗生素、含马兜铃酸的中药等),多休息,根据肾功能情况限制蛋白质的摄入量,限制食物中脂肪、钠盐及磷的摄入量,积极控制高血压和减少尿蛋白,必要时应用糖皮质激素和细胞毒药物。

13-3 病理类型

二、药物治疗

(一)治疗药物分类

1.降压药 详见急性肾小球肾炎部分。

2.抗凝血、纤维蛋白溶解及抗血小板药物 肾小球毛细血管内凝血和纤溶障碍是肾小球肾炎不可逆变形成的决定因素之一。抗凝药物肝素能特异性地激活抗凝血酶Ⅲ(antithrombin Ⅲ,ATⅢ),香豆素类可竞争性抑制维生素 K 环氧化物还原酶,产生抗凝作用;阿司匹林是常用的抗血小板药,通过抑制血小板内环氧化酶的活性,减少血栓素 A_2(thromboxane A_2,TXA_2)的形成。它们可以改善毛细血管内凝血状态,降低蛋白尿。

3.免疫抑制剂 糖皮质激素具有强大的抗炎作用,通过与靶细胞胞质内的糖皮质激素受体结合,抑制炎症及免疫过程的许多环节。环孢素是一种真菌肽类,具有抗淋巴细胞的特性。他克莫司是一个大环内酯类免疫抑制剂,可抑制某些 T 细胞增殖促进基因的转录。麦考酚酸酯是一种新型免疫抑制剂,它在体内转化为麦考酚酸发挥作用,它可以非竞争、可逆地抑制次黄嘌呤核苷酸脱氢酶活性,对于核酸的合成或细胞活化都非常关键。

4.降尿酸药 高尿酸血症时,尿酸盐或尿酸结晶可沉积于肾小管,加重肾脏损害。别嘌醇是尿酸合成抑制药,但剂量宜小、用药时间要短、减药要快。苯溴马隆可以促进尿酸排泄,但需注意重度肾功能损害者(GFR<20mL/min)及患有严重肾结石的患者、孕妇及哺乳期妇女禁用。多饮水、碱化尿液有利于尿酸的排泄。目前新型的药物非布司他可明显减少剥脱性皮炎的发生率。

(二)治疗药物的不良反应

1.降压药　详见"原发性高血压的药物治疗"章节相关内容。

2.抗凝血、纤维蛋白溶解及抗血小板药物　均存在出血风险,需密切监测凝血功能。

3.糖皮质激素　常见不良反应包括向心性肥胖、痤疮、感染、高血压、消化道溃疡、精神障碍、无菌性股骨头坏死、糖尿病、骨质疏松、月经紊乱等。

4.环磷酰胺　常见不良反应包括骨髓抑制、肝功能损害、出血性膀胱炎、性腺抑制、脱发、胃肠道反应等。

5.麦考酚酸酯　常见不良反应包括感染、白细胞减少、胃肠道反应等。

6.环孢霉素　常见不良反应包括肝功能损害、肾功能损害、高血压、牙龈增生、多毛症、震颤等。

7.他克莫司　常见不良反应包括胃肠道反应、肝功能损害、肾功能损害、震颤、高血钾、高血糖等。

8.别嘌醇　常见不良反应包括皮疹、胃肠道反应、骨髓抑制,还可引起剥脱性皮炎、中毒性表皮坏死松解症等严重不良反应,使用噻嗪类利尿药及肾功能不全是该药超敏反应的危险因素,建议用药前可通过基因检测进行评估。

9.苯溴马隆　常见不良反应包括恶心呕吐等消化道反应,极少出现荨麻疹及眼结膜发炎。

(三)药物治疗原则

目前对本病尚缺乏有效的治疗药物,主要是对症治疗。治疗的目的在于缓解症状,消除蛋白尿,改善肾功能,延缓慢性肾病的进展,防止严重并发症。

(四)治疗药物选用

1.抗高血压和蛋白尿治疗　高血压和蛋白尿是加速肾小球硬化、促进肾功能恶化的重要因素,积极控制高血压和减少蛋白尿是治疗慢性肾炎两个重要的环节。力争把血压控制在<130/80mmHg水平,尿蛋白减少至<1g/d。目前研究表明,ACEI或ARB除具有降低血压作用外,还有减少蛋白尿和延缓肾功能恶化的肾脏保护作用,为治疗慢性肾炎高血压和(或)减少蛋白尿的首选药物。通常要达到减少蛋白尿的目的,应用剂量需高于常规的降压剂量。肾功能不全患者应用ACEI或ARB要防止高血钾,肌酐>265μmol/L(3mg/dL)时慎用。常用的ACEI有卡托普利12.5~25mg,每日2~3次;福辛普利10~20mg,每日1次。ARB类药物降压作用平稳、疗效好、作用时间长,患者耐受性好。常用的药物有氯沙坦25~50mg,每日1次;缬沙坦80mg,每日1次。

另外,钙通道阻滞剂除有降血压作用外,还可改善肾小球内血流动力学、降低氧耗,抗血小板凝集,保护肾功能。常用非洛地平5~10mg,每日1次;氨氯地平5mg,每日1次。硝苯地平等虽可降低全身血压,但可增加出球小动脉阻力,增加肾小球内压力,对肾功能不利。发生急进性高血压甚至高血压危象时需硝普钠0.5~1μg/(kg·min)静脉滴注。

2.抗凝、抗血小板治疗　抗凝和抗血小板治疗对某些类型的慢性肾小球肾炎(如IgA

肾病)伴高凝状态者有良好的稳定肾功能、减轻肾脏病理损伤的作用。常用的抗凝药有华法林及低分子量肝素,如依诺肝素钠 4000U,每日 1 次皮下注射。常用的抗血小板药有双嘧达莫,每次 100mg,每日 3～4 次,口服;阿司匹林 50～100mg/d,口服;噻氯匹定 250mg,每日 1～2次,口服。上述药物对有出血倾向的患者慎用或禁用。

3.免疫抑制剂治疗　慢性肾炎是否一定要使用该类药物,国内外尚无定论。目前大多不主张积极使用,一般建议在肾活检明确的基础上结合病因和临床特点决定是否应用。如果患者肾功能正常或仅轻度受损,病理类型较轻(如轻度系膜增生性肾炎、早期膜性肾病等),病情迁延 3 个月至半年以上,仍有大量蛋白尿,无禁忌证者可考虑使用糖皮质激素和免疫抑制剂进行治疗,但无效者应及时逐步撤去。糖皮质激素虽能缓解症状,短期效果很好,但对受损的肾单位并不能进行修复,反而可能诱发各种感染或使潜在的感染病灶扩散,加速肾功能的破坏。因而需结合患者病理及临床特点,权衡利弊,酌情使用。

(五)治疗药物的相互作用(见表 13-1-2)

表 13-1-2　　治疗药物的相互作用

药物名称	合用药物	相互作用结果
ACEI	安体舒通	易引起高钾血症
ARB	安体舒通	易引起高钾血症
氨氯地平	辛伐他汀	后者血药浓度增加,用量 20mg/d 以下
卡托普利	吲哚美辛	前者降压作用减弱

三、病例分析

(一)病例简介

患者,女,67 岁,体重 60kg。因"反复双下肢水肿 5 年余,发现肾功能异常 1 周"入院。患者近 5 年来反复出现双下肢浮肿,以劳累后明显,休息后可以缓减,患者一直未予重视和到医院就诊。近 1 周来加重,自觉尿中泡沫增多、尿量减少。在当地医院查尿蛋白(＋＋),血白蛋白 35g/L,血红蛋白 89g/L,肌酐 308μmol/L,血钾 5.7mmol/L。否认食物、药物过敏史。入院查体:慢性贫血病容,血压 160/100mmHg,眼睑、双下肢轻度浮肿,心率 98 次/min,心律齐,腹平软,肝脾肋下未及。入院后查 24h 尿蛋白定量 1560mg/d,血尿酸 589μmol/L,双肾 B 超提示双肾偏小,皮髓质分界不清,肾内灌注不佳。

入院诊断:慢性肾小球肾炎。

诊疗过程:该患者入院后在积极控制血压,缓解浮肿的情况下及时行肾穿刺检查,病理提示:硬化性 IGA 肾小球肾炎,80％肾小球已全球硬化,10％肾小球部分硬化。

请为该患者制订合理的治疗方案。

(二)病例解析

1.根据该患者病例特点及肾功能分级(按 GFR),该患者目前诊断:慢性肾小球肾炎、慢性肾脏病 3 期、肾性高血压、肾性贫血。

2.该患者的治疗目标为:血压控制在 130/80mmHg 以下,缓解症状,消除蛋白尿,改善肾功能,延缓慢性肾病病程的进展,防止严重并发症。

3.制订药物治疗方案:①注意休息,避免过于劳累、熬夜,避免情绪波动,保持良好心态。

避免加重肾脏损害的因素,寻找是否存在慢性感染,尽量不用肾毒性药物。②补充生物效价高的动物蛋白,如鸡蛋、牛奶、鱼类和瘦肉等,但不宜超过 1.0g/(kg·d)。同时控制饮食中磷的摄入,限制钠盐摄入,NaCl<6g/d,限制脂肪的摄入。保持大便通畅,可适当给予通便药物辅助。③积极控制血压和蛋白尿,结合患者目前肌酐 308μmol/L,不建议应用 ACEI 和 ARB 类药物,可以选择 CCB 类药物。④抗血小板治疗,减轻肾脏病理损伤。⑤控制尿酸、血脂的治疗。⑥该患者病理类型分析提示硬化性 IGA 肾小球肾炎,80％肾小球已全球硬化,10％肾小球部分硬化,无应用激素和免疫抑制剂的指征。

4. 具体方案如下:

氨氯地平 5mg,每日 1 次,口服

阿司匹林 100mg,每日 1 次,口服

非布司他 40mg,每日 1 次,口服

阿托伐他汀 20mg,每日 1 次,口服

5. 告知患者病情监测的长期性和必要性,定期监测血压、血脂、血尿酸、肾功能、尿蛋白定量等指标,尽可能延缓肾功能恶化和病情进展。

思考题

1. 谈谈你对急性肾小球肾炎药物对症治疗的理解。

2. 在慢性肾小球肾炎治疗过程中如何选择抗高血压和控制蛋白尿的药物?

13-4　习题

第二节　泌尿道感染

13-5　课件

一、疾病概述

泌尿道感染(urinary tract infection,UTI)又称尿路感染,是指各种病原微生物在尿路中生长、繁殖而引起的炎症性疾病,多见于女性,尤其多发于性生活活跃期及绝经后女性,老年男性、免疫力低下及尿路畸形者也可发生。根据感染发生部位可分为上尿路感染(肾盂肾炎)和下尿路感染(主要是膀胱炎),临床又有急性和慢性之分。

尿路感染 95％以上是由单一细菌引起的,最常见的致病菌是大肠埃希菌,其他致病菌如变形杆菌、克雷伯肺炎杆菌、铜绿假单胞菌、粪链球菌、金黄色葡萄球菌等。临床表现:①急性单纯性膀胱炎:发病突然,女性患者发病多与性活动有关。主要表现是膀胱刺激征,即尿频、尿急、尿痛,膀胱区或会阴部不适及尿道烧灼感。一般无全身感染症状,体温正常或有低热。其致病菌多数为大肠杆菌。②肾盂肾炎:是指发生于肾脏和肾盂的炎症,大多由细菌感染引起,按病程分为急性和慢性肾盂肾炎。急性单纯性肾盂肾炎急性起病,多有尿频、尿急、尿痛等膀胱刺激征,血尿,患侧或双侧腰痛等泌尿系症状,常伴寒战、高热、头痛、恶心、呕吐、食欲不振等全身症状,血白细胞计数升高和血沉增快。慢性肾盂肾炎是指病程超过半年的肾盂肾炎,是导致慢性肾功能不全的重要病因。其尿路感染表现不明显,可有乏力、低热、厌食等全身症状。③无症状菌尿:又称隐匿型菌尿,是一种隐匿型尿路感染,指患者有真

性细菌尿(清洁中段尿细菌定量培养连续 2 次大于 10^5/mL,且 2 次菌种相同)而无明显尿路感染的症状。致病菌多为大肠埃希菌,老年女性及男性发病率高。④复杂性尿路感染:复杂性尿路感染是指泌尿系统存在解剖或功能异常(如梗阻、结石等)或有肾外伴发病(如糖尿病、镰形细胞病等)时,反复或持续发作的尿路感染。其临床表现差异很大,从轻度的泌尿系统症状到膀胱炎、肾盂肾炎,严重者可导致败血症。

尿路感染的诊断需依据临床表现、尿细菌培养、肾功能及肾脏影像学检查,目的是了解尿路情况,及时发现有无尿路结石、梗阻、返流、畸形等导致尿路感染反复发作的因素。治疗原则除注意休息、多饮水、多排尿、及时去除诱因、治疗原发病外,主要为药物抗感染治疗。

二、药物治疗

(一)治疗药物的分类

1.β-内酰胺类抗生素,为繁殖期杀菌药,如青霉素类、头孢菌素类。

2.氨基糖苷类抗生素,为静止期杀菌药,如庆大霉素、阿米卡星、妥布霉素等。

3.喹诺酮类,为杀菌药,如诺氟沙星、氧氟沙星等。

详见"抗菌药物的合理使用"章节相关内容。

(二)治疗药物的不良反应

1.青霉素类　是各类抗生素中不良反应最少的一类,最常见的为过敏反应,可表现为皮疹、溶血性贫血等,最严重的为过敏性休克,需及时抢救,否则病死率高。在治疗梅毒时,需注意发生赫氏反应。

2.头孢菌素类　过敏反应较青霉素少见,可表现为皮疹、哮喘等,偶见过敏性休克等,需注意青霉素过敏者约有 5%～10%对头孢菌素有交叉过敏反应。静脉给药可发生静脉炎。第一代如头孢噻吩、头孢噻啶和头孢氨苄大剂量应用时可出现肾脏毒性,这与近曲小管细胞损害有关。长期应用可致菌群失调。

3.氨基糖苷类　主要不良反应包括耳毒性、肾毒性、过敏反应、神经肌肉接头阻滞等。

4.喹诺酮类　主要不良反应包括胃肠道反应、中枢神经系统反应、关节损害、结晶尿、肝损害、心脏毒性等。孕妇、18 岁以下患者禁用,有癫痫病史者慎用。

(三)治疗药物的应用原则

1.选用对致病菌敏感的药物　患者无病原学检查结果前,一般首选对革兰阴性杆菌有效的抗生素,尤其是首次发病时。治疗 3 天症状无改善时应按病原学检查结果调整用药。

2.根据病变部位选择抗菌药物　下尿路感染要求在尿中有高浓度的抗菌药物,如呋喃类药物、庆大霉素等。上尿路感染要求抗菌药在尿和肾内均有较高的浓度,如第三代头孢菌素等。

3.尽量避免使用肾毒性药物　选用肾毒性小、副作用少的抗生素。

4.联合用药　当单一用药治疗失败、混合感染、严重感染、耐药菌株出现时应进行联合用药治疗。

(四)治疗药物的选用

1.急性膀胱炎　对女性非复杂性膀胱炎,SMZ-TMP、呋喃妥因、磷霉素被推荐为一线药物。这些药物对正常菌群的影响相对小。其他药物,如阿莫西林、头孢菌素类、喹诺酮类也可以选用,疗程一般为 3～7 天。

2.肾盂肾炎　首次发生的急性肾盂肾炎的致病菌 80％为大肠埃希菌,在留取尿细菌检查标本后应立即开始治疗,首选对革兰阴性杆菌有效的药物。72h 显效者无须换药,否则应按药敏试验结果更改抗生素。

(1)病情较轻者:可在门诊口服药物治疗,疗程 10～14 天。常用药物有喹诺酮类、半合成青霉素类、头孢菌素类等。治疗 14 天后,通常 90％可治愈。如尿菌仍阳性,应参考药敏试验结果选用有效抗生素继续治疗 4～6 周。

(2)严重感染、全身中毒症状明显者:需住院静脉给药治疗。常用药物如氨苄西林、头孢噻肟钠、头孢曲松钠、左氧氟沙星等,必要时联合用药。氨基糖苷类抗生素肾毒性大,应慎用。经过上述治疗若有好转,可于热退后继续用药 3 天再改为口服抗生素,完成 2 周疗程。若治疗 72h 仍无好转,应按药敏试验结果更换抗生素,疗程不少于 2 周。

慢性肾盂肾炎治疗的关键是积极寻找并去除易感因素。急性发作时治疗方案同急性肾盂肾炎。

3.反复发作尿路感染　包括再感染和复发。

(1)再感染:多数病例有尿路感染症状,治疗方法与首次发作相同。对半年内发生 2 次以上者,可用长程低剂量抑菌治疗,即每晚临睡前排尿后服用小剂量抗生素 1 次,如复方甲噁唑 1～2 片或呋喃妥因 50～100mg 或氧氟沙星 200mg,每 7～10 天更换药物一次,连用半年。

(2)复发:复发且为肾盂肾炎者,特别是复杂性肾盂肾炎,在去除诱发因素(如结石、梗阻等)的基础上,应按药敏试验结果选择强有力的杀菌性抗生素,疗程不少于 6 周。反复发作者,给予长程低剂量抑菌疗法。

4.复杂性尿路感染　因基础疾病不同,感染的部位、细菌种类和疾病的严重程度不一样,因此需个体化对待,同时尽量根据尿培养结果选择用药。如采用经验疗法,48～72h 后应对疗效进行评估,根据尿培养结果调整用药。同时积极治疗基础疾病。

5.无症状性菌尿　是否治疗目前有争议,一般认为不需治疗,但有下述情况者应给予治疗:①妊娠期无症状性菌尿;②学龄前儿童;③出现有症状感染者;④肾移植、尿路梗阻及其他尿路有复杂情况者。根据药敏试验结果选择有效抗生素,主张短疗程用药。

6.妊娠期尿路感染　宜选用毒性小的抗菌药物,如阿莫西林、呋喃妥因或头孢菌素类等。孕妇的急性膀胱炎治疗时间一般为 3～7天。孕妇急性肾盂肾炎应静脉滴注抗生素治疗,可用半合成广谱青霉素或第三代头孢菌素,疗程为两周。反复发生尿感者,可用呋喃妥因行长期低剂量抑菌治疗。

13-6　妊娠期用药

(五)治疗药物的相互作用(见表 13-2-1)

表 13-2-1　治疗药物的相互作用

药物名称	合用药物	相互作用结果
β-内酰胺类	氨基糖苷类	协同杀菌(不能混合注射)
头孢菌素	氨基糖苷类	肾毒性可能增加
氨基糖苷类	地西泮、骨骼肌松弛药	加重神经肌肉接头阻滞
青霉素	华法林	增加出血风险

三、病例分析

(一) 病例简介

患者,女性,32 岁。因"尿频、尿急、尿痛 2 天"入院。患者 2 天前无明显诱因下出现尿频、尿急、尿痛,伴右侧腰痛。否认以往有类似发作,否认有慢性病史,否认食物、药物过敏史。入院查体:体温 38.3℃,一般情况可,右肾区叩击痛(+),未见其他异常。辅助检查:血常规 WBC 15×10^9/L,中性粒细胞 85%。尿常规:尿液浑浊,尿蛋白(++),镜检白细胞满视野。中段尿培养示大肠埃希菌。血培养:阴性。中段尿支原体、衣原体培养阴性。B 超:双肾、输尿管未见明显异常。

请为该患者制订合理的治疗方案。

(二) 病例解析

1. 该患者诊断首先考虑为急性肾盂肾炎。诊断依据:年轻女性,有明确的全身表现,体温>38.0℃,伴明显的尿路刺激症状,查体有右肾区叩痛阳性,实验室检查提示:尿白细胞大量,血白细胞明显偏高,中段尿培养提示大肠埃希菌阳性。

2. 确定治疗目标　通过抗感染治疗,减轻全身和局部症状,清除隐藏在体内的病原体,预防败血症。

3. 制订药物治疗方案　在注意休息、多饮水、多排尿、不憋尿的基础上予抗感染治疗。

首次发生的急性肾盂肾炎的致病菌 90% 为大肠埃希菌,在留取尿细菌检查标本后应立即开始治疗,首选针对革兰阴性杆菌有效的药物。72h 显效者无须换药,否则应按药敏试验结果更改抗菌药物。该患者 B 超检查未发现尿路梗阻因素,亦未发现肾周脓肿等,血培养阴性,支原体、衣原体培养阴性,且系首次发作,予哌拉西林静脉滴注治疗,3 天后如体温高峰逐渐下降,尿路刺激症状明显缓解,无须更改抗生素治疗方案。10 天后复查血常规、尿常规,如明显好转,后续可改左氧氟沙星或头孢克肟等抗生素口服至两周足疗程。如果哌拉西林效果不好,可根据药敏试验结果调整用药。

4. 具体方案如下:

NS 100mL+哌拉西林 3.75g,每 8h 1 次,静脉滴注。

5. 监测、评估病情:定期监测患者血常规、尿常规、尿细菌培养及药敏试验等指标,密切观察患者体温、尿路刺激征等临床表现,及时进行评估和干预。

思考题

1. 请选择 3 种常见的治疗泌尿道感染的药物,写出主要成分及使用注意事项。

2. 请简述上、下尿路感染在治疗药物选用方面有何区别。

13-7　习题

第三节 慢性肾衰竭

13-8 课件

一、疾病概述

慢性肾衰竭(chronic renal failure,CRF)是由各种原因引起的肾脏进行性损害,致使肾单位严重损毁,肾小球滤过率(GFR)严重下降,$<30mL/(min \cdot 1.73m^2)$,是各种慢性肾脏病持续进展至后期的共同结局。它是以代谢产物潴留,水、电解质代谢紊乱及酸碱平衡失调和全身各系统症状为表现的一种临床综合征。

慢性肾衰竭的病因主要有糖尿病肾病、高血压肾小动脉硬化、原发性与继发性肾小球肾炎、肾小管间质疾病、肾血管疾病、遗传性肾病等。在发达国家,前两者是主要病因,在中国等发展中国家,原发性肾小球肾炎为主要病因,但近年来糖尿病肾病导致的慢性肾衰竭有明显增加趋势,有可能一跃成为首要病因。高血糖、高血压、蛋白尿、低蛋白血症、吸烟、贫血等均为慢性肾衰竭渐进性发展的危险因素。慢性肾衰竭的发病机制尚未完全阐明,目前认为可能与肾单位高灌注、肾单位高代谢、细胞因子和生长因子的作用等有关。

慢性肾衰竭的临床表现如下:

(1)水、电解质代谢紊乱及酸碱平衡失调,以代谢性酸中毒、水钠潴留最为常见,另外还可出现高钾血症、低钙高磷血症。

(2)蛋白质、糖类、脂肪和维生素代谢紊乱,一般表现为蛋白质代谢产物蓄积(氮质血症),也可有血清白蛋白水平下降、血浆和组织必需氨基酸水平下降等。糖代谢异常主要表现为糖耐量降低和低血糖两种情况,以前者多见。高脂血症相当常见,其中多数患者表现为轻到中度高甘油三酯血症,少数患者表现为轻度高胆固醇血症,或两者兼有。维生素代谢紊乱也很常见,如血清维生素 A 水平增高、维生素 B_6 及叶酸缺乏等。

(3)心血管系统:心血管病变是患者常见的并发症和最主要死因,如高血压、心力衰竭、尿毒症性心肌病、心包病变、血管钙化和动脉粥样硬化,其中,心力衰竭是尿毒症患者最常见的死亡原因。

(4)呼吸系统:酸中毒时可出现气促,体液过多可以引起肺水肿、胸腔积液,代谢产物潴留可以引起尿毒症性支气管炎、肺炎、胸膜炎等病变。

(5)消化系统:常是本病最早出现的症状,主要表现为食欲不振、恶心、呕吐、口腔有尿味,消化道出血发生率较正常人明显增高。

(6)血液系统:主要是肾性贫血、出血倾向及血栓形成倾向。

(7)神经肌肉系统:早期可有疲乏失眠、注意力不集中,其后会出现抑郁、记忆力减退、性格改变。严重时还会出现反应淡漠、谵妄、惊厥、幻觉、精神异常、昏迷等。周围神经病变也很常见,最常见的是肢端袜套样分布的感觉丧失。

(8)内分泌功能紊乱:包括肾脏本身内分泌功能紊乱、继发性甲状旁腺功能亢进、糖耐量异常和胰岛素抵抗、下丘脑-垂体内分泌功能紊乱、性腺功能减退等。

(9)骨骼病变:由于钙、磷等矿物质代谢及内分泌紊乱导致骨矿化和代谢异常,又称为肾性骨营养不良,包括高转化性骨病、低转化性骨病和混合性骨病。

慢性肾衰竭的诊断并不困难,主要依据病史、临床表现及肾功能检查,但需注意其临床表现复杂,各系统表现均可成为首发症状。如有条件,可在疾病早期尽早行肾活检以明确导致慢性肾衰竭的基础疾病。

13-9　肾活检

慢性肾衰竭的治疗原则:①限制蛋白质摄入量的优质蛋白饮食,以减少含氮代谢产物生成,可减轻症状及相关并发症。②延缓或逆转早中期慢性肾衰的进展,避免或消除 CRF 急剧恶化的危险因素,阻断或抑制肾单位损害渐进性发展的各种途径,保护健存肾单位。对已有的肾脏疾患或可能引起肾损害的疾患(如糖尿病、高血压病等)进行及时有效的药物治疗。③终末期肾衰患者需采用肾脏替代治疗,包括血液透析、腹膜透析和肾移植术。

二、治疗药物

(一)治疗药物的分类

1.营养支持药　补充必需氨基酸和(或)α-酮酸对慢性肾衰竭患者有重要作用。必需氨基酸和 α-酮酸可使体内的必需氨基酸/非必需氨基酸比例失调得到纠正,有利于改善蛋白质的合成,氮代谢产物生成减少,延缓慢性肾衰竭的进展。同时,α-酮酸制剂中还含有钙盐,有助于纠正钙磷代谢紊乱。

2.抗贫血药　重组人促红细胞生成素(rhu-EPO)是最早用于临床的重组基因工程药物之一,可通过促进骨髓红系细胞的增生及分化,促进红细胞成熟与释放,增加红细胞数量,从而改善贫血。在 EPO 促进红系细胞造血的过程中,会伴随着一定程度的铁剂、叶酸和维生素 B_{12} 等造血原料的缺乏,常需合并使用。

3.钙调节药　①活性维生素 D 指 $1,25\text{-}(OH)_2$ 维生素 D_3。慢性肾衰时,活性维生素 D 缺乏。补充活性维生素 D 能促进肠及肾小管吸收钙,抑制骨钙释放,促进骨形成。还能抑制甲状旁腺激素分泌,有效改善肾性骨营养不良及继发性甲状旁腺功能亢进。②碳酸钙、葡萄糖酸钙等钙剂可补充钙离子,纠正低钙血症,改善钙磷代谢紊乱,拮抗高钾血症对心脏的损害。

4.降磷药物　如碳酸司维拉姆、碳酸镧为新型不含钙的磷结合剂,可有效降低血磷水平而不增加血钙水平。

5.清除肠道毒素药　包醛氧化淀粉、活性炭可以在患者肠道内与含氮代谢产物结合而排出体外,用以降低血清尿素氮含量。

6.降压药、降糖药　详见相应章节内容。

(二)治疗药物的不良反应

1.复方氨基酸注射液　较少发生过敏反应,偶有恶心、呕吐、胸闷、心悸等不良反应,长期输注可能引起代谢性酸中毒。

2.α-酮酸　不良反应较少,主要是可引起高钙血症,个别患者出现中上腹饱胀。

3.重组人促红细胞生成素　少数患者用药初期可出现头痛、低热、乏力、关节痛等,绝大多数经对症处理后好转,不影响继续使用。还可出现高血压、血栓形成、肝功能损害及恶心呕吐等消化道反应。极少数患者可出现荨麻疹甚至过敏性休克等过敏反应,因此初次使用本品时建议先少量使用,确定无异常反应再应用全量。

4.活性维生素 D　长期大量应用可引起软弱无力、头痛、嗜睡、恶心、呕吐、肌肉酸痛、骨痛、金属味觉。需定期监测血钙。

5.碳酸司维拉姆　常见恶心、呕吐、便秘、上腹疼痛及腹泻、消化不良等胃肠道不良反应,禁用于肠梗阻患者。

6.包醛氧化淀粉　本品具有吸水并刺激肠蠕动,少数患者有轻度腹痛、腹泻、呕吐等。可逐渐自行消失或减量后消失。

(三)治疗药物的应用原则

对慢性肾衰竭患者,要采取各种药物治疗措施延缓、停止或逆转慢性肾衰竭的进展,防止进展到终末期肾病。

1.有效控制血压　目前认为慢性肾衰竭患者血压控制目标需在 130/80mmHg 以下,24h 持续有效地控制好血压,对保护靶器官具有重要作用,但需注意降压的个体化方案。

2.严格控制血糖　研究表明,糖尿病患者空腹血糖控制在 5.0～7.2mmol/L,糖化血红蛋白(HbA1c)<7％可延缓慢性肾衰竭进展。

3.控制蛋白尿　将蛋白尿控制在<0.5g/24h,或明显减少尿中的微量白蛋白,均可改善慢性肾衰竭的长期预后,包括延缓病情进展和提高生存率。

4.ACEI 和 ARB 的应用　ACEI 和 ARB 除具有良好的降压作用外,还能减少肾小球高滤过、减轻蛋白尿,同时还可以抗氧化、减轻肾小球损害,减少心肌重塑、降低心血管事件的发生率。但是肾动脉狭窄、血肌酐>256μmol/L 时需慎用,同时要警惕发生高钾血症。

(四)治疗药物的选用

慢性肾衰竭时,由于进入体内的药物不能顺利地随尿排出,易在体内潴留,因此应根据其药动学特点、排泄途径、肌酐清除率等因素决定药物使用剂量,尽量避免使用肾毒性药物。

1.纠正水、电解质代谢紊乱和酸碱平衡失调　慢性肾衰竭如无严重水肿、心力衰竭,不应盲目限制饮水量,每日摄入水量应在前日尿基础上另加 400～500mL 液体。当有水钠潴留时,对于慢性肾衰竭患者需选用强力利尿药,如呋塞米、布美他尼等,一般口服呋塞米每次 20mg,每日 2～3 次,必要时可静脉注射。除非合并低钾血症,一般不首选保钾类利尿药,如螺内酯。慢性肾衰竭患者易出现高钾血症,轻度血钾升高者应限制钾摄入,停用能升高血钾的药物,并强力利尿。血钾严重升高者(血钾>6.5mmo/L)可用 10％葡萄糖酸钙 10～20mL 静脉注射,及胰岛素-葡萄糖液静脉滴注(葡萄糖 4～6g 中加胰岛素 1 单位),并予静脉滴注 5％碳酸氢钠 5～12.5g,纠正代谢性酸中毒,根据病情需要 4～6h 后还可重复给予。

2.高血压的治疗　严格控制血压是预防慢性肾衰竭进展的最重要措施。目前建议血压非透析患者控制在 130/80mmHg 以下,透析患者控制在 140/90mmHg 以下,益于延缓肾衰竭的进展。ACEI、ARB、CCB、利尿剂或 β 受体拮抗剂均可应用,以 ACEI、ARB、CCB 应用较为广泛。由于 ACEI 和 ARB 有升高血钾和一过性升高血肌酐的可能,使用时应密切随访相应指标,特别是在肾功能严重受损的患者应用时尤需谨慎。

3.心力衰竭的治疗　方法与一般心力衰竭相似,但疗效较差。①强心:常选用快速短效的洋地黄类制剂,以减少蓄积中毒,药物剂量可根据肌酐清除率调整。其中,地高辛的维持量为每日或隔日 0.125mg,西地兰针常在左心衰竭急性发作时使用,一般每次 0.2～0.4mg。②强力利尿:一般选用快速强效利尿药,如呋塞米 20～100mg 静脉注射。③扩张血管:可予硝普钠 $10\sim25\mu g/min$ 静脉滴注,根据血压监测情况调整药物剂量。还可选用硝酸酯类药物增加静脉容量,降低心脏前负荷。如硝酸甘油舌下含服,每次 0.3mg,每 5min1次,必要时可重复使用;或硝酸异山梨酯(消心痛)口服,每次 $5\sim20mg$,每 $6\sim8h$ 1 次。

4.贫血的治疗　EPO 是治疗肾性贫血的首选药物,大多数慢性肾衰竭患者会出现贫血,当排除失血因素,HB 低于 100g/L 时,应使用 EPO 治疗。一般开始用量为每周 $80\sim120U/kg$,分 $2\sim3$ 次皮下注射,然后根据患者 HB 水平及变化速度调整用量,待血红蛋白上升至 $110\sim120g/L$ 时减量或减少使用次数,使血红蛋白维持在 $100\sim120g/L$。使用中应注意小剂量逐步递增的原则,避免血红蛋白上升速度过快,以减少高血压、血管栓塞等并发症。在应用 EPO 的同时,一般需要及时补充铁剂、叶酸和维生素 B_{12} 等造血原料。

5.蛋白尿的治疗　控制蛋白尿可以延缓慢性肾衰竭的进展,还可减少减轻心血管并发症,是改善患者长期预后的重要环节,ACEI/ARB 类药物控制蛋白尿有较好疗效。

6.低钙血症、高磷血症和肾性骨病的治疗　慢性肾衰竭常合并低钙及高磷血症。除限制磷摄入外,可口服磷结合剂,以碳酸钙较好,口服碳酸钙一般每次 $0.5\sim2g$,每日 3 次,餐中服。还可服用碳酸司维拉姆 $0.8\sim1.6g$,每日 3 次,餐中服用。对明显低钙血症患者及肾性骨营养不良者,可补充钙剂或使用活性维生素 D 制剂,常用药物包括:$1,25\text{-}(OH)_2$ 维生素 D_3(骨化三醇),$0.25\mu g/d$,连服 $2\sim4$ 周;如血钙和骨痛症状无改善,可将用量增加至 $0.5\mu g/d$,低钙纠正以后,非透析患者不推荐常规使用。凡补充钙剂及骨化三醇患者,治疗中均需要监测血钙、磷浓度,一旦发生高钙血症应及时停药。

7.预防和控制感染　慢性肾衰竭患者极易并发感染,特别是肺部感染、尿路感染。平时应注意预防感染,一旦合并感染,应及时使用抗生素治疗,禁用或慎用肾毒性药物,按照肾功能指标调整药物剂量。

8.高脂血症的治疗　非透析的慢性肾衰竭患者与一般高血脂者治疗原则相同,可应用他汀类药物治疗。对维持透析患者,高脂血症的标准宜放宽,如血胆固醇水平应保持在 $250\sim300mg/dL$,血甘油三酯水平应保持在 $150\sim200mg/dL$。

9.口服吸附和导泻疗法　对于非透析患者,可口服包醛氧化淀粉、活性炭制剂或使用甘露醇等,利用胃肠道途径增加毒素的排出,对减轻患者氮质血症起到一定的辅助作用。

10.其他　①糖尿病肾衰竭患者随着 GFR 的明显下降,必须相应减少胰岛素用量;②高尿酸血症通常不需药物治疗,但如合并痛风,可口服别嘌醇 0.1g,每日 $1\sim2$ 次;③皮肤瘙痒:口服抗组胺药物,对部分患者有效。

(五)治疗药物的相互作用(见表 13-3-1)

表 13-3-1　治疗药物的相互作用

药物名称	合用药物	相互作用结果
α-酮酸	钙剂	血钙水平升高
骨化三醇	维生素 D 及其衍生物、噻唑类利尿剂	高钙血症
骨化三醇	苯巴比妥	前者吸收不良
氯化钾	钙剂	纠正高钾
碳酸司维拉姆	环丙沙星	后者生物利用度降低

三、病例分析

(一)病例简介

患者,女性,53 岁。因"确诊慢性肾衰竭 1 年余,咽痛 2 天"就诊。患者 10 年前因"多尿、多饮、多食、消瘦"于当地医院诊断为 2 型糖尿病,不规则应用胰岛素、二甲双胍等治疗,血糖波动很大。1 年前患者因"血肌酐升高"于当地医院诊断为慢性肾衰竭,改复方 α-酮酸片、胰岛素等治疗,目前血糖稳定。2 天前患者受凉后出现咽痛、发热、食欲不佳,最高 38.8℃,无咳嗽咳痰、腹痛吐泻、尿少等其他不适,未用药治疗。否认嗜烟酒史,否认药物过敏史。体检:体温 38.3℃,血压 132/70mmHg,神清,一般情况可,呼吸平稳,咽红,双侧扁桃体Ⅰ度肿大,心率 90 次/min,律齐。腹平软,无压痛,双肾区无叩痛,双下肢不肿。实验室检查:血常规示白细胞 12.3×10^9/L,中性粒细胞比例 82%,血红蛋白 100g/L,血生化示肌酐 336μmol/L。

诊断:急性上呼吸道感染、2 型糖尿病、慢性肾衰竭。

药物治疗方案:复方 α-酮酸片 2.52g,每日 3 次,口服;阿莫西林胶囊 0.5g 每日 3 次,口服;布洛芬缓释胶囊 0.3g,每日 3 次,口服;胰岛素原方案继续治疗。

请对该病例进行用药分析。

(二)病例解析

慢性肾衰竭患者极易并发感染,如不及时抗感染治疗,可能会导致肾功能损害进一步加重。该患者出现咽痛发热,咽红,扁桃体肿大,辅助检查示白细胞和中性粒细胞计数升高,可以诊断为"急性上呼吸道感染",予阿莫西林抗感染及复方 α-酮酸片、胰岛素继续治疗是合理的。

本案例中,还使用了布洛芬缓释胶囊用以缓解发热及咽痛。布洛芬为非甾体抗炎药,具有解热镇痛和抗炎的作用。该药在肝内代谢,60%～90%经肾由尿排出,又因其对肾内小血管有明显的收缩作用,可以导致肾缺血的发生,因此慢性肾衰竭患者应慎用此类药物。本例患者有上呼吸道感染,体温升高且食欲缺乏,存在机体容量不足的可能性,且血肌酐升高至 336μmol/L,提示肾损害比较严重,因此不宜使用非甾体抗炎药物,以防止进一步加剧肾损害。建议立即停用布洛芬缓释胶囊。

用药监护:在治疗过程中,需注意监测患者的体温、心率、血压,观察是否有恶心呕吐等胃肠道不适,注意复查肝肾功能、血糖等指标及时进行评估和干预。

思考题

1. 请简述慢性肾衰竭治疗药物的应用原则。
2. 请简述慢性肾衰竭时纠正水、电解质代谢紊乱和酸碱平衡失调时药物的选用。

13-10 习题

(孟艳 支雅军 姚晓坤)

第十四章

内分泌代谢性疾病的药物治疗

➡️ **学习目标**

1. **掌握** 甲状腺功能亢进症、糖尿病、痛风、骨质疏松症、高脂血症的定义、主要临床表现、药物治疗原则及如何规范选择治疗药物。
2. **熟悉** 甲状腺功能亢进症、糖尿病、痛风、骨质疏松症、高脂血症治疗药物的种类、不良反应和相互作用。
3. **了解** 甲状腺功能亢进症、糖尿病、痛风、骨质疏松症、高脂血症的病因、治疗原则等。

第一节 甲状腺功能亢进症

14-1 课件

一、疾病概述

甲状腺功能亢进症简称甲亢,是指多种病因引起甲状腺本身功能亢进,甲状腺激素合成和分泌过多所导致的以神经、循环、消化等系统兴奋性增高和代谢亢进为主要表现的甲状腺毒症。其主要症状有易激动、烦躁、失眠、心悸、乏力、怕热、多汗、消瘦、食欲亢进、大便次数增加或腹泻、女性月经稀少,可伴发周期性瘫痪和近端肌肉进行性无力、萎缩。甲亢属于自身免疫性疾病,其病因复杂,包括弥漫性毒性甲状腺肿(也称 Graves 病,简称 GD)、炎性甲亢、药物性甲亢、hCG 相关性甲亢(妊娠呕吐性暂时性甲亢)、TSH 增高型甲亢(垂体瘤)。Graves 病是甲亢最常见的病因,临床上 80% 以上的甲亢是由 Graves 病引起的。

甲亢的发病率约为 2%,中青年女性多见,男女之比为 1:(4~6),多数起病缓慢,少数在精神创伤和感染等应激后急性发病,典型表现有甲状腺激素分泌过多所致高代谢综合征,甲状腺肿大及突眼征,老年和小儿患者表现多不典型。

实验室检查:血清中总甲状腺激素(TT_4、TT_3)受甲状腺激素结合球蛋白(TBG)含量的影响,在患者无 TBG 异常时,血清 TT_4、TT_3 的升高提示甲亢。血清中游离甲状腺激素(FT_4、FT_3)水平升高是诊断甲亢的首要指标,血清中促甲状腺激素(TSH)水平是反映甲状腺功能最敏感的指标,甲亢时 TSH 水平降低。TSH 受体抗体(TRAb)是鉴别甲亢病因、诊断 Graves 病的重要指标之一,75%～96% 的 Graves 病新诊断患者 TRAb 阳性。甲亢时,放射性核素检查,甲状腺^{131}I 摄取率增加。

甲亢的治疗主要包括一般治疗(低碘饮食,适当休息和各种支持疗法,补充足够热量和营养,失眠者可给予镇静剂)和控制甲亢症候群治疗(包括抗甲状腺药物治疗、放射性碘治疗及手术治疗)。

二、治疗药物

(一)治疗药物的分类

目前常用的抗甲状腺功能亢进症的药物包括硫脲类和咪唑类,代表药物分别为丙硫氧嘧啶和甲巯咪唑,见表 14-1-1 和表 14-1-2。

表 14-1-1　常用的抗甲状腺功能亢进症的药物

药物类别	常用药物名称	每日用量(mg)	每日应用次数
硫脲类	丙硫氧嘧啶	100～450(最大剂量 600)	3
咪唑类	甲巯咪唑	2.5～45(最大剂量 60)	1 次起始,可增加至 3 次
其他	碘化钾(甲亢术前准备)	180～750	3

表 14-1-2　丙硫氧嘧啶和甲巯咪唑的区别

	丙硫氧嘧啶	甲巯咪唑
作用特点	可抑制外周组织 T_4 转化成 T_3,起效快,作用短暂,严重病例和甲亢危象时首选。在甲状腺内作用时间短,且浓度低,需要 1 天 3 次给药	作用强,作用缓慢而持久,用于甲亢治疗的维持期效果好。在甲状腺内作用时间可达 24h,且浓度高,一般 1 天 1 次给药即可
通过乳汁分泌的量	量较小,但肝毒性大且不良反应后果严重,故哺乳期妇女不用	量大,但不良反应小,哺乳期妇女首选,分次给药减少对婴儿的影响
通过胎盘的量	为甲巯咪唑的 1/10,妊娠早期首选	用于妊娠中后期甲亢
主要不良反应	非剂量依赖性的轻度白细胞减少、肝损害	白细胞减少更为常见、肝损害少见,呈剂量依赖性

(二)治疗药物的不良反应

1.甲巯咪唑　主要不良反应是皮疹、白细胞和中性粒细胞计数减少、肝功能损害,还可引起胰岛素自身免疫综合征,诱发低血糖反应。

2.丙硫氧嘧啶　常见关节痛、头痛、瘙痒、皮疹、药物热、轻度白细胞计数减少、脉管炎、肝功能损害、少见中性粒细胞胞浆抗体相关性血管炎(肾脏受累多见,主要表现为蛋白尿、进行性肾损害、发热、关节痛、肌痛、咳嗽、咯血等,通常在停药后可缓解,严重病例需要大剂量糖

14-2　放射碘治疗甲亢

皮质激素治疗)。

(三)治疗药物的应用原则

抗甲状腺功能亢进症的药物治疗遵循分阶段给药原则,即药物的剂量选择可分为"控制""减量"和"维持"三个阶段。

1. 控制阶段即初治阶段,大剂量使用丙硫氧嘧啶或甲巯咪唑。如给予丙硫氧嘧啶,初始剂量为 50～150mg,每天 2～3 次,或甲巯咪唑 10～20mg,每天 1 次。一般 1～2 周后起效,4～8 周可使甲亢症状缓解,T_3、T_4 恢复正常。

2. 减量阶段是指患者服药后,症状显著减轻、体重增加、心率下降至 80～90 次/min,T_3 或 T_4 接近正常时,可根据病情每 2～4 周减量一次,每次减丙硫氧嘧啶 50～100mg 或甲巯咪唑 5～10mg;药物减量不宜过快,一般需要 2～3 个月,当患者病情控制良好,每日丙硫氧嘧啶用量为 50～100mg,甲巯咪唑用量为 5～10mg 时,即可转入维持阶段。

3. 甲状腺功能恢复正常后改为维持量,维持期约 1～1.5 年。在整个疗程中,应避免间断服药。须注意的是,在用药的任何阶段,尤其是当患者遭受感染或精神创伤时,应随时酌增药量,待病情稳定后再逐渐减量。

(四)治疗药物的选用

药物是甲亢治疗的基础,其适应证为:①病情较轻,甲状腺轻度、中度肿大患者;②年龄不超过 20 岁;③孕妇、高龄或因其他严重疾病不宜手术者;④放射性[131]I 和手术治疗前的准备;⑤术后复发,不宜用放射性[131]I 治疗者。

1. 妊娠伴甲亢首选最小有效剂量的丙硫氧嘧啶进行治疗,用药期间不宜哺乳。

2. 抗甲亢药物在白细胞计数偏低、肝功能异常等情况下慎用。结节性甲状腺肿合并甲亢者、甲状腺癌患者禁用。

3. 甲亢危象防治:①抑制甲状腺激素合成首选丙硫氧嘧啶,600mg,口服;②抑制已合成的甲状腺激素释放可服用复方碘溶液;③应用普萘洛尔降低周围组织对甲状腺激素的反应;④静滴氢化可的松提高机体的应激能力,抑制 T_4 转化为 T_3;⑤吸氧,物理降温,必要时应用镇静剂或人工冬眠,抗感染,纠正休克,维持水电解质平衡,补充足够热量及维生素等。

(五)治疗药物的相互作用(见表 14-1-3)

表 14-1-3　治疗药物的相互作用

药物名称	合用药物	相互作用结果
甲巯咪唑、丙硫氧嘧啶	抗凝药	增强抗凝作用
丙硫氧嘧啶	磺胺类药物、保泰松、巴比妥类、磺酰脲类	加重抑制甲状腺功能
丙硫氧嘧啶	碘剂	前者需要量增加或用药时间延长

三、病例分析

(一)病例简介

患者,女性,29 岁。近半年来出现乏力、怕热、多汗、心慌、易怒、失眠、多食、大便次数增加等症状,最近上述症状加重,劳累后心慌、气短明显,夜间憋醒到医院就诊。否认有其他慢性病史,否认食物、药物过敏史。查体:T 37℃,P 115 次/min,R 20 次/min,BP 130/80mmHg,

消瘦,皮肤潮湿,双手有细震颤,眼球突出,闭合障碍,甲状腺Ⅱ°肿大,质软,无结节,两上极可触及震颤,可闻及血管杂音,心界稍向左扩大,心率 115 次/min。化验结果:血清促甲状腺激素(TSH)<0.1mU/L,FT₃、FT₄ 明显升高,其他检查未发现明显异常。

请为该患者制订完整的药物治疗方案。

(二)病例解析

1. 根据该患者病例特点目前诊断:①Graves 病;②甲亢性心脏病,心功能Ⅱ级。

2. 确定治疗目标:积极治疗原发病(Graves 病),对症治疗心脏病。

3. 制订药物治疗方案:该患者诊断及治疗目标明确,根据指南,首选抗甲状腺功能亢进症药物治疗,初治阶段大剂量起用,改善症状,减少并发症的发生。

4. 具体治疗方案如下:

  丙硫氧嘧啶片 100mg tid po

  普萘洛尔(心得安)片 10mg tid po

5. 监测、评估和干预:开始药物治疗后,需严密监测甲状腺功能,1~3 周后可见症状缓解,1~2 个月后症状可以得到控制。定期复查血常规、肝功能,密切观察疗效、药物不良反应,及时进行评估和干预。

思考题

1. 常用的抗甲状腺功能亢进症药物分哪几类? 分别列举代表药物。

2. 如何制订甲亢的药物治疗方案?

14-3 习题

第二节 糖尿病

14-4 课件

一、疾病概述

糖尿病(diabetes mellitus,DM)是一组由胰岛素分泌缺陷和(或)胰岛素作用缺陷引起的碳水化合物、脂肪和蛋白质代谢失衡,以持续高血糖为特征的代谢紊乱性疾病。许多糖尿病患者并无明显症状,部分典型患者可出现"三多一少"症状,即多尿、多饮、多食、体重减轻。目前糖尿病的类型可分为 4 种。

1. 1 型糖尿病(T1DM)　胰岛 β 细胞破坏,常导致胰岛素分泌绝对不足,必须用胰岛素终身治疗来控制血糖,减少并发症发生的风险。1 型糖尿病任何年龄均可发病,但 30 岁以前最常见;起病急,多有典型的"三多一少"症状;血糖显著升高,经常反复出现酮症;血中胰岛素和 C 肽水平很低,甚至检测不出。

2. 2 型糖尿病(T2DM)　约占糖尿病患者总数的 90%,可分为肥胖型和非肥胖型,主要由遗传易感性、高热量饮食、缺乏运动、向心性肥胖等复杂的病理生理过程联合作用导致高血糖。2 型糖尿病一般有家族病史;起病隐匿、缓慢,无症状时间可达数年至数十年,多在体检时发现;多数患者肥胖或超重、食欲好,精神状态和体力与正常人无差别,偶尔有疲乏无力,少数患者出现低血糖;随着病程进展,可出现糖尿病慢性并发症。

3.其他特殊类型糖尿病　是指目前病因已经明确的继发性糖尿病,包括遗传缺陷、胰腺病变、内分泌疾病、药物或化学品所致的糖尿病等。

14-5　诊断

4.妊娠期糖尿病　是指妊娠过程中初次发现的任何程度的糖耐量异常。

血糖升高是诊断糖尿病的主要依据,正常成人空腹血糖范围在 3.9~6.1mmol/L(70~110mg/dL),餐后 2h 血糖<7.8mmol/L (140mg/dL)。有典型糖尿病症状加上任意时间血糖≥11.1mmol/L (200mg/dL)或空腹血糖≥7.0mmol/L(126mg/dL)或葡萄糖负荷后 2h 血糖≥11.1mmol/L(200mg/dL)即可确诊。糖化血红蛋白的测定能客观地反映测定前 3 个月的平均血糖水平,不但可作为糖尿病的诊断参考,还可用于糖尿病患者近期病情监测和用药监测。血糖高于正常范围又未达到糖尿病诊断标准者,须进行口服葡萄糖耐量试验 (OGTT)。血浆胰岛素和 C 肽测定有助于评价胰岛 β 细胞功能。

14-6　正确测量血糖

14-7　患者教育

糖尿病的治疗强调早期治疗、长期治疗、综合治疗、治疗措施个体化原则。国际糖尿病联盟(IDF)提出了糖尿病治疗的"五驾马车",即饮食疗法、运动疗法、药物治疗、血糖监测及糖尿病教育与心理治疗。

二、治疗药物

(一)治疗药物的分类

糖尿病的药物治疗包括胰岛素、GLP-1 受体激动剂和口服降糖药。

1.胰岛素　胰岛素是最有效的降糖药物,按作用时间长短分为速效、短效、中效、长效胰岛素(见表 14-2-1)。

14-8　药物治疗

14-9　胰岛素的应用

表 14-2-1　胰岛素制剂种类及其特点

类别	制剂名称	起效时间	作用达峰时间	维持时间	给药方法
速效	门冬胰岛素	10~20min	1~3h	3~5h	紧邻餐前给药或餐后立即皮下注射给药
	赖脯胰岛素	约 15min	30~70min	2~5h	将要进餐之前给药或餐后立即皮下注射给药
短效	普通(常规)胰岛素	0.5~1h	2~4h	5~7h	餐前 15min 皮下注射
		10~30min	15~30min	0.5~1h	抢救糖尿病酮症酸中毒和高血糖高渗状态,静脉注射
中效	低精蛋白锌胰岛素	2.5~3h	5~7h	约 24h	早餐前 30~60min,qd,皮下注射

续表

类别	制剂名称	起效时间	作用达峰时间	维持时间	给药方法
长效	精蛋白锌胰岛素	3～4h	12～24h	24～36h	早餐前 30～60min,qd,皮下注射
	地特胰岛素	2～3h	无血药浓度峰值	24h	可晚间或睡前皮下注射
	甘精胰岛素	2～3h	无血药浓度峰值	24h	每天固定时间1次皮下注射
	德谷胰岛素	1h	无血药浓度峰值	42h	可在每天任何时间给药,qd,皮下注射,最好在每天相同时间给药
预混	预混胰岛素 30R(30/70)	<0.5h	2～8h 双时相	约24h	个体化给药
	预混胰岛素 50R(50/50)	<0.5h	2～8h 双时相	约24h	个体化给药

2.GLP-1 受体激动剂 常用的 GLP-1 受体激动剂见表14-2-2。

表 14-2-2 常用的 GLP-1 受体激动剂

常用药物名称	每日用量(mg)	每日应用次数	用药时间
艾塞那肽	0.01～0.02mg	2次	早/晚餐前1h以内皮下注射,或中/晚餐前1h以内皮下注射;两餐间隔6h以上
艾塞那肽微球	2mg(每周)	1次(每周)	每周任意固定时间
利拉鲁肽	0.6～1.8mg	1次	皮下注射,与进餐无关

3.口服降糖药 常用的口服降糖药见表14-2-3。

表 14-2-3 常用的口服降糖药

药物类别	常用药物名称	每日用量(mg)	每日应用次数
磺酰脲类促胰岛素分泌剂	格列本脲	5～10(最大 15)	1～2
	格列齐特	80～240(最大 320)	1～3
	格列齐特缓释片	30～120(最大 120)	1
	格列吡嗪	5～15(最大 30)	2～3
	格列齐特控释片	5～15(最大 20)	1
	格列喹酮	90～120(最大 180)	2～3
	格列美脲	1～4(最大 6)	1
非磺酰脲类促胰岛素分泌剂	瑞格列奈	0.5～12(最大 16)	3
	那格列奈	180～360	3
双胍类	二甲双胍	1000～1500(最大 2550)	2～3

续表

药物类别	常用药物名称	每日用量(mg)	每日应用次数
α-葡萄糖苷酶抑制剂	阿卡波糖	50～300	2～3
	伏格列波糖	600(最大 900)	3
噻唑烷二酮类胰岛素增敏剂 （TZDs）	罗格列酮	2～8	1～2
	吡格列酮	15～45	1
二肽基肽酶-4(DPP-4) 抑制剂	西格列汀	100	1
	维格列汀	25～100	1～2
	阿格列汀	6.25～25	1
钠-葡萄糖协同转运蛋白-2 (SGLT-2)抑制剂	达格列净	5	1
	恩格列净	10	1

(二)治疗药物的不良反应

1. 胰岛素

(1)低血糖反应:常见,一般都是由于胰岛素用量相对过大所致。往往于注射后出现心慌、出汗、面色苍白、饥饿感、虚弱、震颤、反应迟钝、视力或听力异常、意识障碍、头痛、眩晕,甚至昏迷。

(2)过敏反应:见于部分使用动物胰岛素的患者,表现为荨麻疹、紫癜、低血压、血管神经性水肿、支气管痉挛,极少数严重者出现过敏性休克或死亡。

(3)局部反应:表现为注射部位红肿、灼热、瘙痒、皮疹、水疱或皮下硬结。

(4)注射部位皮下脂肪萎缩:使用纯度不高的动物胰岛素易出现,改用高纯度人胰岛素后局部脂肪萎缩恢复正常。反复在同一部位注射,可刺激局部脂肪增生,因此每次注射需要更换不同的部位。

(5)眼屈光不正:可见于胰岛素治疗的初始阶段,晶状体和玻璃体内的渗透压变化,可能引起屈光不正,这种现象通常为一过性的。注意不要使血糖升降幅度太大。

2. GLP-1 受体激动剂　常见胃肠道反应,如恶心、呕吐、腹泻等,多为轻度到中度,见于治疗初期,随治疗时间延长逐渐消失;胰腺炎、体重减轻和过敏性反应;与磺酰脲类促胰岛素分泌剂合用时发生低血糖反应的风险增加。

3. 口服降糖药物

(1)磺酰脲类促胰岛素分泌剂:常见有低血糖反应,减量后消失,格列本脲和格列美脲的代谢产物仍有降糖活性,尤其是格列本脲的半衰期较长,可能引起严重的低血糖反应;口腔金属味与食欲改变,与食物同服可减轻;粒细胞计数减少(可引起咽痛、发热等感染表现)、血小板减少(表现为出血、紫癜);偶见肝功能异常;罕见黄疸、肝炎、甲状腺功能减退、暂时性视力障碍等。

(2)非磺酰脲类促胰岛素分泌剂:常见有低血糖反应、体重增加、呼吸道感染、类流感样症状、咳嗽;心血管不良反应发生率大约为 4%,如心肌缺血;少见肝功能异常;偶见皮肤过敏反应;罕见心肌梗死、猝死。

(3)双胍类:常见腹痛、腹泻、腹部不适、食欲减退、厌食、乏力、口苦、金属味、体重减轻等;少见味觉异常、大便异常、低血糖反应(单独使用很少导致,与其他药物合用增加低血糖风险)、胸部不适、类流感样症状、心悸等;少数患者可出现酮尿或乳酸性血症(双胍类增强糖的无氧酵解,抑制肝糖原生成所致)。

(4)α-葡萄糖苷酶抑制剂:十分常见胃胀、腹胀、排气增加、腹痛、胃肠痉挛性疼痛(服后使未消化的碳水化合物停滞于肠道,由于肠道细菌的酵解,使气体产生增多);少见肝功能异常;偶见腹泻、便秘、肠梗阻;合用 α-葡萄糖苷酶抑制剂患者可出现低血糖反应。

(5)噻唑烷二酮类胰岛素增敏剂:常见体重增加和水肿、血红蛋白降低;骨关节系统中常见背痛、肌痛、肌磷酸激酶增高,可增加女性骨折的风险;肝功能异常、心力衰竭;头痛、上呼吸道感染;与胰岛素、促胰岛素分泌剂合用,增加低血糖发生风险,单独使用不会导致低血糖。

(6)DPP-4 抑制剂:常见咽炎、鼻炎、上呼吸道感染、泌尿道感染、腹痛、肌痛、关节痛、高血压;偶见肝功能异常、急性胰腺炎;罕见血管神经性水肿、剥脱性皮炎等严重过敏反应。

(7)SGLT-2 抑制剂:泌尿生殖系统感染风险是 SGLT-2 抑制剂明确的不良反应,在老年或体质衰弱的患者中应用时,必须考虑这种感染风险。少见酮症酸中毒;较低的低血糖风险;该类药物有渗透性利尿作用,可能出现容量不足的相关症状;有发生膀胱功能异常或膀胱癌风险;可逆性轻度血肌酐升高、尿钙排泄量增加、低密度脂蛋白胆固醇(LDL-C)轻度升高。

(三)治疗药物的应用原则

1.胰岛素　为了避免在使用胰岛素的过程中出现低血糖反应,应从小剂量开始,逐渐增加剂量,叩根据睡前和 3 餐前血糖水平分别调整睡前和 3 餐前的胰岛素用量,每 3~5d 调整 1 次,每次调整 1~4U。酒精能直接导致低血糖,应避免酗酒和空腹饮酒。胰岛素注射时宜变换注射部位,两次注射点要间隔 2cm,以确保胰岛素稳定吸收,同时防止发生皮下脂肪营养不良。未开启的胰岛素应冷藏保存,冷冻后的胰岛素不可再应用。定时、定量进餐,密切监测血糖,警惕低血糖发作,一旦出现低血糖,立即口服葡萄糖水、糖块、巧克力、甜点或静脉滴注葡萄糖注射液。过敏者、妊娠期、动物性胰岛素呈现免疫抵抗者、初始治疗者、间断应用胰岛素者尽量首选人胰岛素。

2.口服降糖药物　单药治疗:2 型糖尿病患者首选二甲双胍,如没有用药禁忌,二甲双胍应一直保留在糖尿病的治疗方案中;不适合用二甲双胍治疗者可选用促胰岛素分泌剂或α-葡萄糖苷酶抑制剂。二联治疗:单用二甲双胍控制血糖不达标者,可加用促胰岛素分泌剂、α-葡萄糖苷酶抑制剂、DPP-4 抑制剂、噻唑烷二酮类、SGLT-2 抑制剂、胰岛素或 GLP-1 受体激动剂。三联治疗:如二联治疗控制血糖不达标,则可进行三联治疗,即在二甲双胍的基础上再加不同作用机制的两种降糖药物。

(四)治疗药物的选用

1.1 型糖尿病的药物治疗　首选胰岛素注射治疗,或与 α-葡萄糖苷酶抑制剂、双胍类降糖药联合使用。

2.2 型糖尿病的药物治疗

(1)2 型糖尿病的主要药物治疗路径(见图 14-2-1)

(2)2 型糖尿病合并轻、中度肾功能不全者可选用格列喹酮,合并严重肾功能不全者,则改用胰岛素治疗。

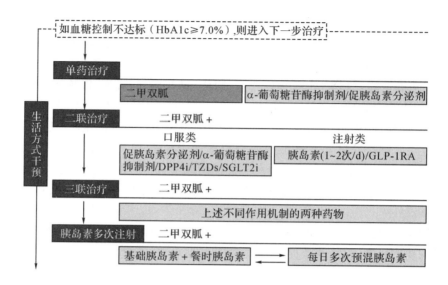

图 14-2-1　2 型糖尿病的主要药物治疗路径

注:二甲双胍为单药治疗的首选;在胰岛素多次注射时,对肥胖的 2 型糖尿病患者可考虑加用二甲双胍。本图是根据药物安全性和疗效、卫生经济学等方面的临床证据以及我国国情等因素权衡之后推荐的主要药物治疗路径。

(3)10 岁以上儿童及青少年 2 型糖尿病目前口服降糖药中仅有二甲双胍被批准使用。

(4)对于老年患者,因为对低血糖的耐受能力差,不宜选用长效、强力降糖药,应选择降糖平稳、安全有效的降糖药,如 α-葡萄糖苷酶抑制剂、DPP-4 抑制剂、GLP-1 受体激动剂、甘精胰岛素等。

(5)经常出差、进餐不规律的患者,选择一天一次用药(如格列美脲)更为方便,依从性更好。

(五)治疗药物的相互作用(见表 14-2-4)

表 14-2-4　治疗药物的相互作用

药物名称	合用药物	相互作用结果
胰岛素	口服降血糖药	协同降血糖
胰岛素	肾上腺皮质激素、甲状腺素、生长激素、噻嗪类利尿剂、雌激素、口服避孕药	对抗胰岛素的降血糖作用
胰岛素	β 受体拮抗剂	易引起低血糖,要注意调整剂量
胰岛素	抗凝药、水杨酸盐、磺胺类药、甲氨蝶呤、蛋白同化激素、氯喹、奎尼丁	增强胰岛素的作用
格列吡嗪	双香豆素类、单胺氧化酶抑制剂、保泰松、磺胺类、氯霉素、环磷酰胺、丙磺舒、水杨酸类	加强降血糖作用
格列比嗪	肾上腺素、肾上腺皮质激素、口服避孕药、噻嗪类利尿剂	降低降血糖作用

续表

药物名称	合用药物	相互作用结果
格列本脲	β受体拮抗剂	增加低血糖的风险,掩盖低血糖的症状
	氯霉素、胍乙啶、单胺氧化酶抑制剂、保泰松、丙磺舒、水杨酸类、磺胺类	加强降血糖作用
	肾上腺皮质激素、肾上腺素、苯妥英钠、噻嗪类利尿剂、甲状腺素	增加血糖水平,需提高前者的用量

三、病例分析

(一)病例简介

患者,女性,65 岁。体型肥胖,BMI 30kg/m²,自觉口渴、乏力 5 个月,3 个月前,患者于常规体检时发现空腹血糖升高,达 7.5mmol/L,无多尿、多饮、多食,无明显体重下降,无视物模糊、肢端麻木等症状。于 3 日后复查空腹血糖为 7.3mmol/L,诊断为"2 型糖尿病"。仅予饮食控制,未予药物治疗,未常规监测血糖,自觉症状不明显。5 天前复查空腹血糖为 10.6mmol/L,未查餐后血糖。为进一步诊治而入院。有"高血压病 1 级"病史,否认其他慢性病史,否认食物、药物过敏史。入院后查体:T 36.4℃,P 70 次/min,R 20 次/min,BP 154/85mmHg。一般情况可,未发现其他异常。辅助检查:尿糖阳性,空腹血糖 10.2mmol/L,餐后 2h 血糖 15.7mmol/L,HbA1c 11.5%。初步诊断:2 型糖尿病、高血压病 1 级。

请为该患者制订完整的药物治疗方案。

(二)病例解析

1. 根据该患者特点目前诊断:2 型糖尿病、高血压病 1 级。

2. 确定治疗目标:采取同时针对空腹、餐后血糖的联合治疗,这是控制血糖全面达标的重要理念之一。

3. 制订药物治疗方案:本患者的血糖特点为空腹、餐后血糖均较高,HbA1c>11%,故单药治疗将不足以控制全天血糖。鉴于患者体型肥胖(入院时 BMI 30kg/m²),同时合并高血压病,所以以二甲双胍控制空腹血糖是比较合适的。促胰岛素分泌剂那格列奈通过作用于胰岛 β 细胞,快速、短暂地关闭 KATP 通道,从而快速、有效恢复胰岛素 I 相分泌,从根本上降低餐后血糖。

4. 具体治疗方案如下:

　　二甲双胍片 500mg bid(早、晚餐后即刻) po

　　那格列奈片 60mg tid(三餐前 5min) po

5. 监测、评估和干预:开始药物治疗后,需严密监测血糖、血压,密切观察疗效、副反应及靶器官情况,及时进行评估和干预。

14-10　习题

思考题

1. 常用的口服降糖药分哪几类? 请每类举出 1～2 种代表药物。

2. 如何制订糖尿病的药物治疗方案?

第三节　骨质疏松症

14-11　课件

一、疾病概述

骨质疏松症(OP)是一种以骨量低下,骨组织细微结构破坏,导致骨脆性增加,易发生骨折为特征的全身性代谢性疾病,为老年人致残、致死的主要原因之一。可发生于不同性别和年龄,但多见于绝经后女性和老年男性。骨质疏松症是一种与增龄相关的骨骼疾病。

骨质疏松症可分为:①原发性骨质疏松症:包括绝经后骨质疏松症(一般发生在女性绝经后5～10年内)、老年性骨质疏松症(一般指老年人70岁后发生的)和特发性骨质疏松症(常见于青少年,多伴有遗传学家族史,病因尚不明)。②继发性骨质疏松症:由任何影响骨代谢的疾病和(或)药物及其他明确病因导致的骨质疏松,如长期大量使用糖皮质激素、先天或后天营养素缺乏、糖尿病、慢性肾衰竭、慢性肝病、甲状旁腺功能亢进、恶性肿瘤、库欣综合征等引起的骨质疏松。

骨质疏松症的危险因素包括可控因素和不可控因素。①骨质疏松症的不可控因素包括种族(白种人＞黄种人＞黑人)、老龄、女性绝经、脆性骨折家族史。②骨质疏松症的可控因素有不健康的生活方式(如体力活动少、吸烟、过量饮酒、过多饮用含咖啡因的饮料、蛋白质摄入过多或不足、膳食中钙或维生素D缺乏、高钠饮食、低体重等)、影响骨代谢的疾病(多种内分泌系统疾病、风湿免疫性疾病、胃肠道疾病、血液系统疾病、神经肌肉疾病、慢性肾脏及心肺疾病等)、影响骨代谢药物的应用(锂盐、抗癫痫药、糖皮质激素、肝素、苯妥英钠、质子泵抑制剂、甲状腺激素等)。

骨质疏松症的典型临床表现:①疼痛:常见腰背疼痛和全身骨痛,可伴肌肉痉挛,甚至活动受限。②脊柱变形:骨质疏松症严重者可使身高变矮和驼背,脊柱畸形和伸展受限等。③脆性骨折:常见部位为椎体、髋部、前臂远端和肱骨近端。④心理及生活质量:可出现恐惧、焦虑、抑郁、自主生活能力下降、缺乏与外界接触和交流,应重视和关注骨质疏松症患者的心理异常。

骨质疏松症的预防包括初级预防和二级预防。初级预防是指具有骨质疏松症危险因素者,要防止和延缓发展为骨质疏松,避免发生第一次骨折。二级预防是指已有骨质疏松症和脆性骨折者,避免发生骨折或再次骨折。

14-12　日常保健

骨质疏松症强调综合治疗、早期治疗和个体化治疗。治疗目的是缓解骨痛、改善骨功能、提高骨量、预防骨折。

二、治疗药物

(一)治疗药物的分类

防治骨质疏松症药有促进骨矿化剂(钙制剂、维生素D)、骨吸收抑制剂(双膦酸盐、雌激素或选择性雌激素受体调节剂、降钙素)和骨形成刺激剂(甲状旁腺素、氟制剂等),见表14-3-1。

表 14-3-1　常用的防治骨质疏松症药物

药物类别	常用药物名称	剂量与用法
促进骨矿化剂	葡萄糖酸钙	0.5～2g,tid(片剂)
	碳酸钙	0.75～3g/d,分次(片剂)
	骨化三醇	0.25μg,bid
骨吸收抑制剂	阿仑膦酸钠	10mg,qd 或 70mg,qw,早餐前 30min 空腹服用
	依替膦酸二钠	0.2g,bid,两餐间服用
	帕米膦酸二钠	静脉滴注:30mg,每个月 1 次,连用 6 个月后改为预防用量:30mg,每 3 个月 1 次,连用 2 年
	唑来膦酸	静脉滴注:4mg,q3w～q4w
	鲑鱼降钙素	50IU,qd 或 100IU,qod 皮下或肌注;100IU,bid 或 50IU,qid,少数病例 200IU bid,鼻内用药
	依降钙素	20IU,qw 肌注
	替勃龙	2.5mg,qd,po
	雷洛昔芬	60mg,qd,po
	依普黄酮	0.2g,tid,po
骨形成刺激剂	特立帕肽	20μg qd,皮下注射,连续用药不宜超过 2 年

(二)治疗药物的不良反应

1. 双膦酸盐　十分常见:腹痛、腹泻、便秘、消化不良、食管炎、有症状的胃食管反流病、食管溃疡。为了便于吸收,避免对食管的刺激,应采取早晨空腹给药,用足量水送服,保持坐位或立位,服后 30min 内不宜进食和卧床,不宜喝牛奶、咖啡、茶、矿泉水、果汁和含钙的饮料。长期卧床者不能服用。

2. 降钙素　十分常见面部及手部潮红;偶见面部发热感、胸部压迫感、心悸、视物模糊、咽喉部薄荷样爽快感、低钠血症、全身乏力、肢端麻木、手足搐搦、尿频、浮肿、哮喘发作;罕见过敏性休克,注射前应做皮试,注射部位偶见疼痛。

3. 雌激素受体调节剂　常见外周水肿、潮热、出汗、下肢痛性痉挛;罕见头痛、皮疹、类流感样综合征、血压升高。

4. 特立帕肽　常见心悸、贫血、眩晕、头痛、坐骨神经痛、呼吸困难、恶心、呕吐、食管裂孔疝、出汗增加、肢体疼痛、肌肉痛性痉挛、高胆固醇血症、低血压、疲乏、胸痛、无力,注射部位一过性轻微反应,包括疼痛、肿胀、红斑、局部擦伤、瘙痒和注射部位轻微出血。

5. 钙剂　嗳气、便秘、腹部不适。过量使用会出现高钙血症,表现为畏食、恶心、呕吐、肌无力、心律失常。

6. 维生素 D　一般无明显不良反应,除非长期超量服用会造成蓄积而中毒。

(三)治疗药物的应用原则

强调综合治疗、早期治疗和个体化治疗。治疗目的是缓解骨痛、提高骨量、改善骨功能、预防骨折。

需注意选择正确的补钙方法,补钙的同时宜补充维生素 D,钙剂＋维生素 D 是骨质疏松的基础治疗方案;严格控制维生素 D 的剂量。

首先使用具有较广谱的抗骨折药物,如阿仑膦酸钠。对低、中度骨折风险者首选口服药物治疗。对口服不能耐受、依从性欠佳及高骨折风险者可考虑使用注射制剂。如仅椎体骨折高风险,可考虑选用雌激素和选用雌激素受体调节剂。中重度疼痛及新发骨折伴疼痛的患者可考虑短期使用降钙素。

(四)治疗药物的选用

一般多采用联合用药方案治疗骨质疏松,不同类型的骨质疏松在药物选择上也有所不同。

1.老年性骨质疏松　钙制剂、维生素 D 和一种骨吸收抑制剂(阿仑膦酸钠)三联药物治疗是目前公认的治疗方案。肾上腺糖皮质激素所致的骨质疏松也可用三联药物治疗。联合应用的疗效协同或加强,对老年人能够降低甚至逆转骨丢失,增加骨密度,降低骨折发生率。

2.绝经后骨质疏松　在基础治疗钙制剂＋维生素 D 的基础上,联合雌激素或选择性雌激素受体调节剂治疗是防治女性绝经后骨质疏松的有效措施。

3.抗癫痫药所致的骨质疏松　治疗时需要长期口服维生素 D,推荐剂量为 400～800IU/d。

(五)治疗药物的相互作用(见表 14-3-2)

表 14-3-2　治疗药物的相互作用

药物名称	合用药物	相互作用结果
钙剂	维生素 D、避孕药、雌激素	增加钙的吸收
钙剂	肾上腺糖皮质激素、异烟肼、四环素、含铝抗酸药	减少钙的吸收
钙剂	噻嗪类利尿药	高钙血症
维生素 D	骨化三醇、阿法骨化三醇	高钙血症
双膦酸盐	抗酸药、含二价阳离子药	降低其生物利用度
双膦酸盐	萘普生	肾功能不全
降钙素	含铝、铁、镁剂	影响降钙素吸收
降钙素	氨基糖苷类抗菌药	诱发低血钙症
降钙素	双膦酸盐	严重低血钙症
雷洛昔芬	华法林	减少凝血酶原时间
依普利酮	雌激素、茶碱、香豆素类抗凝血药	增强后者作用

三、病例分析

(一)病例简介

王某,女,61 岁,绝经 6 年。腰痛半年,1 天前无明显诱因腰痛加重而入院,疼痛沿脊柱向两侧扩散,仰卧位或坐位时减轻,直立、久立和久坐时疼痛加剧。否认有其他慢性病史,否认食物、药物过敏史。双能 X 线吸收测定法(DXA)测定的骨密度提示骨质疏松(腰椎:T 值 -5.7,股骨头:T 值 -3.6),其余各项检查基本正常。

请为该患者制订完整的药物治疗方案。

（二）病例解析

1.根据该患者特点及骨折疏松症的分类，目前诊断为绝经后骨折疏松症。

2.确定治疗目标：缓解骨痛、改善骨功能、提高骨量、预防骨折。

3.制订药物治疗方案：该患者诊断及治疗目标明确，根据指南，绝经后骨质疏松症，在基础治疗的基础上，联合雌激素或选择性雌激素受体调节剂治疗是防治女性绝经后骨质疏松症的有效措施。

4.具体治疗方案如下：

　　碳酸钙 D_3 片 1 片 qd po

　　鲑鱼降钙素 50IU qd im

　　雷洛昔芬 60mg qd po

5.监测、评估和干预：开始药物治疗后，需严密监测血钙、肾功能等指标，密切观察疗效及不良反应，及时进行评估和干预。

思考题

1.常用的治疗骨折疏松症的药物分哪几类？请每类举出 1～2 种代表药物。

2.如何制订老年人骨折疏松症的药物治疗方案？

14-13　习题

14-14　课件

第四节　高脂血症

一、疾病概述

高脂血症是指血液中的总胆固醇（TC）或低密度脂蛋白胆固醇（LDL-C）、甘油三酯（TG）水平超过了正常范围，或高密度脂蛋白胆固醇（HDL-C）低于正常范围。以 LDL-C 和 TC 升高为特点的血脂异常，是动脉粥样硬化性心血管疾病（ASCVD）重要的危险因素，降低 LDL-C 可显著减少 ASCVD 的发病和死亡危险。有效控制血脂异常，对于我国 ASCVD 的防控具有重要意义。我国成人血脂异常患者的知晓率和治疗率仍然处于较低的水平，多数患者并无明显症状和异常体征，往往是由于其他原因进行血液生化检验时才发现，因此血脂异常的防治工作亟待加强。

中国血脂水平分层标准见表 14-4-1。血脂异常的简易临床分型及诊断标准见表 14-4-2。

高脂血症的治疗首先是饮食治疗和改善生活方式，包括：控制摄入总热量，减少脂肪，尤其是胆固醇和饱和脂肪酸的摄入；进行规律的体力劳动或有氧运动，控制体重；戒烟限酒、限盐。这些是血脂异常治疗的基础措施。当非药物治疗后效果不佳或无效时，必须开始药物治疗。大部分患者通过饮食治疗和改善生活方式及药物治疗可达到比较理想的血脂调节效果。

表 14-4-1　中国血脂水平分层标准　　　血脂单位:mmol/L(mg/dL)

分型	TC	LDL-C	TG	HDL-C
合适范围	<5.18(200)	<3.37(130)	<1.75(150)	>1.04(40)
边缘升高	5.18~6.18 (100~239)	3.37~4.13 (130~159)	1.76~2.26 (150~199)	
升高	≥6.19(240)	≥4.14(160)	≥2.27(200)	
降低				<1.04(40)

表 14-4-2　血脂异常的简易临床分型及诊断标准

分型	TC	TG	HDL-C
高胆固醇血症	增高		
高甘油三酯血症		增高	
混合型高脂血症	增高	增高	
低 HDL-C 血症			降低

二、治疗药物

(一)治疗药物的分类

目前常用的调血脂药分为羟甲基戊二酰辅酶 A(HMG-CoA)还原酶抑制剂(他汀类)、贝丁酸类(贝特类)、烟酸类、胆酸螯合剂、胆固醇吸收抑制剂、多烯不饱和脂肪酸等(见表 14-4-3)。

表 14-4-3　常用的调血脂药

药物类别	常用药物名称	每日用量(mg)	每日应用次数
他汀类	洛伐他汀	10~80	1(每晚顿服)
	辛伐他汀	5~40	1(每晚顿服)
	普伐他汀	10~40	1(每晚顿服)
	氟伐他汀	10~40	1(每晚顿服)
	阿托伐他汀	10~80	1(每日任意固定时间服用)
	瑞舒伐他汀	10~20	1(每日任意固定时间服用)
贝特类	非诺贝特	300	3
	非诺贝特微粒型	200	1
	苯扎贝特	600~1200	3
	苯扎贝特缓释型	400	1
烟酸类	烟酸	1~2g	1(睡前服用)
	阿昔莫司	250~750	1~3
胆酸螯合剂	考来烯胺(消胆胺)	2~24g	3
	考来替泊(降胆宁)	15~30g	2~4
胆固醇吸收抑制剂	依折麦布	10	1

续表

药物类别	常用药物名称	每日用量(mg)	每日应用次数
多烯不饱和脂肪酸	ω-3脂肪酸	2.7～9g	3
其他	普罗布考	1g	2

（二）治疗药物的不良反应

1.他汀类　目前临床应用的他汀类药物不良反应较轻，少数患者出现腹痛、便秘、失眠、AST及ALT升高（肝毒性）、肌痛、肌酸激酶升高，极少数发生横纹肌溶解症可致急性肾功能衰竭；轻微增加新发糖尿病风险。

14-15　患者教育

2.贝丁酸类（贝特类）　主要为胃肠道反应，虽较常见但无须停药；皮疹、白细胞减少；少数出现一过性AST及ALT升高和肌酸激酶升高。

3.烟酸类　开始服用或剂量增大后出现恶心、呕吐、腹泻等胃肠道反应，皮肤干燥、瘙痒、面部潮红、外周水肿等；大剂量应用可引起血糖升高、高尿酸血症、AST及ALT升高；少见肌痛、肌病。

4.胆酸螯合剂　主要不良反应为恶心、呕吐、腹胀、腹痛、便秘、胆石症、脂肪泻等。

5.胆固醇吸收抑制剂　常见恶心、呕吐、吞咽困难、腹痛、腹泻、腹胀、便秘、AST及ALT升高；少见肌痛、肌病、关节痛；偶见皮疹、荨麻疹。

6.多烯不饱和脂肪酸　常见鱼油腥味所致恶心、腹部不适。

7.其他　普罗布考常见恶心、呕吐、腹痛、腹泻、头痛、眩晕，严重不良反应为Q-T间期延长。

（三）治疗药物的应用原则

评价动脉粥样硬化性心血管疾病总体危险，不仅有助于确定血脂异常患者调脂治疗的决策，也有助于临床医生针对多重危险因素，制定出个体化的综合治疗措施，从而最大程度降低患者动脉粥样硬化性心血管疾病的总体危险。在进行危险评估时，已经确诊的动脉粥样硬化性心血管疾病者直接列为极高危人群。符合如下条件之一，直接列为高危人群：LDL-C≥4.9mmol/L(190 mg/dL)；1.8mmol/L(70mg/dL)<LDL-C<4.9mmol/L(190mg/dL)，且年龄在40岁及以上的糖尿病患者。符合上述条件的极高危和高危人群，不需要按照危险因素个数进行评估动脉粥样硬化性心血管疾病危险分层，直接开始药物降脂治疗。我国高脂血症患者开始治疗的检查指标及治疗目标值见表14-4-4。

表14-4-4　我国高脂血症患者开始治疗的检查指标及治疗目标值　（单位：mmol/L）

患者分类	饮食治法		药物治疗		治疗目标值	
	TC	LDL-C	TC	LDL-C	TC	LDL-C
无动脉粥样硬化患者冠心病危险因子阴性*	>5.72	>3.64	>6.24	>4.16	<5.72	<3.64
冠心病危险因子阳性	>5.20	>3.12	>5.72	>5.20	<5.20	<3.12
动脉粥样硬化患者	>4.68	>2.60	>5.20	>3.12	<4.68	<2.26

　*注：冠心病危险因子主要指：①年龄45岁或以上的男性；女55岁以上或早闭经而无雌性激素替代治疗者；②有早发冠心病的家族史（直系亲属男55岁以前，女65岁以前确诊心肌梗死或猝死者）；③吸烟；④高血压；⑤糖尿病；⑥高脂血症LDL-C升高，HDL-C降低者。

血脂异常的药物治疗需严格掌握指征,应根据血脂异常的类型选择用药。调脂药物剂量的选择需要个体化,起始剂量宜小,应在定期检查血脂水平、监测肝肾功能和肌酸激酶的条件下合理调整药物剂量或更换品种。长期服用他汀类药物者应当 3～6 个月监测 1 次,调整药物剂量时应当 1～2 个月监测 1 次。使用贝特类药物前及使用后的 3 个月和 6 个月,应监测患者的空腹血脂水平;用药后的 3 个月进行一次 TG 检查,以评价药物疗效。

对显著的血脂异常者或混合性血脂异常,单一用药效果不理想,提倡 2～3 种作用机制不同的药物联合应用,使各药的剂量减少,调脂幅度增大。掌握适宜的服药时间,提倡晚间服用他汀类,LDL-C 降低幅度可稍有增多;贝特类、烟酸类餐后或与餐同服,依折麦布可在任意时间服用。

应用他汀类调脂治疗取得预期疗效后应继续长期应用,如能耐受应避免停用。有研究提示,停用他汀类有可能增加心血管事件的发生。如果应用他汀类后发生不良反应,可采用换用另一种他汀类、减少剂量、隔日服用或换用非他汀类调脂药等方法处理。

(四)治疗药物的选用

选择调血脂药需根据患者 LDL-C 是否达标而决定:LDL-C 未达标者首选他汀类药物;LDL-C 已达标者,低 HDL-C 成为治疗目标,首选贝特类、烟酸或 ω-3 不饱和脂肪酸治疗。可根据血脂异常的类型选择用药。

1.高胆固醇血症 首选他汀类,若单用效果不佳可加用依折麦布或胆酸螯合剂。

2.高甘油三酯血症 首选他汀类,但当 TG≥5.65mmol/L 的时候应选用贝特类。伴糖尿病或代谢综合征的高 TG 血症者,应用非诺贝特单药或联合他汀治疗有助于降低大血管/微血管事件发生率。

3.混合型高脂血症 首选他汀类,以降低 TC 与 LDL-C;但当血清 TG≥5.65mmol/L(500mg/dL)时应首选贝特类,先降低 TG,以避免发生急性胰腺炎的危险;如 TG、LDL-C 与 TC 均显著升高或单药效果不佳,他汀类与贝特类或烟酸类联合用药,调脂效果虽好,但肌病和肝毒性的风险增加。基于现有疗效及安全性证据,需要联合应用中等剂量他汀类与贝特类(首选非诺贝特)时,贝特类清晨服用,他汀类夜间服用;或隔日分别交替服用,以规避联合用药的风险。

(五)治疗药物的相互作用(见表 14-3-5)

表 14-3-5　治疗药物的相互作用

药物名称	合用药物	相互作用结果
他汀类	烟酸、贝特类	横纹肌溶解和急性肾衰竭发生率增加
贝特类	烟酸	肌痛、横纹肌溶解发生率增加
	胆酸螯合剂	影响前者吸收
	环孢素	肾功能不全
	抗凝药	增强抗凝作用
烟酸类	抗高血压药	体位性低血压
	异烟肼	烟酸缺乏
依折麦布	环孢素、非诺贝特	升高前者血药浓度
	他汀类	转氨酶升高

三、病例分析

（一）病例简介

李某，女，55 岁。近两年来体检时发现血脂异常，皮肤有黄色斑块，无其他不适，有冠心病史 3 年。否认有其他慢性病史，否认食物、药物过敏史。体格检查：T 36.3℃，P 85 次/min，R 16 次/min，BP 130/80mmHg。辅助检查提示血常规、尿常规等均正常，TC 8mmol/L，LDL-C 5.5mmol/L，HDL-C 1.5mmol/L，TG 4.5mmol/L。

请为该患者制订完整的药物治疗方案。

（二）病例解析

1. 根据该患者特点及高脂血症的诊断标准，目前诊断为混合型高脂血症。

2. 确定治疗目标：在饮食治疗和改善生活方式的基础上，根据血脂升高的程度，需要开始药物治疗。

3. 制订药物治疗方案：该患者 TG、LDL-C 与 TC 均显著升高，基于现有疗效及安全性证据，需要联合应用中等剂量的他汀类与贝特类（首选非诺贝特），联合使用时，贝特类清晨服用，他汀类夜间服用，肌病的发生率较低。

4. 具体治疗方案如下：

　　非诺贝特片 30mg qm po

　　瑞舒伐他汀片 10mg qn po

5. 监测、评估和干预：开始药物治疗后，需严密监测血脂、肝功能、肌酶等指标，密切观察疗效、副反应及靶器官情况，及时进行评估和干预。

思考题

1. 常用的治疗高脂血症的药物分哪几类？请每类举出 1～2 种代表药物。

2. 如何制订高脂血症的药物治疗方案？

14-16　习题

（武敏霞）

第十五章

风湿性疾病的药物治疗

第一节 类风湿关节炎

15-1 课件

一、疾病概述

类风湿关节炎（RA）是一种以侵蚀性关节炎为主要临床表现的自身免疫病,可发生于任何年龄,男女患病比约为1∶4。发病机制尚不明确,可能与遗传、感染、性激素有关。主要临床表现为对称性、持续性关节肿胀和疼痛,关节僵硬,尤其早晨僵硬最为严重。受累关节以近端指间关节、掌指关节、腕关节、肘关节和足趾关节最为多见;同时,颈椎、颞颌关节、胸锁和肩锁关节也可受累。中、晚期患者可出现手指的"天鹅颈"及"纽扣花"样畸形,关节强直和掌指关节半脱位,表现为掌指关节向尺侧偏斜。除关节症状外,还可出现皮下结节,称为类风湿结节;可并发肺部疾病、心血管疾病、恶性肿瘤及抑郁症等。此外,患者还可伴有发热及疲乏等全身表现。基本病理表现为滑膜炎、血管翳形成,并逐渐出现关节软骨和骨破坏,最终导致关节畸形和功能丧失,严重影响患者生活质量。

RA患者可有轻至中度贫血,红细胞沉降率（ESR）增快、C-反应蛋白（CRP）升高,多数患者血清中可出现类风湿因子（RF）、抗环瓜氨酸多肽（CCP）抗体、抗突变型瓜氨酸波形蛋白(MCV)抗体、抗角蛋白抗体(AKA)或抗核周因子(APF)等多种自身抗体。X 线检查:早期 X 线表现为关节周围软组织肿胀及关节附近骨质疏松;随着病情进展可出现关节面破坏、关节间隙狭窄、关节融合或脱位。磁共振成像(MRI):可以显示关节炎性反应初期出现的滑膜增厚、骨髓水肿和轻度关节面侵蚀,有益于 RA 的早期诊断。MRI 在显示关节病变方面优于 X 线。超声检查:高频超声能清晰显示关节腔、关节滑膜、滑囊、关节腔积液、关节软骨厚度及形态等。彩色多普勒血流显像(CDFI)和彩色多普勒能量图(CDE)能直观地检测关节组织内血流的分布,反映滑膜增生的情况,并具有很高的敏感性。

治疗原则为早期治疗,规范治疗,定期监测与随访。RA 治疗的最终目的在于控制病情,改善关节功能和预后,减少致残率,改善患者的生活质量。尽管 RA 无法根治,但通过达标治疗可有效缓解症状和控制病情。治疗方法包括一般治疗、药物治疗、外科手术和其他治疗等。一般治疗强调患者注意生活方式的调整,包括禁烟、控制体重、合理饮食和适当运动。RA 患者若经过积极内科正规治疗,病情仍不能控制,为纠正畸形,改善生活质量可考虑手术治疗。但手术并不能根治 RA,故术后仍需药物治疗。常用的手术主要有滑膜切除术、人工关节置换术、关节融合术以及软组织修复术。

二、药物治疗

(一)治疗药物的分类

目前常用于治疗 RA 的药物有:非甾体抗炎药(NSAIDs);改善病情抗风湿药(DMARDs),包括传统合成 DMARDs、生物制剂 DMARDs、靶向合成 DMARDs 等);糖皮质激素;植物药制剂(见表 15-1-1)。

表 15-1-1　常用的治疗 RA 的药物

药物类别	常用药物名称	用法用量
非甾体抗炎药		
丙酸类	布洛芬	400~800mg/次,每日 3 次
	酮洛芬	50mg/次,每日 3 次
	萘普生	250~500mg/次,每日 2 次
苯乙酸类	双氯芬酸	25~50mg/次,每日 3 次
	吲哚乙酸类	25~50mg/次,每日 3 次
	舒林酸	200mg/次,每日 2 次
	阿西美辛	30~60mg/次,每日 3 次
吡喃羧酸类	依托度酸	200~400mg/次,每日 3 次
非酸性类	萘丁美酮	1000mg/次,每日 1 次
昔康类	吡罗昔康	20mg/次,每日 1 次
	氯诺西康	8mg/次,每日 2 次
	美洛昔康	7.5~15mg/次,每日 1 次
磺酰苯胺类	尼美舒利	100~200mg/次,每日 2 次

续表

药物类别	常用药物名称	用法用量
昔布类	塞来昔布	100～200mg/次,每日 2 次
	依托考昔	120mg/次,每日 1 次
传统合成 DMARDs		
	甲氨蝶呤	7.5～20mg/周,每周给药 1 次,辅助服用叶酸,1～2 个月起效
	柳氮磺吡啶	0.5～1g/次,每日 2 次,递增至 2～3g/d,1～2 个月起效
	来氟米特	10～20mg/次,每日 1 次,1～2 个月起效
	氯喹	250mg/次,每日 1 次,2～4 个月起效
	羟氯喹	200mg/次,每日 2 次,2～4 个月起效
	金诺芬	3mg/次,每日 2 次,4～6 个月起效
	硫唑嘌呤	1.5～4mg/(kg·d),每日 1 次或分次口服,2～3 个月起效
	青霉胺	125～250mg/次,每日 1 次,以后每 1～2 个月增加 125～250mg,至 250mg/次,每日 4 次,3～6 个月起效
	环孢素 A	3～5mg/(kg·d),分 2 次口服,2～4 个月起效
	环磷酰胺	口服 1～2mg/(kg·d),1～2 个月起效 静脉注射 400mg/(2～4 周)
生物制剂 DMARDs		
肿瘤坏死因子 (TNF)-α 拮抗剂	依那西普	25mg/次,皮下注射,每周 2 次或 50mg/次,皮下注射,每周 1 次
	英夫利西单抗	3mg/(kg·次),第 0、2、6 周各 1 次,之后每 4～8 周 1 次
	阿达木单抗	40mg/次,皮下注射,每 2 周 1 次
IL-6 拮抗剂	托珠单抗	4～8mg/kg,静脉输注,每 4 周 1 次
IL-1 拮抗剂	阿那白滞素	100mg/d,皮下注射
抗 CD20 单抗	利妥昔单抗	第一疗程可先予静脉输注 500～1000mg,2 周后重复 1 次。根据病情可在 6～12 个月后接受第 2 个疗程
T 细胞共刺激信号 抑制剂	阿巴西普	500mg(<60kg)、750mg(60～100kg)、1000mg(>100kg),分别在第 0、2、4 周经静脉给药,每 4 周注射 1 次
靶向合成 DMARDs		
JAK 抑制剂	托法替布	5mg/次,每日 2 次
糖皮质激素		
	泼尼松	≤10mg/d
植物药制剂		
	雷公藤多苷	30～60mg/d,分 3 次饭后服用
	白芍总苷	600mg/次,每日 2～3 次
	青藤碱	20～60mg/次,饭前口服,每日 3 次

(二)治疗药物的不良反应

1. 非甾体抗炎药(NSAIDs)　主要不良反应包括胃肠道症状、肝和肾功能损害以及可能增加的心血管不良事件。

2. 传统合成 DMARDs　①甲氨蝶呤常见的不良反应有恶心、腹泻、口腔炎、脱发、皮疹及肝损害,少数出现骨髓抑制。甲氨蝶呤服药期间应适当补充叶酸(剂量可考虑每周 5mg)可减少胃肠道副作用、肝损害等不良反应。②柳氮磺吡啶主要不良反应有恶心、呕吐、腹痛、腹泻、皮疹、转氨酶增高,偶有白细胞、血小板减少,对磺胺过敏者慎用。③来氟米特主要不良反应有腹泻、瘙痒、高血压、肝酶增高、皮疹、脱发和白细胞下降等。来氟米特有致畸作用,孕妇禁服。④羟氯喹的主要不良反应是视网膜损伤、粒细胞缺乏、心肌病、再生障碍性贫血等。羟氯喹在用药前和治疗期间应每半年检查 1 次眼底,以监测该药可能导致的视网膜损害。氯喹的眼损害和心脏相关的不良反应(如传导阻滞)较羟氯喹常见。⑤青霉胺不良反应有恶心、厌食、皮疹、口腔溃疡、嗅觉减退和肝肾损害等。⑥金诺芬常见的不良反应有腹泻、瘙痒、口腔炎、肝和肾损伤、白细胞减少等。⑦硫唑嘌呤不良反应有恶心、呕吐、脱发、皮疹、肝损害、骨髓抑制,可能对生殖系统有一定损伤,偶有致畸。⑧环孢素 A 主要不良反应有高血压、肝肾毒性、胃肠道反应、齿龈增生及多毛等。⑨环磷酰胺主要的不良反应有胃肠道反应、脱发、骨髓抑制、肝损害、出血性膀胱炎、性腺抑制等。

3. 生物制剂 DMARDs　①TNF-α 拮抗剂可有注射部位反应或输液反应,可能有增加感染和肿瘤的风险,偶有药物诱导的狼疮样综合征以及脱髓鞘病变等。②IL-6 拮抗剂常见的不良反应是感染、胃肠道症状、皮疹和头痛等。③IL 1 拮抗剂主要不良反应是与剂量相关的注射部位反应及可能增加感染概率等。④抗 CD20 单抗常见的不良反应是输液反应、高血压、皮疹、瘙痒、发热、恶心、关节痛等,可能增加感染概率。⑤阿巴西普主要不良反应是头痛、恶心,可能增加感染和肿瘤的发生率。

4. 靶向合成 DMARDs　托法替布主要不良反应有严重感染、恶性肿瘤和淋巴增殖性疾病、胃肠道穿孔、实验室检查异常(淋巴细胞减少症、中性粒细胞减少症、肝酶升高、血脂升高、血清肌酐升高等)。

5. 糖皮质激素　长期应用糖皮质激素可引起一系列不良反应,主要出现向心性肥胖、满月脸、皮肤紫纹、血糖升高、血压升高、骨质疏松等;诱发或加剧消化性溃疡,甚至造成消化道出血或穿孔;精神症状如焦虑、兴奋、失眠、性格改变等。

6. 植物药制剂　①雷公藤多苷主要不良反应是性腺抑制,导致男性不育和女性闭经。其他不良反应包括皮疹、色素沉着、指甲变软、脱发、头痛、纳差、恶心、呕吐、腹痛、腹泻、骨髓抑制、肝酶升高和血清肌酐升高等。②白芍总苷不良反应较少,主要有腹痛、腹泻、纳差等。③青藤碱主要不良反应有皮肤瘙痒、皮疹和白细胞减少等。

(三)治疗药物的应用原则

1. NSAIDs 的应用　①注重 NSAIDs 的种类、剂量和剂型的个体化;②尽可能用最低有效量、短疗程;③一般先选用一种 NSAIDs。应用数日至 1 周无明显疗效时应加到足量,如仍然无效则再换用另一种制剂,避免同时服用 2 种或 2 种以上 NSAIDs;④对有消化性溃疡病史者,宜用选择性 COX-2 抑制剂或其他 NSAIDs 加质子泵抑制剂;⑤老年人可选用半衰期短或较小剂量的 NSAIDs;⑥心血管高危人群、肾功能不全者应慎用 NSAIDs;⑦注意血常规和肝肾功能的定期监测。

2.传统合成 DMARDs 的应用 该类药物较 NSAIDs 发挥作用慢,约需 1～6 个月,这些药物不具备明显的止痛和抗炎作用,但可延缓或控制病情的进展,是一线药物。病情缓解后宜长期维持。服药期间应定期查血常规和肝肾功能。

3.生物制剂 DMARDs 的应用 ①TNF-α 拮抗剂可能有增加感染和肿瘤的风险,故用药前应进行结核筛查,除外活动性感染和肿瘤。②每次注射利妥昔单抗之前的半小时内先静脉给予适量甲泼尼龙,以降低输液反应的发生率和严重度。

4.靶向合成 DMARDs 的应用 这是一类具有新作用机制的抗风湿药,目前仅指 JAK 抑制剂。对传统合成 DMARDs 反应不足的 RA 患者,可以使用传统合成 DMARDs 联合 JAK 抑制剂(托法替布)进行治疗。

5.糖皮质激素的应用 激素治疗 RA 的原则是小剂量、短疗程。使用激素必须同时应用 DMARDs。在激素治疗过程中,应补充钙剂和维生素 D。注意血清电解质以及消化系统疾病等。不宜单用或长期大剂量使用糖皮质激素。

6.植物药制剂的应用 雷公藤多苷一般不用于生育期患者。

(四)治疗药物的选用

1.RA 患者一经确诊,应尽早使用传统合成 DMARDs 治疗。首选甲氨蝶呤单用。存在甲氨蝶呤禁忌时,考虑单用来氟米特或柳氮磺吡啶。

传统合成 DMARDs 是 RA 治疗的基石。甲氨蝶呤是 RA 治疗的锚定药。安全性方面,小剂量甲氨蝶呤(≤10mg/周)的不良反应轻、长期耐受性较好。对有甲氨蝶呤禁忌者,来氟米特和柳氮磺吡啶单用的疗效和安全性与甲氨蝶呤相当。

2.单一传统合成 DMARDs 治疗未达标时,建议联合用药。建议联合另一种或两种传统合成 DMARDs 进行治疗;或一种传统合成 DMARDs 联合一种生物制剂 DMARDs 进行治疗;或一种传统合成 DMARDs 联合一种靶向合成 DMARDs 进行治疗。

经甲氨蝶呤、来氟米特或柳氮磺吡啶等单药规范治疗仍未达标者,建议联合用药。对甲氨蝶呤反应不足的 RA 患者,联合 3 种传统合成 DMARDs(甲氨蝶呤＋柳氮磺吡啶＋羟氯喹)能较好地控制疾病活动度。经传统合成 DMARDs 联合治疗 3～6 个月仍不能达标时,可考虑延长治疗时间,观察疗效。经传统合成 DMARDs 治疗未达标的 RA 患者,建议一种传统合成 DMARDs 联合一种生物制剂 DMARDs,或一种传统合成 DMARDs 联合一种靶向合成 DMARDs 进行治疗。生物制剂 DMARDs 中应用较为广泛的是 TNF-α 抑制剂、IL-6 拮抗剂(托珠单抗)。TNF-α 抑制剂、托珠单抗和托法替布目前在使用的选择上,并无优先顺序。当传统合成 DMARDs 联合其中一种治疗未达标后,可在三者间更换另外一种进行治疗。

3.中/高疾病活动度的 RA 患者建议传统合成 DMARDs 联合糖皮质激素治疗以快速控制症状。治疗过程中应密切监测不良反应。不宜单用或长期大剂量使用糖皮质激素。

糖皮质激素具有高效抗炎和免疫抑制作用。对中/高疾病活动度的 RA 患者,在使用传统合成 DMARDs 的基础上联合小剂量糖皮质激素(泼尼松≤10mg/d 或等效的其他药物)可快速控制症状,协助传统合成 DMARDs 发挥作用。

4.RA 患者在使用生物制剂 DMARDs 或靶向合成 DMARDs 治疗达标后,可考虑逐渐减量,减量过程中需严密监测,谨防复发。

基于长期使用生物制剂 DMARDs 或靶向合成 DMARDs 的安全性,以及我国 RA 患者使用上述两类药物的经济承受力,在治疗达标后开始对其进行逐渐减量。一般经生物制剂 DMARDs 或靶向合成 DMARDs 治疗 6 个月左右可达标。如果 RA 患者处于持续临床缓解状态 1 年以上,临床医师和药师可根据患者病情、用药情况,以及患者的经济状况等,与患者讨论是否停用生物制剂 DMARDs 或靶向合成 DMARDs。

(五)治疗药物的相互作用(见表 15-1-2)

表 15-1-2　治疗药物的相互作用

药物名称	合用药物	相互作用结果
糖皮质激素	甲氨蝶呤	后者毒性作用增加
糖皮质激素	环磷酰胺	后者急性毒性增加
非甾体抗炎药	甲氨蝶呤	后者毒性作用增加
糖皮质激素	非甾体抗炎药	致前者消化性溃疡作用加强

三、病例分析

(一)病例简介

患者,男性,62 岁。因“多关节肿痛 8 个月,加重 1 个月”就诊。患者 8 个月前无明显诱因出现右膝关节肿痛,未重视、未就诊,后逐渐出现左膝关节、双腕、双肘关节肿痛,伴晨僵。1 个月前上述症状加重,至当地医院就诊。否认有其他慢性病史,否认食物、药物过敏史。吸烟 30 年。查体:T 36.8℃,P 67 次/min,R 18 次/min,BP 138/76mmHg。双手近端指间关节、远端指间关节肿胀,压痛(+);双膝关节肿胀,压痛(+);双肘关节肿胀,压痛(+)。辅助检查:类风湿因子(RF)、抗环瓜氨酸多肽(CCP)抗体、超敏 C-反应蛋白均明显升高,血沉(ERS)明显增快。X 线:双腕关节骨质疏松,关节面欠光整,关节间隙狭窄。B 超:双膝关节腔积液,滑膜增厚,骨表面欠光滑。初步诊断:类风湿关节炎(活动期)。

请为该患者制订药物治疗方案。

(二)病例解析

1. 根据患者病史、查体和辅助检查结果,诊断考虑类风湿关节炎(活动期)。

2. 确定治疗目标:控制病情,改善关节功能和预后,减少致残率,改善患者生活质量。

3. 制订药物治疗方案:该患者诊断及治疗目标明确,根据 RA 治疗指南,一旦确诊,应尽早开始传统合成 DMARDs 治疗,药物首选甲氨蝶呤 7.5mg/次,每周 1 次口服,该药物可以控制病情的进展。甲氨蝶呤服药期间可适当补充叶酸(每周 5mg)可减少胃肠道副作用、肝功能损害等不良反应。同时,患者关节肿胀、疼痛明显,可联合非甾体抗炎药塞来昔布 0.2g/次,每日 2 次口服,抗炎、止痛治疗。在药物治疗的基础上,建议患者调整生活方式,戒烟,控制体重,合理饮食,适当运动。

4. 监测、评估和干预:评估关节疼痛、肿胀数量,监测 ESR、CRP、RF 及抗环瓜氨酸多肽(CCP)抗体等实验室指标,以了解患者的病情,评估药物治疗效果;用药过程中需严密观察肝功能、肾功能和血常规等指标,以了解是否有药物不良反应的出现。此外还应注意监测 RA 的常见合并症,如心血管疾病、骨质疏松、恶性肿瘤等,及时进行评估和干预。

15-2　习题

思考题

1. 常用的治疗类风湿关节炎的药物分哪几类？请每类列举 1～2 种代表药物。
2. 请结合相关文献，简述生物制剂药物在类风湿关节炎治疗中的地位和作用。

第二节　系统性红斑狼疮

15-3　课件

一、疾病概述

系统性红斑狼疮（SLE）是自身免疫介导的，以免疫性炎症为突出表现的弥漫性结缔组织病。血清中出现以抗核抗体为代表的多种自身抗体和多系统受累是 SLE 的两个主要临床特征。SLE 好发于生育年龄女性，多见于 15～45 岁年龄段。SLE 临床表现复杂多样，多数呈隐匿起病。常见临床表现：鼻梁和双颧颊部呈蝶形分布的红斑是 SLE 特征性改变；SLE 的皮肤损害还包括光敏感、脱发、手足掌面和甲周红斑、盘状红斑、结节性红斑、脂膜炎、网状青斑、雷诺现象等；口或鼻黏膜溃疡常见；对称性多关节疼痛、肿胀，通常不引起骨质破坏；发热、疲乏是 SLE 常见的全身症状。

SLE 可累及重要脏器，表现有：①狼疮肾炎（LN），LN 对 SLE 预后影响甚大，肾功能衰竭是 SLE 患者的主要死亡原因之一；②神经精神狼疮，轻者仅有偏头痛、性格改变、记忆力减退等，重者表现为脑血管意外、昏迷、癫痫持续状态等；③血液系统方面，贫血和（或）白细胞减少和（或）血小板减少常见；④心脏方面，常出现心包炎，表现为心包积液，可有心肌炎、心律失常，重症 SLE 可伴有心功能不全，提示预后不良；⑤肺脏方面，常出现胸膜炎；⑥消化系统表现，可出现肠系膜血管炎、急性胰腺炎、肝损害等。

辅助检查：抗双链 DNA（dsDNA）抗体阳性，或抗 Sm 抗体阳性，或抗磷脂抗体阳性（包括抗心磷脂抗体、狼疮抗凝物、至少持续 6 个月的梅毒血清试验假阳性三者中具备一项阳性）。LN 肾脏免疫荧光多呈现多种免疫球蛋白和补体成分沉积，称为"满堂亮"。

其中，症状较轻、无重要脏器损伤者为轻型 SLE；病情较严重，常有发热、重要脏器损伤、辅助检查明显异常者为重型 SLE；急性的危及生命的重症 SLE 为狼疮危象。

15-4　SLE 诊断标准

治疗原则是早期诊断，早期治疗，以避免或延缓不可逆的组织脏器的病理损害。近年来提倡达标治疗理念，具体目标是诱导疾病缓解、维持病情稳定及预防复发。治疗方法包括一般治疗和药物治疗。一般治疗包括避免过多的紫外线暴露，穿着合适的衣服，使用防紫外线用品（防晒霜等），避免过度疲劳。SLE 目前尚无根治的办法，但恰当的治疗可以使大多数患者达到病情缓解。

二、药物治疗

（一）治疗药物的分类

目前常用于治疗 SLE 的药物有抗疟药、糖皮质激素、免疫抑制剂、非甾体抗炎药（NSAIDs）、生物制剂等（见表 15-2-1）。

表 15-2-1 常用的治疗 SLE 的药物

药物类别		常用药物名称	用法用量
抗疟药		羟氯喹	初始剂量 400mg/d，口服，每日 1 次，持续 3~6 个月或以上；此后的维持治疗，可适当减少剂量
糖皮质激素	局部糖皮质激素	糠酸莫米松软膏	脸部：中等剂量；其他部位：中到大剂量
	糖皮质激素口服	泼尼松	轻型 SLE：泼尼松≤10mg/d；中度活动型 SLE：泼尼松 0.5~1mg/(kg·d)，晨起顿服；重型 SLE：泼尼松 1mg/(kg·d)，晨起顿服
	糖皮质激素静脉滴注	甲泼尼龙	重症 SLE/狼疮危象：甲泼尼龙 500~1000mg/d，缓慢静脉滴注 1~2h，连用 3d 为 1 个疗程
免疫抑制剂		甲氨蝶呤	7.5~15mg/周，每周 1 次，口服或肌内注射，辅助服用叶酸
		硫唑嘌呤	1.5~4mg/kg，口服，每日 1 次或分次口服
		吗替麦考酚酯	1~2g/d，分 2 次口服
		环孢素 A	3~5mg/(kg·d)，分 2 次口服
		环磷酰胺	0.5~1.0mg/m² ，每 3~4 周 1 次，静脉滴注
非甾体抗炎药		布洛芬等	可用至通常所需推荐剂量的上限
生物制剂		贝利木单抗	10mg/kg，静脉滴注，第 0、2、4 周给药一次，随后每 4 周给药一次
		利妥昔单抗	375mg/m² ，静脉滴注，每周 1 次，共 4 周或 1000mg，2 周后重复一次

(二)治疗药物的不良反应

1.抗疟药 羟氯喹的主要不良反应是视网膜损伤、粒细胞缺乏、心肌病、再生障碍性贫血、共济失调、眩晕等。

2.糖皮质激素 长期或大剂量或不规范使用糖皮质激素，可引起一系列不良反应，可诱发及加重感染，导致骨质疏松和股骨头无菌性坏死、消化性溃疡、神经精神失常、高血压、糖尿病、高脂血症、水钠潴留、低血钾、青光眼、库欣综合征等，严重时甚至导致患者死亡。

3.免疫抑制剂 甲氨蝶呤常见的不良反应有胃肠道反应、口腔炎、肝功能损害，少数出现骨髓抑制，偶见甲氨蝶呤导致的肺炎和肺纤维化。硫唑嘌呤不良反应有胃肠道反应、肝功能损害、骨髓抑制、脱发，可能对生殖系统有一定损伤，偶有致畸。环磷酰胺主要的不良反应有性腺抑制、胃肠道反应、脱发、骨髓抑制、肝功能损害、出血性膀胱炎等。环孢素 A 主要不良反应有高血压、肝肾毒性、胃肠道反应、齿龈增生及多毛等。吗替麦考酚酯不良反应有感染、白细胞减少、血小板减少、贫血、恶性肿瘤、脱发、胃肠道反应等。

4.非甾体抗炎药 主要不良反应包括胃肠道症状、肝和肾功能损害，以及可能增加的心血管不良事件。

5.生物制剂　贝利木单抗的不良反应有感染、白细胞减少症、超敏反应等。利妥昔单抗的主要不良反应有感染、头痛、心律失常、过敏反应等。

(三)治疗药物的应用原则

1.抗疟药的应用　羟氯喹治疗 SLE 有利于控制病情,还可改善狼疮肾炎及神经性狼疮症状,并能减少复发和提高生存率。应用原则:①羟氯喹可作为 SLE 患者的基础用药,在无禁忌证的情况下,可以长期使用。2019 年欧洲抗风湿病联盟 SLE 新治疗指南推荐羟氯喹用于除有禁忌证的全部 SLE 患者,并建议 SLE 诱导缓解期予以羟氯喹 6.5mg/(kg·d)治疗,维持治疗期可考虑降低羟氯喹剂量。②羟氯喹可用于治疗妊娠期 SLE 患者。③羟氯喹的总体安全性良好,以下患者禁用:已知对 4-氨基喹啉类化合物过敏的患者、有眼底黄斑病变者。④用药前应行眼科检查。对于存在视网膜病变高危因素的患者,羟氯喹治疗期间应每年接受 1 次眼科检查。视网膜病变的高危因素包括:羟氯喹的累积剂量达 1000g、服用羟氯喹超过 7 年、肥胖、严重肝肾疾病或高龄、既往存在视网膜、黄斑病变或白内障。

2.糖皮质激素的应用　糖皮质激素可以快速抑制机体的免疫状态和减轻临床症状,是 SLE 诱导缓解期最为常用的药物之一。激素治疗 SLE 的基本原则:①对诱导缓解和长期维持治疗,起始剂量应该足量,之后缓慢减量,长期维持;②评估 SLE 的严重程度和活动性,拟定个体化治疗方案;③评估是否存在激素使用的相对禁忌证,对存在相对禁忌证的患者,根据病情需要严格评估使用激素的必要性;④对有肝功能损害的患者建议使用泼尼松龙或甲泼尼龙;治疗期间观察疗效,评估脏器功能;监测激素使用期间可能出现的并发症,及时调整治疗方案。在激素治疗过程中,应补充钙剂和维生素 D。

3.免疫抑制剂的应用　选择免疫抑制剂的种类与疾病临床特征、受累脏器、患者年龄和生育意愿、安全性标准及医疗费用有关。①羟氯喹单用或羟氯喹联合糖皮质激素治疗无效的患者,或糖皮质激素治疗不能减量至可接受剂量时,可联合免疫抑制剂治疗,如甲氨蝶呤、硫唑嘌呤、吗替麦考酚酯;②伴有脏器功能受累者,初始治疗宜加用免疫抑制剂;③伴有重度脏器功能受累,或危及生命时,或其他免疫抑制剂治疗无效时,可应用环磷酰胺抢救性治疗。需注意的是,吗替麦考酚酯肠溶片具有致畸性,在计划妊娠前需要停药 6 周以上。环磷酰胺具有性腺毒性反应,应谨慎用于育龄期男性和女性 SLE 患者。绝经前的 SLE 患者,可联合应用促性腺激素释放激素类似药物,以减轻卵巢储备消耗。对于计划妊娠的 SLE 患者,治疗前应向患者推荐和介绍冷冻卵子治疗信息,供患者做出正确选择。

4.生物制剂的应用　使用直接针对 B 细胞的生物制剂来治疗活动性 SLE,还正在积极研究中。2019 年欧洲抗风湿病联盟 SLE 新治疗指南推荐,伴有肾脏外受累的 SLE 患者,若予以一线治疗方案(羟氯喹＋糖皮质激素,羟氯喹＋糖皮质激素＋免疫抑制剂)疗效不佳(因疾病活动持续无法减量激素或疾病频繁复发),可考虑加用贝利木单抗治疗。利妥昔单抗目前仅用于临床研究,主要用于治疗其他免疫抑制剂和/或贝利木单抗反应不佳,或有治疗禁忌的严重肾脏受累、肾外受累的 SLE 患者。利妥昔单抗对狼疮导致的血小板减少或特发性免疫性血小板减少性紫癜有效,但一般不作为一线治疗用药。在狼疮肾炎患者中,利妥昔单抗常用于一线治疗失败(环磷酰胺、吗替麦考酚酯)或疾病复发时的治疗。

(四)治疗药物的选用

根据病情轻重程度可将 SLE 分为 4 类:轻型 SLE、中度活动型 SLE、重型 SLE、狼疮危象。疾病的不同阶段,药物的应用剂量、疗程等各有差别。

1. 轻型 SLE 治疗药物的选用　此型患者虽有疾病活动,但症状轻微,无明显内脏损害。治疗药物:①首先选用非甾体抗炎药、抗疟药等,治疗无效后可考虑使用激素。非甾体抗炎药可用于控制关节炎。抗疟药可控制皮疹和减轻光敏感,常用羟氯喹。②治疗皮肤黏膜病变:可短期局部应用激素,但面部应尽量避免使用强效激素类外用药,一旦使用,不应超过 1周。③糖皮质激素(泼尼松≤10mg/d,或甲泼尼龙≤8mg/d)有助于控制病情,通常副作用较小。④权衡利弊,必要时可用其他免疫抑制剂,如硫唑嘌呤、甲氨蝶呤、环磷酰胺等。应注意轻型 SLE 可因过敏、感染、妊娠生育、环境变化等因素而加重,甚至进入狼疮危象。

2. 中度活动型 SLE 治疗药物的选用　此型患者有明显重要脏器受累且需要治疗。治疗一般分为 2 个阶段,即诱导缓解和维持治疗。可给予糖皮质激素联合免疫抑制剂治疗。①诱导缓解治疗:激素用量通常为泼尼松 0.5～1mg/(kg·d)或甲泼尼龙 0.4～0.8mg/(kg·d),晨起顿服。如需控制持续高热等急性症状时可分次服用。一般需联用其他免疫抑制剂。②维持治疗:诱导缓解治疗 4～8 周后,激素以每 1～2 周减原剂量的 10% 的速度缓慢减量,减至泼尼松 0.5mg/(kg·d)或甲泼尼龙 0.4mg/(kg·d)后,减药速度依病情适当减慢。如病情允许,维持治疗剂量:泼尼松<10mg/d 或甲泼尼龙<8mg/d;在减量过程中,如病情不稳定,可暂时维持原剂量不变,或酌情增加剂量,或联合其他免疫抑制剂治疗。

3. 重型 SLE 治疗药物的选用　此型患者狼疮累及重要脏器并影响其功能。重型 SLE治疗尤其强调个体化方案,并需要激素联用其他免疫抑制剂。重型 SLE 治疗也分 2 个阶段,即诱导缓解和维持治疗。①诱导缓解:激素用量通常为泼尼松 1mg/(kg·d)或甲泼尼龙 0.8mg/(kg·d)的标准剂量,晨起顿服。Ⅲ 型、Ⅳ 型、Ⅴ＋Ⅲ 型、Ⅴ＋Ⅳ 型狼疮性肾炎可考虑静脉滴注甲泼尼龙 500～1000mg/d,连续 3d 冲击治疗,后改为口服激素治疗。病情稳定后 2 周或疗程 8 周内,激素以每 1～2 周减原剂量的 10% 的速度缓慢减量,减至泼尼松0.5mg/(kg·d)或甲泼尼龙 0.4mg/(kg·d)后,减药速度依病情适当减慢。在减药过程中,如病情不稳定,可暂时维持原剂量不变,或酌情增加剂量,或加用免疫抑制剂联合治疗。③需要联合其他免疫抑制剂,如环磷酰胺、硫唑嘌呤、甲氨蝶呤、吗替麦考酚酯、环孢素等。其中,环磷酰胺是治疗重症 SLE 的一线药物之一,尤其是重症狼疮性肾炎和血管炎患者。需注意,多数患者的诱导缓解期要超过半年到一年,不能急于求成。②维持治疗:尽可能给予最低有效剂量的皮质激素,患者须长期随访。

4. 狼疮危象治疗药物的选用　狼疮危象指急性的危及生命的重症 SLE,如急进性 LN、严重的中枢神经系统损害、严重的溶血性贫血等。①对狼疮危象,通常需大剂量甲泼尼龙冲击治疗,以帮助患者渡过危象。大剂量甲泼尼龙冲击治疗是指甲泼尼龙 500～1000mg,加入 5% 葡萄糖溶液 100～250mL,缓慢静脉滴注 1～2h,每天 1 次,连续应用 3d 为 1 个疗程。如狼疮危象仍未得到控制,可根据病情在冲击治疗 5～30d 后再次冲击治疗。间隔期(5～30d)和冲击治疗后需口服泼尼松 0.5～1mg/(kg·d)或甲泼尼龙 0.4～0.8mg/(kg·d),疗程约 4～8 周;病情控制后激素应逐渐减量,直至达到控制病情的最小剂量,以避免长期大量使用激素所产生的严重不良反应。②对重症神经精神狼疮,包括横贯性脊髓炎在内,在排除中枢感染的情况下,可鞘内注射地塞米松 10mg/甲氨蝶呤 10mg,每周 1 次,共 3～5 次。③甲泼尼龙冲击疗法只能解决急性期症状,后续治疗必须继续应用激素,并与其他免疫抑制剂(如环磷酰胺冲击疗法)联合使用,否则病情易反复。在大剂量激素冲击治疗前、治疗期间、治疗后应密切观察激素的副作用,包括有无感染、消化道出血、糖尿病、股骨头坏死等并发症的发生。

(五)治疗药物的相互作用(见表 15-2-2)

表 15-2-2　治疗药物的相互作用

药物名称	合用药物	相互作用结果
糖皮质激素	非甾体抗炎药	致消化性溃疡作用加强
糖皮质激素	甲氨蝶呤	后者毒性作用增加
糖皮质激素	环磷酰胺	后者的急性毒性增加
非甾体抗炎药	甲氨蝶呤	后者毒性作用增加

三、病例分析

(一)病例简介

患者,女性,20 岁。因"发现面部红斑 2 月余,加重 5 天"就诊。患者 2 个月前发现面部红斑,呈不规则圆形,光过敏,双膝关节疼痛,未就诊。5 天前上述症状加重,伴发热,口腔溃疡,至当地医院就诊。否认其他慢性病史,否认食物、药物过敏史。查体:T 37.9℃,P 90 次/min,R 18 次/min,BP 114/68mmHg,双颧部、颌部可见淡红色充血性红斑,颜面部及双下肢凹陷性水肿。辅助检查:抗 dsDNA 抗体阳性,抗 Sm 抗体阳性,抗核抗体 ANA(1∶3200),血沉增快,血常规示白细胞计数增高,超敏 C-反应蛋白正常。诊断:系统性红斑狼疮(活动期)。

请为该患者制订药物治疗方案。

(二)病例解析

1. 根据患者病史、查体及辅助检查结果,诊断考虑系统性红斑狼疮(活动期)。

2. 确订治疗目标:诱导疾病缓解,维持病情稳定及预防复发。

3. 制订药物治疗方案:该患者诊断及治疗目标明确,为轻型 SLE。治疗上选用非甾体抗炎药,用于控制关节炎并解热、镇痛治疗,可予对乙酰氨基酚片 1 片,每日 3 次;予抗疟药羟氯喹 400mg,每日 1 次,用于减轻光敏感;予糖皮质激素泼尼松片 10mg/d,晨起顿服,以控制病情;可短期局部应用激素治疗皮肤黏膜病变。同时嘱患者避免过多的紫外线暴露,使用防紫外线用品,避免过度疲劳。

4. 监测、评估和干预:开始药物治疗后,定期复查抗核抗体谱、血常规、生化、尿常规、心电图、眼底检查、心脏彩超等指标,密切观察疗效、副反应及重要脏器等情况,及时进行评估和干预。

思考题

1. 常用的治疗系统性红斑狼疮的药物分哪几类? 请每类举出 1～2 种代表药物。

2. 如何制订系统性红斑狼疮的药物治疗方案?

15-5　习题

第三节　痛　风

15-6　课件

一、疾病概述

痛风是长期嘌呤代谢障碍,血尿酸增高,尿酸盐结晶沉积在组织中引起的反复发作性异质性疾病。本病以滑囊液和痛风石中可见尿酸盐结晶为特点。其临床特征为:高尿酸血症及尿酸盐结晶沉积所致的特征性的急性或慢性关节炎、痛风石、间质性肾炎,严重者可见关节畸形及功能障碍,常伴尿酸性肾结石。痛风除了关节和肾脏损害外,同时也是高血压、糖尿病、冠心病的高危因素。痛风可分为原发性和继发性两类。

午夜或清晨突然发生的关节剧痛是急性痛风的典型症状,以单侧趾及第1跖趾关节红、肿、热、痛和功能障碍最常见,随后踝、膝、腕、指、肘关节受累。慢性关节炎期以痛风石沉积在关节软骨、滑膜、肌腱和软组织为特征,常见于耳轮、跖趾、指间和掌指关节等多关节受累,特别好发于肢体远端关节,也可因尿酸盐结石引起肾绞痛。

痛风的防治原则:迅速有效地控制痛风的急性发作;预防急性关节炎复发,预防痛风石的沉积,保护肾功能,预防心脑血管疾病的发生;纠正高尿酸血症,阻止新的尿酸盐结晶沉积,促使已沉积的晶体溶解,逆转和治愈痛风;治疗其他伴发的相关疾病。痛风首选非药物治疗,主要包括:戒烟限酒(啤酒、白酒);避免摄入高嘌呤食物(如动物内脏、海鲜、肉汤、豌豆等);加强锻炼、控制体重;增加碱性食物摄入,碱化尿液(多食草莓、香蕉、橙橘或果汁、西瓜、黄瓜、南瓜等),多饮水(每日饮水量,保证尿量在每天1500mL以上)。坚持非药物治疗辅助降尿酸极为重要,可避免或减少抑尿酸药和排尿酸药的不良反应。药物治疗是降尿酸的重要手段。

15-7　合理饮食

二、治疗药物

(一)治疗药物的分类

抗痛风药为通过抑制尿酸生成、促进尿酸排泄和分解、降低血尿酸和尿尿酸水平或抑制粒细胞浸润而控制关节炎症、对抗痛风发作的药物。常用的抗痛风药物见表15-3-1。

表15-3-1　常用的抗痛风药物

药物类别	常用药物名称	每日用量	每日应用次数
选择性抗痛风性关节炎药	秋水仙碱	急性期3～5g 间歇期0.5～1g	2～3
抑制尿酸生成药	别嘌醇	100～300mg	2～3
	非布司他	40～80mg	1
促进尿酸排泄药	丙磺舒	1～3g	2
	苯溴马隆	25～100mg	1

续表

药物类别	常用药物名称	每日用量	每日应用次数
非甾体类抗炎药	对乙酰氨基酚	600~2000mg	2~4
	吲哚美辛	50~150mg	2~3
	布洛芬	400~2400mg	2~6
	依托考昔	120mg	1
糖皮质激素	泼尼松	10~30mg	3~4

(二)治疗药物的不良反应

1. 秋水仙碱　腹痛、腹泻、呕吐及食欲不振为常见的早期不良反应,严重者可引起脱水及电解质紊乱,需停药。可引起肌肉、周围神经病变,表现为近端肌无力、麻木、刺痛。长期应用还会出现骨髓造血功能抑制,如粒细胞和血小板减少、再生障碍性贫血等。

2. 别嘌醇　典型的不良反应有剥脱性皮炎、血小板计数减少及贫血、少尿、尿频、间质性肾炎。常见皮疹、过敏、紫癜性病变、多形性红斑。长期服用可出现黄嘌呤肾病和结石。

3. 非布司他　主要不良反应有肝功能异常、腹泻、头痛、关节痛、皮疹、增加心血管事件风险等。

4. 丙磺舒　主要不良反应有呼吸困难、发热、过敏反应、皮炎、皮疹与瘙痒、溶血性贫血、肝细胞坏死等。

5. 苯溴马隆　少见皮肤潮红、斑疹、瘙痒、肾结石、肾绞痛、结膜炎、痛风急性发作等。

6. 非甾体类抗炎药　吲哚美辛:头痛、焦虑、失眠、肝损害、胃溃疡、血尿、高血压、血小板减少。布洛芬:消化道症状、头晕、哮喘、肝转氨酶升高、白细胞减少、水肿等。依托考昔:过敏反应、焦虑失眠等精神异常、味觉障碍、心血管事件风险等,有严重心血管疾病者禁用。

7. 糖皮质激素　主要影响糖代谢、加重水钠潴留、感染播散等。

(三)治疗药物的应用原则

痛风治疗指南建议:对于已经发生痛风的患者,在药物治疗的同时,结合饮食治疗,将血尿酸长期控制在<360μmol/L(6g/dL),最好<300μmol/L(5g/dL),可以有效地降低体内的尿酸负荷,减少痛风的急性发作次数和并发症的发生风险。

治疗痛风应遵循按分期用药的原则:急性发作期应尽早(一般应在24h内)进行抗炎止痛治疗,首先推荐使用非甾体类抗炎药缓解症状,对非甾体抗炎药有禁忌的患者,建议单独使用低剂量的秋水仙碱,上述药物治疗无效或有禁忌证或过敏的患者可短程使用糖皮质激素。对急性痛风性关节炎频繁发作、每年超过两次的慢性痛风、关节炎和痛风石的患者推荐进行降尿酸治疗,可预防痛风性关节炎的急性复发和痛风石的形成,帮助痛风石的溶解。慢性期应长期(甚至终身)应用抑制尿酸生成的药物(建议使用别嘌醇和非布司他),并应用促进尿酸排泄的药物(建议使用苯溴马隆)。痛风患者在降尿酸治疗初期,建议使用秋水仙碱至少3~6个月,可预防急性痛风性关节炎的复发,减少痛风的急性发作。

(四)治疗药物的选用

1. 痛风急性发作期　首先考虑缓解患者的临床症状。

(1)非甾体类抗炎药(NSAIDs):目前证据表明,选择性环氧化酶2(COX-2)抑制剂(如依托考昔)能有效缓解疼痛,减少胃肠道损伤等副作用,可用于有消化道高危因素的患者。

（2）秋水仙碱：痛风急性发作期，对 NSAIDs 有禁忌的患者，建议单独使用低剂量秋水仙碱。高剂量秋水仙碱（4.8～6.0mg/d）能有效缓解痛风急性期患者的临床症状，但其胃肠道不良反应发生率较高，且容易导致患者因不良反应而停药。低剂量秋水仙碱（1.5～1.8mg/d）与高剂量秋水仙碱相比，在有效性方面差异无统计学意义；在安全性方面，不良反应发生率更低。低剂量秋水仙碱 48h 内用药效果更好。

（3）糖皮质激素：痛风急性发作期，短期单用糖皮质激素，如口服强的松片 10～30 mg/d，可迅速缓解症状，多在 72h 内控制，其疗效和安全性与非甾体类抗炎药类似，但反复使用会增加痛风石发病的机会，停药后易复发。

2. 发作间歇期、慢性痛风和痛风性肾病期　急性症状缓解至少 2 周后方可开始降尿酸治疗，降尿酸治疗须终身维持。痛风患者在降尿酸治疗初期，预防性使用秋水仙碱至少 3～6 个月可减少痛风的急性发作，小剂量秋水仙碱安全性高，耐受性好。

（1）促进尿酸排泄：已有尿酸结石形成，或尿中尿酸＞540μmol/24h（900mg/24h）不宜使用。苯溴马隆和丙磺舒均可用于慢性期痛风患者，苯溴马隆在有效性和安全性方面优于丙磺舒，使用苯溴马隆时，应从低剂量开始，并增加饮水量，碱化尿液，避免与其他肝损害药物同时使用。

（2）抑制尿酸生成：适合于尿酸生成过多或不适合用排酸药物者。非布司他在有效性和安全性方面较别嘌醇更具优势。使用别嘌醇时，应从低剂量开始，肾功能正常者起始剂量为 0.1g/d，肾功能不全时剂量应更低，逐渐增加剂量，密切监视有无超敏反应出现。

（五）治疗药物的相互作用（见表 15-3-2）

表 15-3-2　治疗药物的相互作用

药物名称	合用药物	相互作用结果
秋水仙碱	维生素 B_{12}	可逆性维生素 B_{12} 吸收不良
	维生素 B_6	减轻前者毒性
	口服抗凝药、抗高血压药	降低后者作用
别嘌醇	利尿药	降低前者作用
	氨苄西林	皮疹发生率增加
	抗凝药	增强抗凝效应
丙磺舒	吲哚美辛、萘普生、利福平	使后者毒性增大
	肝素、水杨酸盐、阿司匹林、利尿药	抑制丙磺舒的排酸作用
苯溴马隆	水杨酸盐、吡嗪酰胺	降低前者作用
	抗凝药	增强抗凝效应

三、病例分析

（一）病例简介

患者，男，65 岁。因"右脚第 1 跖趾关节疼痛半月余，加重 5h"就诊。患者右脚第 1 跖趾关节疼痛半月余，自服芬必得后稍好转，昨晚因饮酒约 100g，今晨关节疼痛加重。1 年前体检时发现血尿酸稍高于正常，未予重视。否认有其他慢性病史，否认食物、药物过敏史。查体：右脚第 1 跖趾关节红肿，局部皮温高，触痛明显，其余正常。辅助检查：血尿酸 550μmol/L

（正常 $120\sim320\mu mol/L$），其余无明显异常。诊断：痛风急性发作期。

请为该患者制订完整的药物治疗方案。

（二）病例解析

1. 根据该患者特点，目前诊断痛风、痛风性关节炎急性发作期。

2. 治疗目标：痛风急性发作期缓解关节疼痛和炎症，在发作间歇期控制血尿酸水平，预防复发和慢性痛风带来的多系统损害。

3. 制订药物治疗方案：根据指南，急性发作期应尽早使用抗炎药以控制关节炎症，缓解疼痛。可选择：①非甾体类消炎镇痛药物：如依托考昔、塞来昔布、双氯芬酸、美洛昔康，优点：起效快，剂量要足。使用前需评估胃肠道出血风险和急性心脑血管事件风险。②秋水仙碱：是治疗急性痛风性关节炎的特效药，国内外指南均推荐小剂量使用，如 0.5mg tid 或 1mg bid，安全性高，耐受性好。可联合 NSAIDs 同时使用。③糖皮质激素：可采用口服、肌注、静脉注射。适用于上述治疗无效、存在 NSAIDs 高风险（除消化道外）等情况。

4. 具体治疗方案如下：

依托考昔片 60mg qd po

秋水仙碱片 1mg bid po

5. 监测、评估和干预：开始药物治疗后，要定期检查血尿酸及 24h 尿酸水平，以此作为调整药物剂量的依据，并应定期监测血常规及肝、肾功能。密切观察疗效及不良反应，及时进行评估和干预。

思考题

1. 常用的治疗急性痛风性关节炎的药物有哪几类？请举出 1～2 种代表药物。

2. 如何制订痛风的药物治疗方案？

15-8 习题

（谭学莹 武敏霞）

第十六章

病毒感染性疾病的药物治疗

学习目标

1. **掌握** 病毒性肝炎、获得性免疫缺陷综合征的定义、主要临床表现、药物治疗原则及如何规范选择治疗药物。
2. **熟悉** 病毒性肝炎、获得性免疫缺陷综合征的治疗药物种类、不良反应和相互作用。
3. **了解** 病毒性肝炎、获得性免疫缺陷综合征传播途径及治疗药物研发现状。

第一节　病毒性肝炎

16-1　课件

一、疾病概述

病毒性肝炎(viral hepatitis)是指多种肝炎病毒感染所致,以肝脏损害为主要表现的全身性传染病。根据病原体不同,病毒性肝炎分为甲型肝炎、乙型肝炎、丙型肝炎、丁型肝炎、戊型肝炎。由于病原体不同,各型肝炎的主要传播途径、起病方式、临床表现、治疗及预后均有所区别。甲型肝炎(甲肝)和戊型肝炎(戊肝)多表现为急性感染;乙、丙和丁型肝炎多表现为慢性感染。乙型和丁型肝炎病毒重叠或混合感染的患者中有 5%～20% 可发展成为重型肝炎(肝衰竭),少数肝炎患者可发展为肝硬化,进而发展为肝癌。中国是乙型肝炎高发国家,未经抗病毒治疗慢性乙型肝炎患者的肝硬化年发生率为 2%～10%,因此,病毒性肝炎患者是我国医疗体系中不可忽视的重要群体。

从传播途径上,甲型和戊型肝炎病毒主要经粪-口途径进行传播,且感染源主要是急性期患者和亚临床的感染者。丙、乙型和丁型肝炎的传播途径主要是经血液传播和密切接触传播,传染源是急、慢性患者及病毒携带者。根据临床表现的不同可将病毒性肝炎分为急性肝炎、慢性肝炎和重症肝炎(肝衰竭)。其中,急性肝炎根据有无黄疸又可分为急性黄疸型和急性无黄疸型。处于黄疸前期的急性病毒性肝炎患者可出现畏寒、发热、乏力、食欲不振、腹部不适、肝区痛、尿色逐渐加深等症状及体征。处于黄疸期的急性病毒性肝炎患者可出现体温下降、巩膜和皮肤黄染、肝肿大等症状及体征。处于黄疸恢复期的急性病毒性肝炎患者的上述症状及体征均有明显改善或消失，其肝功能可逐渐恢复正常。慢性病毒性肝炎患者的面色晦暗，巩膜黄染，可出现蜘蛛痣或肝掌，严重者可出现黄疸加深、腹腔积液、下肢水肿、出血倾向及肝性脑病。重症肝炎主要有肝衰竭综合征的表现。

　　病毒性肝炎的诊断可以根据流行病学、症状体征、肝功能及病原血清学结果得出。若发病时间在半年以内，同时血清转氨酶升高，病毒性肝炎标志物阳性者可诊断为急性病毒性肝炎。急性肝炎病程超过半年，或原有乙型、丙型、丁型肝炎急性发作再次出现肝炎症状、体征及肝功能异常者，可以诊断为慢性病毒性肝炎。

　　病毒性肝炎的治疗原则在于保护肝细胞，消退黄疸，促进肝细胞再生及防治并发症。一般根据病情需要采取综合性治疗措施。急性肝炎应尽早隔离治疗，以支持和对症治疗为主。慢性肝炎主要采取抗病毒治疗、保护肝细胞、改善肝功能、抗纤维化等治疗。病毒感染持续存在是病毒性肝炎发展为慢性肝炎的主要原因，因此抗病毒治疗是慢性乙肝和丙肝的根本治疗措施。急性的甲肝和戊肝大多具有自限性，无须进行抗病毒治疗。急性丙肝慢性化程度较高，抗病毒治疗能提高其治愈率。重症肝炎根据病情发展的不同时期予以支持、对症、抗病毒等内科综合治疗为基础，早期免疫控制，中、后期预防并发症及免疫调节为主，辅以人工肝支持系统疗法，争取适当时期进行肝移植治疗。

16-2　病原血清学指标

二、药物治疗

(一)治疗药物的分类

1. 抗病毒药

(1)广谱抗病毒药：干扰素(interferon，IFN)是由病毒感染或诱导剂作用于寄生细胞而产生的一类具有生物活性的糖蛋白，它既能抑制病毒复制，又能提高机体的免疫功能，为广谱抗病毒药。根据其基因结构和抗原性不同可分为 α、β 和 γ 三种类型，其中 IFN-α 抗病毒作用较强。为了延长 IFN-α 在体内的半衰期，现已广泛采用聚乙二醇(PEG)与 IFN 连接形成长效干扰素，即聚乙二醇干扰素(PEG-IFN)。干扰素主要和人体细胞的干扰素受体结合，从而诱导产生抗病毒蛋白，破坏病毒的 mRNA 和蛋白质合成，抑制病毒复制；此外，干扰素可通过增强自然杀伤(NK)细胞、T 淋巴细胞的抗病毒活性，激活及促进巨噬细胞的吞噬活力而调节机体免疫功能。

(2)核苷类似物抗病毒药：该类药物可在体内磷酸化生成三磷酸核苷，通过抑制 DNA 聚合酶的活性，终止 DNA 链的延长和合成，从而达到抑制病毒复制的作用。

　　恩替卡韦(entecavir，ETV)为环戊酰鸟苷类似物，抑制 DNA 聚合酶，从而抑制乙型肝炎病毒的 DNA 复制，可强效抑制病毒复制，改善肝脏炎症，安全性较好，长期治疗可改善乙型肝炎肝硬化患者的组织学病变，显著降低肝硬化并发症和肝癌的发生率，降低肝脏相关和全因病死率。在初治慢性乙肝患者中，ETV 治疗 5 年的累计耐药发生率为 1.2%。

　　富马酸替诺福韦酯(tenofovir disoproxil fumarate，TDF)具有抑制乙肝病毒和稳定病情的作用。应用 TDF 治疗慢性乙肝患者的多中心临床研究结果显示，可强效抑制病毒复制，耐药发生率低。一项采用 TDF 治疗 8 年的研究数据显示,未发现 TDF 相关的耐药。TDF 长期治疗显著改善肝脏组织学,降低肝癌发生率。

富马酸丙酚替诺福韦(tenofovir alafenamide fumarate,TAF)是一种新型的核苷酸逆转录酶抑制剂,与 TDF 药理作用相似,于 2018 年在国内上市。与 TDF 相比,TAF 具有更好的血浆稳定性和更强的肝脏靶向性,并且极大地降低了肾功能损伤,同样尚未发现 TAF 相关耐药。

替比夫定(telbivudine,LdT)是一种新型左旋核苷类药物,能够在磷酸化作用下生成替比夫定 5′-腺苷,该腺苷可整合到乙肝病毒 DNA 中,导致 DNA 链延长终止,由此达到抑制病毒复制的效果,可改善 eGFR,但总体耐药率仍偏高。LdT 在阻断母婴传播中具有良好的效果。

目前,根据药物的抗病毒疗效和耐药反应发生率,初治患者应首选强效低耐药药物(ETV、TDF、TAF)治疗。慢性丙肝病毒(HCV)感染者的抗病毒治疗已经进入直接抗病毒药物(direct antiviral agent,DAA)的泛基因型时代,优先推荐无干扰素的泛基因型方案,其在已知主要基因型和主要基因亚型的 HCV 感染者中都能达到 90% 以上的持续病毒学应答(sustained virological response,SVR)。丙型肝炎直接抗病毒药物的分类包括:①NS5A 抑制剂(达拉他韦、维帕他韦、哌仑他韦);②NS5B 聚合酶核苷类似物抑制剂(索磷布韦);③NS3/4A蛋白酶抑制剂(格卡瑞韦、达诺瑞韦);④细胞色素 P4503A4 酶强力抑制剂等。

2.抗炎、抗氧化、保肝药

病毒感染后导致肝细胞炎症坏死是疾病进展的重要病理生理过程。甘草酸制剂、水飞蓟素制剂和双环醇等具有抗炎、抗氧化和保护肝细胞等作用,可减轻肝脏炎症损伤。保肝药是指具有肝脏保护功能、促进肝细胞再生、增强肝脏解毒功能、提高机体免疫力等功效的药物,其种类繁多,常用的保肝药大致可以分为解毒类、促肝细胞再生类、促进能量代谢类、利胆类、中草药及其提取物。

(1)复方甘草酸苷:具有较强的抗炎、抗过敏及解毒作用,能够稳定肝细胞膜,抑制肉芽肿反应,对免疫系统无明显的抑制作用。

(2)水飞蓟素:为蓟类植物中提取的一组黄酮类物质,其中以水飞蓟宾的含量最高,活性也最强。水飞蓟宾具有很强的抗氧化作用,能对抗脂质过氧化,增强谷胱甘肽的活性,清除肝细胞内的活性氧自由基,稳定肝细胞膜,具有保护肝细胞和抗肝纤维化的疗效。

(3)双环醇:双环醇是我国具备自主知识产权的抗肝炎药物,能通过稳定肝细胞膜、抗氧化应激、保护受损的线粒体和细胞核、诱导热休克蛋白表达、抑制炎症因子释放等起到抗炎保肝的效果。

(4)谷胱甘肽:由谷氨酸、半胱氨酸和甘氨酸结合而成的三肽。谷胱甘肽广泛分布于各组织器官,半胱氨酸上的巯基为其活性基团,它与体内过氧化物和自由基结合,对抗氧化剂对巯基的破坏,保护细胞中含巯基的蛋白和酶,保护脏器免受氧化剂的损伤;谷胱甘肽还具有整合解毒作用,通过将机体内有害的毒物排出体外,保护肝细胞免受损害。

(5)联苯双酯:是人工合成五味子丙素和五味子丁酯的中间产物。据研究,其具有显著降低血清谷丙转氨酶活性,还能够控制胆红素、α-蛋白质的增加,减轻肝损伤,改善患者的多项肝功能指标,增强肝脏的解毒功能。联苯双酯毒性极低、无致畸致突变效应,临床中应用广泛。

（6）腺苷蛋氨酸：通过甲基化生化代谢途径,恢复和增强肝 Na^+-K^+ ATP 酶活性,增加细胞膜的流动性以促进胆汁的流动和排泄,还能促使胆汁酸经硫酸化途径转化,以增加体内牛磺酸、谷胱甘肽浓度,达到解毒、抗氧化的功效。此外,腺苷蛋氨酸还可通过促进肝细胞再生和抗氧化自由基等途径减少肝内胆汁淤积。

3.退黄药物

上述抗病毒和保肝药物也具有退黄疸作用。此外,一些中药制剂,如苦黄注射液和茵栀黄注射液也常用于退黄治疗。苦黄注射液具有清热利湿、疏肝退黄的作用;茵栀黄注射液具有解痉利胆,退黄降酶,抗病原微生物等作用,同时还具有抗纤维化作用。

（二）治疗药物的不良反应

1.IFN-α　IFN-α 在病毒性乙肝和丙肝治疗中应用广泛,但存在一定不良反应,主要包括流感样症状、外周血细胞和血小板计数下降、内分泌和代谢性疾病（如甲状腺功能异常）、消化道症状和神经精神异常等。治疗过程中应密切监测不良反应的发生,一旦发生严重不良反应,应停止使用。

2.核酸类抗病毒药　核酸类抗病毒药在抑制病毒 DNA 聚合酶的同时,长期应用对人体的 DNA 合成也会产生一定影响。目前文献报道的抗乙肝病毒核苷（酸）类似物所致的不良反应主要包括肾功能损伤、骨软化症与骨质疏松、肌病、周围神经病和乳酸中毒等。

3.保肝药　保肝药种类较多,不良反应各异。常用保肝药物谷胱甘肽少见过敏反应或食欲不振、恶心呕吐。长期大量服用复方甘草酸苷可出现低血钾症、血压上升、水钠潴留、浮肿、尿量减少、体重增加等假性醛固酮增多症状,因此在用药过程中,要密切观察血钾水平等,发现异常情况,应及时调整。另外,还可出现脱力感、肌力低下、肌肉痛、四肢痉挛、麻痹等横纹肌溶解症的症状,在发现肌酸激酶升高,血、尿中肌红蛋白升高时应停药并给予适当处置。联苯双酯应用中,少数患者可出现口干,轻度恶心,偶有皮疹发生。

（三）治疗药物的应用原则

1.明确抗病毒治疗是慢性乙型肝炎治疗的关键。在我国的不同地区对慢性乙型肝炎的治疗仍然存在误区,认为保肝降酶、消除黄疸是关键目标,然而,保肝治疗治标不治本,慢性乙型肝炎的治疗中最关键的是抗病毒治疗。

2.联合用药是临床治疗的良好策略。

3.重视核苷酸类似物的潜在风险,正在发育期的胎儿、幼童需根据说明书使用。

4."小三阳"的意义:乙肝表面抗原（HBsAg）、乙肝 e 抗体（HBeAb）和乙肝核心抗体（HBcAb）三项指标阳性的"小三阳"患者,血液中如果检查不到病毒拷贝,一般可认为没有传染性,也不需要治疗

（四）治疗药物的选用

1.慢性乙型肝炎抗病毒治疗的适应证:

（1）血清 HBV DNA 阳性,ALT 持续高于正常且排除其他原因所致。

（2）血清 HBV DNA 阳性的代偿期乙型肝炎肝硬化和 HBsAg 阳性失代偿期乙型肝炎肝硬化、乙型肝炎肝移植、应用免疫抑制剂等。

（3）血清 HBV DNA 阳性、ALT 正常,有下列情况之一:①肝组织学检查提示明显炎症和（或）纤维化;②有乙型肝炎肝硬化或乙型肝炎肝癌家族史且年龄＞30 岁;③ALT 持续正常、年龄＞30 岁,建议行肝纤维化无创诊断技术检查或肝组织学检查,存在明显肝脏炎症或

纤维化；④有 HBV 相关肝外表现（如 HBV 相关性肾小球肾炎等）。

2.大多数急性肝炎患者不需要特殊药物治疗，食欲常在发病几日后恢复，患者需要卧床休息。急性甲肝和戊肝一般不发展为慢性，主要采取护肝治疗和对症治疗。急性乙肝若为成年患者，可酌情使用甘草酸制剂、水飞蓟素制剂和双环醇等护肝药，病情较轻者口服给药即可。

3.慢性肝炎治疗的主要目标是持久抑制病毒复制。短期目标是达到"初步应答"，例如 HBeAg 血清学转换和（或）HBV DNA 抑制，ALT 水平恢复正常，预防肝损害进一步发展，达到"持久应答"，降低肝脏炎症坏死和肝纤维化的发生率。最终目标是预防肝脏失代偿，预防或减少肝硬化和肝癌的发生率。慢性丙肝的治疗目标同样为清除病毒，阻止其进展为肝硬化。

（1）抗病毒治疗：初治患者可用普通干扰素 α（IFN-α）、聚乙二醇干扰素 α（长效 PEG-IFNα）、恩替卡韦、替诺福韦酯、阿德福韦酯、替比夫定、拉米夫定。建议首选强效低耐药核苷（酸）药物（恩替卡韦、替诺福韦酯、替诺福韦艾拉酚胺）或聚乙二醇干扰素治疗慢性 HBV 感染。HBeAg 阳性慢性感染者应用恩替卡韦、替诺福韦酯或替诺福韦艾拉酚胺治疗，总疗程至少 4 年。在达到 HBV DNA 低于检测下限、ALT 复常、HBeAg 血清学转换后，再巩固治疗至少 3 年，每隔 6 个月复查一次，仍保持不变，可考虑停药，延长疗程可减少复发。聚乙二醇干扰素 α 疗程最少 48 周，是否延长需要根据治疗效果和耐受性决定。用法用量：恩替卡韦，口服，每次 0.5mg，每日 1 次；替诺福韦酯，口服，每次 300mg，每日 1 次；替诺福韦艾拉酚胺，口服，每次 25mg，每天 1 次。IFN-α，500 万 U，每周 3 次或隔日 1 次，皮下注射或肌内注射。PEG-IFNα-2a 135～180µg 或 PEG- IFNα-2b 1.0～1.5µg/kg，皮下注射，每周 1 次。慢性丙肝目前临床上经典抗 CHC 方案为标准二联疗法 PEG-IFNα＋利巴韦林，且需根据患者不同基因型，调整给药方案。用法用量：利巴韦林，口服，每次 400mg，每日 2 次，治疗 24 周。

（2）保肝治疗：可用甘草酸二铵注射液，常用剂量为 150mg，稀释后静脉滴注，每日 1 次，根据病情可适当调整用量。联苯双酯滴丸每粒 1.5mg，开始用较大剂量 5～10 粒，每日 3 次。水飞蓟素的常用量为 70～140mg，每日 3 次，饭后服用，症状改善后可减量维持。

（3）抗肝纤维化治疗：主要有丹参、γ-干扰素、秋水仙碱等药物，需早期长期用药。多个抗纤维化中药方剂如安络化纤丸、复方鳖甲软肝片等，在动物试验和临床研究中显示具有一定抗纤维化作用，对明显纤维化或肝硬化患者可以选用。

（4）免疫调节治疗：免疫调节治疗是慢性乙型肝炎治疗的重要手段之一。但目前尚缺乏乙型肝炎特异性免疫疗法。胸腺肽 α₁ 可增强非特异性免疫功能，不良反应小，使用安全，可试用。对于有抗病毒适应证，但不能耐受或不愿意接受干扰素和核苷（酸）类似物治疗的患者，有条件者可用胸腺肽 α₁ 1.6mg，每周 2 次，皮下注射，疗程 6 个月。

4.重症肝炎（肝衰竭）　根据病情发展的不同时期予以支持、对症、抗病毒等内科综合治疗为基础，早期免疫控制，中、后期预防并发症及免疫调节为主，辅以人工肝支持系统疗法，争取适当时期进行肝移植治疗。支持及对症治疗中，由于重症肝炎患者食欲极差，可给予碳水化合物为主的营养支持治疗，给予适当补液 1500～2000mL/d，注意维持电解质及酸碱平衡，补充足量的维生素 B、C 及 K。输注新鲜血浆、白蛋白或免疫球蛋白加强支持治疗。重症肝炎的抗病毒治疗药物应以核苷类药物为主。免疫调节早期适当使用激素，后期使用免疫增强药是有益的。此外,可使用肝细胞生长因子(HGF)和前列腺素 E_1(PGE_1),促进肝细胞再生。

(五)治疗药物的相互作用(见表 16-1-1)

表 16-1-1 治疗药物的相互作用

药物名称	合用药物	相互作用结果
INF-α	利巴韦林	具有协同抗病毒作用
拉米夫定	扎西他宾	干扰后者代谢
阿德福韦酯	环孢素、氨基糖苷类抗生素、万古霉素	可引起肾功能损害

三、病例分析

(一)病例简介

患者,女,28 岁。3 周前与家人外出旅游 3 天,1 周前突发畏寒、发热、全身乏力、食欲减退、上腹胀痛不适及恶心呕吐等,体温 39.5℃,自服"板蓝根"等药,5 天后热退,但出现尿黄,家人亦发现其眼黄。无皮肤瘙痒及全身出血点。否认慢性病史,否认食物、药物过敏史。查体:急性病容,巩膜中度黄染,未见皮疹和出血点,浅表淋巴结无肿大,心、肺正常,腹平软,无明显压痛和反跳痛,肝肋下 2cm,质软,轻触痛,脾未及,肝区叩击痛,肠鸣音正常。肝功能:ALT 200U/L,AST 180U/L,总胆红素 $86\mu mol/L$,直接胆红素 $50\mu mol/L$,血清白蛋白 42g/L,球蛋白 30g/L。病原学检查:抗-HAV IgM(+)。

请对该病例进行用药分析。

(二)病例解析

1.诊断　甲型病毒性肝炎。诊断依据:①感染途径:外出旅游史,有不洁饮食史可能;②典型的症状体征:急性起病,发热,合并消化道症状及黄疸症状,肝大、有触痛等;③病原学依据:甲型肝炎抗原阳性,肝功能检查有异常。

2.治疗方案　该患者的治疗按急性甲型病毒性肝炎处理,主要的治疗措施为护肝治疗和对症治疗。可选择如复方甘草酸苷、还原型谷胱甘肽保护肝细胞、降肝酶、腺苷蛋氨酸、熊去氧胆酸退黄等治疗,并建议卧床休息,维持水、电解质和酸碱平衡等。

3.治疗效果　患者皮肤、巩膜黄疸消退,复查肝功能及其他各项指标恢复正常,IgM 抗体转阴,病情好转。

4.合理用药分析　急性甲型病毒性肝炎大多为自限性,一般不发展为慢性,无须抗病毒治疗,主要选用抗炎保肝药物(如复方甘草酸苷、还原型谷胱甘肽)支持治疗,抗炎,减少炎症反应引起的肝细胞损伤,保护肝细胞,稳定肝细胞膜。如果同时合并黄疸,可选择腺苷蛋氨酸、熊去氧胆酸、茵栀黄等药物退黄治疗。同时,要注重疾病的综合管理,关注患者的一般情况,维持患者内环境的平衡和稳定。

思考题

我国是乙型病毒性肝炎高发国家,查阅资料并进行临床调查,概述乙型病毒性肝炎的常用药物及新药的研发进展情况。

第二节　获得性免疫缺陷综合征

16-4　课件

一、疾病概述

获得性免疫缺陷综合征(acquired immune deficiency syndrome,AIDS)即艾滋病,是人类免疫缺陷病毒(HIV)通过性接触、输血、母婴或血制品等方式侵入人体,特异性地破坏辅助性 T 淋巴细胞,造成机体细胞免疫功能严重受损而发生的一种致命性慢性传染病。因其易感性、后果的严重性及仍无特效治疗方法而成为世界性公共卫生问题。

HIV 感染是指病毒侵入人体后,无临床症状,但病毒学检查阳性。HIV 进入人体后会与 T 淋巴细胞内 CD4 分子结合,从而使病毒包膜与细胞膜融合,病毒 RNA 进入细胞,在内转录酶的作用下,以两条单股 RNA 作为模板合成两条 DNA,并通过整合酶作用整合进细胞染色体 DNA,在感染者体内"休眠"。休眠的病毒基因一旦激活,就会转录和翻译新的病毒基因,合成多种病毒蛋白,导致细胞溶解和破坏,从而使淋巴细胞发生免疫缺陷。同时 HIV 每复制一个周期就发生一次突变,这种高突变率使得其难以被清除,也限制了抗病毒药物的疗效。出现细胞免疫缺陷的患者将会继发各种机会性感染或肿瘤,临床上称为艾滋病。艾滋病潜伏期长,可数月至 15 年,平均约 9 年。临床表现可分为三个时期:①急性期。一般在初次感染 2 周到 4 周出现,部分感染者出现 HIV 病毒血症和免疫系统急性损伤所产生的临床表现。大多数患者临床症状轻微,持续 1～3 周后缓解。临床表现以发热最为常见,可伴有咽痛、盗汗、恶心、呕吐、腹泻、皮疹、关节疼痛、淋巴结肿大及神经系统症状。②无症状期。从急性期进入此期或无明显的急性期症状而直接进入此期,此期持续时间一般为 6～8 年。其时间长短与感染病毒的数量和型别、感染途径、机体免疫状况的个体差异、营养条件及生活习惯等因素有关。在无症状期,由于 HIV 在感染者体内不断复制,免疫系统受损,$CD4^+ T$ 淋巴细胞计数逐渐下降,可出现淋巴结肿大等症状或体征,但一般不易引起重视。③艾滋病期。由于患者免疫功能低下而出现的各种机会性感染和肿瘤。HIV 感染后相关症状及体征主要表现为持续 1 个月以上的发热、盗汗、腹泻,体重减轻 10％以上,部分患者表现为神经精神症状,如记忆力减退、精神淡漠、性格改变、头痛、癫痫及痴呆等。感染常见包括肺囊虫肺炎、弓形虫引起的脑脓肿、隐球菌引起的脑膜炎、隐形孢子虫引起的慢性腹泻。

HIV 传染源包括 HIV 感染者、无症状病毒携带者和艾滋病患者。主要传播途径包括性传播、血制品传播以及母婴垂直传播。抗 HIV 病毒的治疗是本病的基本治疗原则。治疗目标为最大程度地抑制病毒复制减少病毒变异,重建或者改善免疫功能,减少艾滋病相关疾病的发病率,降低 HIV 感染的病死率,使患者获得正常的期望寿命,提高生活质量。

二、药物治疗

(一)治疗药物的分类

目前国际上批准用于治疗艾滋病的药物种类繁多,分为 6 类,30 多种,分别为核苷类反转录酶抑制剂(nucleoside reverse transcriptase inhibitors,NRTIs)、非核苷类反转录酶抑制剂(non-NRTIs，NNRTIs)、蛋白酶抑制剂(protease inhibitors，PIs)、整合酶链转移抑制剂(integrase strand transfer inhibitors，INSTIs)、膜融合抑制剂(fusion inhibitors，FIs)及CCR5抑制剂。国内抗反转录病毒治疗药物有NRTIs、NNRTIs、PIs、INSTIs和FIs五大类(包含复合制剂)。

1. NRTIs　该类药物种类繁多，均可认为是$2',3'$-双脱氧核苷类似物，进入细胞后成为正常脱氧核苷三磷酸(dNTP)底物的竞争性抑制剂，阻断病毒RNA反转录。常用药物主要包括齐多夫定、拉米夫定、替诺福韦、司他夫定、扎西他滨、去羟肌苷等。

2. NNRTIs　主要通过与HIV反转录酶聚合位点附近的疏水结合口袋结合而抑制病毒复制。目前，FDA批准的NNRTIs共有5个，包括奈韦拉平、地拉韦啶、依非韦伦、依曲韦林和利匹韦林。NNRTIs对其他反转录病毒无效，也不能抑制其他的DNA聚合酶，细胞毒性小，但易产生耐药性。

3. PIs　自FDA在1995年批准第1种PIs沙奎那韦用于治疗HIV感染后，相继又有9种其他PIs被批准，分别是利托那韦、茚地那、奈非那韦、安普那韦、洛匹那韦、阿扎那韦、福沙那韦、替拉那韦和地瑞那韦。PIs与反转录酶抑制剂联合使用提高了HIV感染者的生存率，并延长了艾滋病患者的生存时间，但PIs不能消除机体内已有的HIV病毒。

4. FIs　目前已知的FIs包括6类：①HIV-1 gp41功能区融合抑制剂T-20；②C肽类融合抑制剂；③N肽类融合抑制剂；④以gp41融合肽(FP)为靶标的融合抑制剂；⑤非天然氨基酸修饰的HIV-1融合抑制多肽；⑥小分子HIV-1融合抑制剂。膜融合抑制剂T-20通过靶向病毒入侵细胞这个过程来降低HIV-1的感染水平。

5. INSTIs　该类药物通过特异性阻断介导病毒整合的酶，从而阻止病毒DNA整合入宿主细胞染色体DNA。雷特格韦(RAL)是第一个批准上市的该类药物，用法为400mg，bid，不受食物影响。

6. CCR5抑制剂　趋化因子CCR5作为G蛋白偶联因子超家族(G-protein coupled receptor superfamily，GPCR)成员的细胞膜蛋白，是HIV-1入侵机体细胞的主要辅助受体之一。目前美国FDA批准上市的该类药物只有马拉韦罗。马拉韦罗是一种小分子，是一类称为CCR5拮抗剂的新型抗反转录病毒化合物，可阻止HIV进入CD4$^+$T淋巴细胞。

(二)治疗药物的不良反应

1. NRTIs　NRTIs类药物疗效肯定，但都存在线粒体毒性，包括乳酸酸中毒、周围神经病变、脂肪变性、肝肿大和胰腺炎等。齐多夫定的常见副作用有中性粒细胞减少、贫血、恶心、呕吐、头痛、肌肉痛和失眠。

2. NNRTIs　常见不良反应为皮疹和肝毒性。依非韦仑皮疹发生率和肝损害低于奈韦拉平，但有致畸作用，神经毒性发生率约52%。

3. PIs　PIs的主要不良反应包括形成泌尿系统结石，导致脂肪重新分布，引起胃肠道不适、肝功异常、腹泻、皮疹、瘙痒、头痛、神经异常和四肢麻木等症状。

4. FIs　融合抑制剂T-20可使血浆中HIV的RNA显著下降，同时也出现了一些副作用，如发烧、获得性咽炎、静脉炎、轻度至中度头痛、四肢轻度或中度疼痛、淋巴结压痛或肿胀、皮肤细微变色、头晕、胸痛、红斑结节，有时伴有触痛、恶心、失眠、虚弱、畏寒、感知异常和注射部位脓肿等。

5. INSTIs　雷特格韦可出现的不良反应包括恶心、头痛、腹泻、乏力、瘙痒、便秘、出汗。

6.CCR5 抑制剂　马拉韦罗推荐剂量下的常见不良反应为腹泻、恶心、头痛、肝毒性、腹痛、腹胀、皮疹、皮肤瘙痒、头晕嗜睡、失眠、感觉异常、味觉障碍、咳嗽、体重下降、乏力、肌痉挛等。

（三）治疗药物的应用原则

HIV 抗病毒治疗应尽早开始，目的是尽可能延缓 HIV 感染发展至 AIDS。目前应用的最有效抗病毒方法之一即高效抗反转录病毒联合治疗法(high active antiretroviral therapy,HAART)，又称"鸡尾酒疗法"。

16-5　HAART 起源

（四）治疗药物的选用

包括抗 HIV 病毒治疗、抗机会感染治疗和免疫调节治疗。抗 HIV 病毒是治疗本病的基本措施。抗机会感染治疗主要根据不同感染部位和可能的病原体选用适当的抗感染药物。免疫调节药物如 IL-2、干扰素等可使患者的淋巴细胞数增加，从而改善人体的免疫功能。接下来主要介绍抗 HIV 病毒的药物选用。

1.成人及青少年开始抗反转录病毒治疗的时机

一旦确诊 HIV 感染，无论 CD4$^+$T 淋巴细胞水平高低，均建议立即开始治疗。在开始 HAART 前，一定要取得患者的配合和同意，教育患者保持良好的服药依从性；如患者存在严重的机会性感染和既往慢性疾病急性发作期，应治疗机会性感染，控制病情稳定后启动 HAART，需终身治疗。

HAART 治疗选用药物有以下几点需注意：①应区别成人和儿童/婴幼儿给药剂量；②用药期间注意监测常见药物不良反应和毒副作用，避免产生严重后果；③注意药物相互作用和配伍禁忌。

2.成人及青少年初始 HAART 方案

初治患者推荐方案为 2 种 NRTIs 类骨干药物联合第三类药物。第三类药物可以为 NRTIs 或者增强型 PIs(含利托那韦或考比司他)或者 INSTIs；有条件的患者可以选用复方单片制剂。基于我国可获得的抗病毒药物，对于未接受过 HAART 的患者推荐及替代方案见表 16-2-1。

表 16-2-1　推荐成人及青少年初治患者抗病毒治疗方案

2 种 NRTIs	第三类药物
推荐方案： TDF(ABC^a)＋3TC(FTC) TAF＋FTC	＋NNRTI:EFV、RPV 或＋PI:LPV/r、DRV/c 或＋INSTI:DTG、RAL
单片制剂方案： TAF/FTC/EVG/c^b ABC/3TC/DTG^b	
替代方案： AZT＋3TC	＋EFV 或 NVP^c 或 RPV^d 或 LPV/r

注：TDF 为替诺福韦；ABC 为阿巴卡韦；3TC 为拉米夫定；FTC 为恩曲他滨；TAF 为丙酚替诺福韦；AZT 为齐多夫定；NNRTI 为非核苷类反转录酶抑制剂；EFV 为依非韦伦；PI 为蛋白酶抑制剂；INSTI 为整合酶抑制剂；LPV/r 为洛匹那韦/利托那韦；RAL 为拉替拉韦；NVP 为奈韦拉平；RPV 为利匹韦林；^{a} 用于 HLA-B＊5701 阴性者；^{b} 单片复方制剂；^{c}对于基线 CD4$^+$ T 淋巴细胞>250/μL 的患者要尽量避免使用含 NVP 的治疗方案，合并丙型肝炎病毒感染的避免使用含 NVP 的方案；^{d}RPV 仅用于病毒载量<10^5 拷贝/mL 和 CD4$^+$ T 淋巴细胞>200 个/μL 的患者。

3.特殊人群的抗病毒治疗

（1）儿童：对于能吞服胶囊的 3 岁以上或体重不小于 10kg 的儿童：AZT（或 d4T）＋3TC ＋ NVP/EFV；

对于不能吞服胶囊的 3 岁以下或体重小于 10kg 的儿童：AZT（或 d4T）＋3TC＋NVP；

替代治疗方案：AZT（或 d4T）＋3TC＋LPV/r。

（2）哺乳期妇女：已感染 HIV 的母亲应该尽量避免母乳喂养，目前认为母乳喂养有传播 HIV 的风险，若坚持采用母乳喂养，则母亲应该在整个哺乳期都持续进行 HAART，治疗方案与母亲怀孕期间的抗病毒方案一致，在新生儿满 6 月龄后即停止母乳喂养。

（五）治疗药物的相互作用（见表 16-2-2）

表 16-2-2　治疗药物的相互作用

药物名称	合用药物	相互作用结果
替诺福韦酯	去羟肌苷	后者血药浓度升高，易发生不良反应
齐多夫定	美沙酮、丙磺舒、利巴韦林	长期同服可出现贫血，应减少前者剂量
阿巴卡韦	利巴韦林	可能出现致死性乳酸性酸中毒

思考题

请查阅文献资料，了解艾滋病的最新药物治疗方法。

16-6　习题

（贾姝）

第十七章

恶性肿瘤的药物治疗

第一节　概　论

17-1　课件

一、疾病概述

(一)定义

恶性肿瘤又称癌症。癌症具有细胞分化和增殖异常、生长失去控制、浸润性和转移性等生物学特征,其发生是一个多因子、多步骤的复杂过程,分为致癌、促癌、演进三个过程。一般以组织来源而命名,来源于上皮组织的称为癌,如乳腺癌、肺癌、胃癌;来源于间叶组织的称为肉瘤,如骨肉瘤、平滑肌肉瘤;来源于神经组织和幼稚组织的称为母细胞瘤,如神经母细胞瘤。癌症已成为我国四大慢性病之一,发病率及死亡率呈逐年上升趋势,严重影响人民的健康。

(二)病因

恶性肿瘤的病因尚未完全了解。目前较为明确的与癌症有关的因素可分为外源性和内源性两大类。

1. 外源性因素　①生活习惯,如吸烟、大量饮酒、高脂肪饮食、饮用污染水、吃霉变食物等。②环境污染,世界卫生组织已公布的与环境有关的致癌物包括砷、石棉、联苯胺、铬、己烯雌酚、放射性氡气、煤焦油等。③电离辐射及生物学因素,如在一定条件下紫外线可引起皮肤癌。生物因素主要为病毒、细菌、寄生虫、真菌等,如 EB 病毒与鼻咽癌、幽门螺杆菌感染与胃癌的发生有关。④医源性因素,如 X 线、放射性核素可引起皮肤癌、白血病等;细胞毒药物、激素、砷剂、免疫抑制剂等均有致癌的可能性。

2. 内源性因素 ①遗传因素:增加了机体发生肿瘤的倾向性和对致癌因子的易感性,即所谓的遗传易感性。如 BRCA-1、BRCA-2 突变与乳腺癌发生相关,发生率达 80% 以上。②免疫因素:先天性或后天性免疫缺陷易发生恶性肿瘤,如丙种蛋白缺乏症患者易患白血病和淋巴造血系统肿瘤;AIDS(艾滋病)患者恶性肿瘤发生率明显增高。③内分泌因素,如雌激素和催乳素与乳腺癌有关。

(三)临床表现

恶性肿瘤的临床表现因其所在器官、部位以及发育程度不同而不同,但恶性肿瘤早期多无明显症状,等出现特异性症状时,肿瘤常已经属于晚期。一般将癌症的临床表现分为局部表现和全身性表现两个方面。

1. 癌症的局部表现 ①肿块:癌细胞恶性增殖所形成的,部分可用手在体表或深部触摸到;②疼痛:出现疼痛往往提示癌症已进入中、晚期;③出血:癌组织侵犯血管或癌组织小血管破裂而产生;④梗阻:癌组织迅速生长而造成空腔脏器梗阻。⑤其他:溃疡、骨折、胸腹水等。

2. 全身症状 部分患者可出现体重减轻、食欲不振、恶病质、大量出汗(夜间盗汗)、贫血、乏力等非特异性症状。此外,10%～20%的肿瘤患者可出现副肿瘤综合征,表现为肿瘤热、恶病质、高钙血症、抗利尿激素异常分泌综合征、类癌综合征等。

(四)诊断

肿瘤的诊断大致分为两大步骤,一是定性诊断,即确诊是否患恶性肿瘤,细胞学诊断以及组织病理学诊断均为定性诊断,其中组织病理学诊断是目前肿瘤定性诊断的标准方法,明确肿瘤的组织学类型和分化程度;二是分期诊断,即明确病变范围,了解肿瘤浸润转移的情况,提供治疗的纲要和估计预后,有利于在同一标准下选择患者进行临床试验、评价疗效。

(五)治疗原则

恶性肿瘤有很多种,性质各异、病期不同,对各种治疗的反应也不同,因此需要采取多学科综合治疗(multiple disciplinary team, MDT)与个体化治疗相结合的模式,也就是根据患者的身体状况、肿瘤的病理类型、侵犯范围等,有计划、合理地采用手术治疗、化疗、放疗、靶向治疗、免疫治疗、中医中药治疗、介入治疗、微波治疗及支持与姑息治疗等手段,达到根治或最大限度地控制肿瘤,延长患者生存期,改善生活质量的目的。其中,化疗的前提条件包括:①体力状态(performance status, PS)评分≤2 分;②重要脏器功能可耐受化疗;③取得患者的知情同意。化疗根据治疗的目的可分为根治性化疗、辅助性化疗以及姑息性化疗,还可以根据治疗的方法分为全身化疗以及局部化疗(腔内化疗、鞘内化疗、血管介入化疗等)。

17-2 PS 评分系统

二、治疗药物的分类

(一)化学治疗药物

癌细胞与正常细胞最大的不同在于癌细胞快速分裂及生长,因而化学治疗药物是根据干扰细胞分裂的机制来抑制癌细胞的生长,是恶性肿瘤药物治疗的主要方法。根据作用机制不同,常用的抗肿瘤化疗药物分为以下几类:①作用于 DNA 化学结构的药物,常用的有环磷酰胺、异环磷酰胺、顺铂、多柔比星、氮芥、塞替派、亚硝脲、卡铂、草酸铂、丝裂霉素、表柔比星、吡柔比星等。②影响核酸合成的药物,常用的有氟尿嘧啶、吉西他滨、培美曲塞、替加氟、卡培他滨、硫鸟嘌呤等。③作用于核酸转录的药物,常用的有博来霉素等。④作用于拓扑异构酶抑制剂的药物,常用的有伊立替康、依托泊苷等。⑤作用于有丝分裂 M 期,干扰微管合成的药物,常用的有长春瑞滨、紫杉醇等。⑥其他类药物,常用的有替莫唑胺等。常用的抗肿瘤化疗药物见表 17-1-1。

表 17-1-1　常用抗肿瘤化疗药物

分类	药物	用法用量	适应证	特殊不良反应
作用于 DNA 化学结构的药物	环磷酰胺(cyclo-phosphamide, CTX)	口服 50～100mg/次,2～3次/日;静脉输注 0.2g/次,每日或隔日 1 次,或 0.6～0.8g/次,每周 1 次	急性白血病、慢性淋巴细胞性白血病、恶性淋巴瘤、乳腺癌和肉瘤等	出血性膀胱炎,干扰卵子和精子生存,肺纤维化
	异环磷酰胺(ifosfamide, IFO)	每天剂量 1.2～2.4g/m²,静脉输注连续 5 天;或 24h 持续静脉输注,每疗程 5g/m²	睾丸癌、卵巢癌、乳腺癌、肉瘤、恶性淋巴瘤和肺癌等	尿路毒性(常引起出血性膀胱炎),精子生成受损
	顺铂(cisplatin, DDP)	每天 20mg/m²,连用 5 天;或 80～120mg/m²,静脉滴注,每 3～4 周 1 次;或胸腹腔给药 20～60mg/次,每 7～10 日 1 次	多种实体瘤,如睾丸肿瘤、乳腺癌、肺癌、头颈部癌、卵巢癌、骨肉瘤等	耳毒性,神经毒性,过敏反应
	多柔比星(doxorubicin, ADM)	静脉用药,单药 60～75mg/m²,每 3 周 1 次;联合用药 30～40mg/m²,每 3 周 1 次;膀胱内灌注给药,浓度应为 50mg/50mL	急性白血病、恶性淋巴瘤、乳腺癌、肺癌、卵巢癌、软组织和骨肉瘤、膀胱癌等	心脏毒性
影响核酸合成的药物	氟尿嘧啶(fluorouracil, 5-FU)	静滴 300～500mg/m²,连用 3～5 天,时间不少于 6～8h。胸腹腔内灌注 每次 500～600mg/m²,每周 1 次,2～4 次为 1 疗程	消化道肿瘤、乳腺癌、卵巢癌、绒毛膜上皮癌、子宫颈癌、肝癌等	静脉炎,小脑变性,共济失调,色素沉着及甲床变黑
	吉西他滨(gemcitabine, GEM)	1000mg/m²,静滴 30min,每周 1 次,用 3 周停 1 周,每 4 周重复;或者每周 1 次,用 2 周停 1 周,每 3 周重复	胰腺癌、肺癌、乳腺癌、卵巢癌、子宫颈癌、头颈部癌及睾丸肿瘤等	发热,皮疹,流感样症状

续表

分类	药物	用法用量	适应证	特殊不良反应
作用于核酸转录的药物	博来霉素（bleomycin A_2，BLM）	肌内或皮下注射 15～30mg；静脉注射 15～30mg；胸腔内灌注 60mg	宫颈、阴道、外阴、阴茎的鳞癌和恶性淋巴瘤、睾丸癌等	间质性肺炎或肺纤维化、药物热等
作用于拓扑异构酶抑制剂的药物	伊立替康（irinotecan，CPT-11）	单药 350mg/m²，每 3 周一次；联合用药 180mg/m²，每 2 周一次；静脉滴注	大肠癌、肺癌、乳腺癌、胰腺癌等	延迟性腹泻，急性腹泻
	依托泊苷（etoposide，VP-16）	单药 60～100mg/m²，连续 3～5 天；联合用药 50mg/m²，连用 3 或 5 天，静脉给药，3～4 周重复	小细胞肺癌、恶性淋巴瘤、恶性生殖细胞瘤、白血病等	骨髓抑制
作用于有丝分裂 M 期，干扰微管合成的药物	长春瑞滨（vinorelbine，NVB）	每周 25～30mg/m²	非小细胞肺癌、乳腺癌、卵巢癌、淋巴瘤等	神经毒性，呼吸道毒性
	紫杉醇（paclitaxel，PTX）	静脉滴注，每次 175mg/m²，可 3 周重复一次	卵巢癌、乳腺癌、肺癌、头颈部癌、食管癌、胃癌、膀胱癌等	过敏反应，神经毒性
其他类药物	替莫唑胺（temozolomide）	同期放化疗每日 75mg/m²；常规治疗 150mg/m²，每日 1 次	治疗多形性胶质母细胞瘤	嗜睡，瘙痒，味觉异常，感觉异常

(二)靶向治疗药物

靶向治疗从 20 世纪 90 年代后期开始在治疗某些类型癌症上得到明显的效果，与化疗一样可以有效治疗癌症，但副作用与化疗相比减少许多。目前尚无统一分类，临床根据药物的作用靶点和性质进行分类，具体如下：①小分子表皮生长因子受体(EGFR)酪氨酸激酶抑制剂类药物，常用的有埃克替尼、吉非替尼、厄罗替尼等。②抗 EGFR 的单抗类药物，常用的有西妥昔单抗、帕尼单抗等。③抗 Her2 的单抗类药物，常用的有曲妥珠单抗等。④Bcr-Abl 酪氨酸激酶抑制剂类药物，常用的有伊马替尼、尼洛替尼、达沙替尼等。⑤抗血管内皮生长因子受体(VEGFR)的单抗类药物，常用的有贝伐珠单抗等。⑥多靶点抑制剂类药物，常用的有舒尼替尼、索拉菲尼、拉帕替尼、阿法替尼、安罗替尼等。⑦其他类药物，常用的有利妥昔单抗、依维莫司、硼替佐米、沙利度胺、克唑替尼、尼妥珠单抗等。常用抗肿瘤靶向药物见表 17-1-2。

表 17-1-2　常用抗肿瘤靶向药物

分类	药物	用法用量	适应证	特殊不良反应
小分子表皮生长因子受体酪氨酸激酶抑制剂	埃克替尼（icotinib）	口服，125mg/次，每日 3 次	用于 EGFR 基因敏感突变的局部晚期或转移性非小细胞肺癌患者的一线治疗	皮疹，腹泻，转氨酶升高，胃肠道反应等
抗 EGFR 的单抗类药物	西妥昔单抗（cetuximab）	初始剂量 400mg/m² 每周一次，其后每周 250mg/m²	单用或与伊立替康联用于 EGFR 过度表达的转移性结直肠癌患者	恶心呕吐，腹泻，转氨酶升高，皮肤反应，黏膜炎，输液反应等
抗 Her2 的单抗类药物	曲妥珠单抗（trastuzumab）	每周 2mg/kg（首剂 4mg/kg）；每 3 周 6mg/kg（首剂 8mg/kg）	适用于 Her2 过度表达的晚期乳腺癌及早期乳腺癌术后的辅助治疗、转移性胃癌	心脏毒性，输液反应，腹痛，胃肠道症状，感冒样症状等
Bcr-Abl 酪氨酸激酶抑制剂类药物	伊马替尼（imatinib）	400mg/次，每天 1 次	用于治疗各期慢性髓细胞白血病（CML）及 CD117 阳性的胃肠道间质细胞瘤（GIST）	骨髓抑制，食欲降低，恶心、呕吐，消化不良，水钠潴留等
抗血管内皮生长因子受体（VEGFR）的单抗类药物	贝伐珠单抗（bevacizumab）	静脉滴注 5～10 mg/kg，每 2 周 1 次，或 15mg/kg，每 3 周 1 次	作为转移性结直肠癌的一、二线治疗方案；晚期非小细胞肺癌的一线治疗	胃肠道穿孔，高血压，蛋白尿，出血，疲劳，乏力，腹泻，腹痛等
多靶点抑制剂类药物	索拉菲尼（sorafenib）	口服 400mg，每天 2 次	晚期肾细胞癌；无法手术或转移的肝细胞癌	手足综合征，皮疹，高血压，乏力等
其他类药物	利妥昔单抗（rituximab）	静脉滴注 375mg/m²，每周 1 次，连续 4～8周	复发或化疗耐药的 B 细胞淋巴瘤	发热，寒战，荨麻疹，瘙痒，呼吸困难，感染等

(三)免疫治疗药物

免疫治疗是借助分子生物学技术和细胞工程技术，提高肿瘤的免疫原性，给机体补充足够数量的功能正常的免疫分子，激发和增强机体的抗肿瘤免疫应答，提高肿瘤对机体免疫效应的敏感性，在体内外诱导癌症特异性和非特异性效应分子，达到最终清除肿瘤的目的。目前尚无统一的分类，大致可以分为细胞因子类、真菌多糖类、胸腺肽类等。常用肿瘤免疫治疗药物见表 17-1-3。

表 17-1-3　常用肿瘤免疫治疗药物

分类	药物	用法用量	适应证	特殊不良反应
干扰素类	干扰素(interferon,IFN)	$(1\sim3)\times10^6$U,皮下或肌内注射,每周3次	白血病、多发性骨髓瘤、转移性肾癌及黑色素瘤	畏寒,寒战,发热,骨髓抑制,注射部位疼痛
抑癌因子类	重组人 P53 腺病毒注射液	1×10^{12}VP/次,每周1次,4周一疗程	与放疗联合试用于现有治疗方法无效的晚期鼻咽癌	自限性发热,偶见恶心、呕吐
胸腺肽类	注射用胸腺肽 α_1	1.6mg 皮下注射,每周2次	免疫损害患者的免疫应答增强剂	肝功能异常,注射部位不适
真菌多糖类	香菇多糖	口服 12.5mg/次,2次/天;静脉注射2mg/次,1 次/周,或1mg/次,2次/周	恶性肿瘤的辅助治疗	过敏性休克,胸闷,头晕,头痛,恶心,呕吐,食欲下降,皮疹
白细胞介素类	白细胞介素-2	静脉滴注或皮下注射 50 万～100 万 U/次,1 次/天,5 天/周,连用 4 周为1疗程	肾癌、恶性黑色素瘤、癌性胸腔积液、腹水	间质性肺水肿,呼吸性碱中毒,恶心,呕吐,腹泻,黄疸,转氨酶升高
肿瘤坏死因子类	TNF-α	静脉推注 60 万～90 万 U/m²,生理盐水稀释至 20mL,5～8min 推注	晚期非小细胞肺癌、肠癌、癌性胸腔积液	高热,低血压,流感样症状,恶心,呕吐,腹泻,转氨酶升高
程序性死亡因子-1(PD-1)类	派姆单抗(pembrolizumab)	成人 200mg/次,每3 周一次;儿童2mg/kg,每 3 周一次	恶性黑色素瘤、转移性非小细胞肺癌、头颈部鳞癌、膀胱癌、胃癌	疲乏,瘙痒,腹泻,食欲不振,皮疹,发热,咳嗽,呼吸困难

(四)内分泌治疗药物

肿瘤内分泌治疗的主要作用机制是通过改变体内的内分泌环境使某些肿瘤消退。内分泌治疗肿瘤的效果取决于激素与肿瘤的关系,而肿瘤对激素的依赖关系与肿瘤细胞的受体有关。内分泌治疗主要用于治疗激素依赖性肿瘤,包括乳腺癌、前列腺癌等,也可用于治疗副瘤综合征以及由肿瘤引起的畏食等。内分泌治疗的特点:给药方便、不良反应少、疗效持久。目前内分泌治疗已经成为肿瘤治疗的重要手段,适用于多种敏感肿瘤的治疗。常用抗肿瘤内分泌治疗药物见表 17-1-4。

表 17-1-4　常用抗肿瘤内分泌治疗药物

分类	药物	用法用量	适应证	不良反应
乳腺癌内分泌治疗药物	他莫昔芬 (tamoxifen, TAM)	口服 10mg/次,2 次/天	激素受体阳性乳腺癌患者的术后辅助治疗以及晚期解救治疗	恶心,呕吐,面部潮红,月经失调,白带增多,阴道出血
	阿那曲唑 (anastrozole)	口服 1mg/次,1 次/天	绝经后激素受体阳性患者的术后辅助治疗以及晚期解救治疗	皮肤潮红,阴道干涩,恶心呕吐,关节痛,血脂异常,骨质疏松
	氟维司群 (fulvestrant)	肌内注射 250mg/次,每 28 天注射一次	激素受体阳性乳腺癌晚期解救治疗	恶心,呕吐,腹痛腹泻,血栓,头痛,注射部位疼痛
前列腺癌内分泌治疗药物	氟他胺 (flutamide)	口服 250mg/次,3 次/天	与促黄体激素释放激素(LHRH)类似物联合使用,治疗前列腺癌	体液潴留,失眠,疲倦,性欲减退,阳痿,精子减少,转氨酶升高,恶心呕吐
	戈舍瑞林 (goserelin)	皮下注射 3.6mg/次,每 28 天注射一次	晚期前列腺癌姑息性治疗	发热,潮红,乳房肿胀,阳痿,静脉血栓,腹泻,腹痛,初期的骨痛加剧
	比卡鲁胺 (bicalutamide)	口服 50mg/次,1 次/天	与促性腺激素释放激素类似物或外科睾丸切除术联合应用于晚期前列腺癌	面色潮红,恶心呕吐,腹痛,胀气,阳痿,性欲减退,骨痛,周围性水肿

(五)支持与姑息治疗药物

支持与姑息治疗(palliative care)是通过早期识别,全面评估,治疗疼痛及躯体、社会、心理等其他不适症状,预防和缓解身心痛苦,从而改善面临致命性疾病威胁的患者及其家属的生活质量。目前尚无统一的分类,常根据患者不同症状的控制将药物分类(见表 17-1-5)。

表 17-1-5　常用支持与姑息治疗药物

分类	药物	用法用量	适应证	不良反应
癌痛控制药物	布洛芬（ibuprofen）	口服 200～400mg/次，维持 4～6h/次，每天不超过 1.2g	轻、中度疼痛	恶心，呕吐，胃肠出血，肝功能异常，骨髓抑制
	曲马多（tramadol）	口服 50～100mg/次，维持 4～6h/次，每天不超过 400mg	中度及以上疼痛	恶心，呕吐，头晕，便秘，困倦，眩晕，出汗
	氨酚羟考酮（oxycodone acetaminophen）	口服（基于羟考酮计算）5～20mg/次，维持 4～6h/次，每天不超过 4000mg（基于对乙酰氨基酚计算）	中度及以上疼痛	眩晕，嗜睡，恶心，呕吐，便秘，皮肤瘙痒，精神亢奋，烦躁不安
	吗啡（morphine）	口服 10～30mg/次，维持 4h/次；皮下、肌内注射 5～10mg/次，维持 4h/次；静脉推注 5～10mg/次，维持 3～4h/次	中、重度疼痛	恶心，呕吐，便秘，腹痛，呼吸抑制，尿潴留，低血压，心动过速
	加巴喷丁（gabapentin）	口服 100mg/次，3 次/天；每天不超过 3600mg	神经病理性疼痛	嗜睡，共济失调，健忘，恶心，呕吐，畏食，便秘
消化系统症状控制药物	甲地孕酮（megestrol）	口服 400～800mg/次，每天 1 次	改善晚期肿瘤患者的食欲和恶病质	高血压，头痛，失眠，皮疹，瘙痒，性欲下降，恶心，呕吐
	格拉司琼（granisetron）	口服 2mg/次（化疗前 1h），每天 1 次	预防化疗、放疗的恶心呕吐	头痛，发热，便秘，肝功能异常
	阿瑞匹坦（aprepitant）	口服第一天 125mg（化疗前 1h），随后第 2、3 天 80mg	预防化疗急性、延迟性恶心呕吐	疲劳，便秘，无力
精神系统症状控制药物	劳拉西泮（lorazepam）	口服 0.5～1mg，睡前服用	入睡困难或睡眠维持障碍；抗焦虑	疲劳，共济失调，头晕，乏力，定向障碍
	奥氮平（olanzapine）	口服 1.25～20mg/次，每天 1 次（晚上）	各种原因所致的谵妄	嗜睡，头晕，失眠，便秘，虚弱，体重增加

(六)中医药

中医药作为肿瘤治疗措施的重要组成部分,是我国抗肿瘤治疗的一大特色,可作为抗肿瘤不同阶段的辅助治疗手段,尤其广泛用于晚期肿瘤以及难治性肿瘤的姑息治疗。临床根据不同的治法结合患者的实际情况进行辨证使用,主要分为扶正培本类、攻邪抑瘤类、改善症状类以及保护脏器功能类。

三、治疗药物的应用与监测

(一)治疗药物的应用原则

1.治疗前患者必须有明确的诊断和临床分期,一般需要病理组织学或细胞学诊断,不能进行"诊断性治疗"或"安慰剂治疗",因为大多数治疗药物有一定的毒性,以免给患者带来不必要的伤害。

2.化疗应该充分考虑患者的疾病分期、体力状况、药物不良反应以及患者意愿等因素,严格掌握适应证,并在肿瘤专科医师的指导下实施。治疗时患者一般状况较好,PS 评分要小于等于 2 分,肝肾功能及心肺功能正常或基本正常,能够耐受治疗药物的不良反应。

3.化疗后应当及时评估化疗疗效以及监测相关不良反应,以便调整化疗方案。

(二)治疗药物的疗效评估

细胞毒的化疗药物是通过肿瘤缩小来评价其抗肿瘤作用的,具体分为完全缓解(CR)、部分缓解(PR)、稳定(SD)、进展(PD)。1979 年,世界卫生组织(WHO)确定了实体瘤双径测量的疗效评价标准。随着药物及技术的发展,目前采用 WHO 实体瘤的疗效评价标准 (Response Evaluation Criteria in Solid Tumors,RECIST)。

17-3　RECIST 标准

(三)治疗药物的不良反应及处理

所有的抗肿瘤药物均有不良反应,必须谨慎合理应用,尤其是抗肿瘤化疗药物,常常导致严重的恶心、呕吐、便秘、骨髓功能抑制、肝肾等脏器损伤以及脱发等,威胁患者的生理以及心理健康,严重时甚至危及生命。常见药物不良反应如下:

1.恶心、呕吐

(1)恶心、呕吐的分级:CTC-AE 3.0 版(见表 17-1-6)。

表 17-1-6　恶心、呕吐的分级(CTC-AE 3.0 版)

不良事件	1 级	2 级	3 级	4 级	5 级
恶心	食欲下降,饮食习惯无改变	口腔摄入量减少,无明显体重下降、脱水或营养不良;需要静脉输液<24h	口腔摄入量或液体不足;需要静脉输液、管饲营养或 TPN≥24h	危及生命的后果	死亡
呕吐	24h 内发作 1 次	24h 内发作 2～5 次;需要静脉输液<24h	24h 内发作≥6 次;需要静脉输液或 TPN≥24h	危及生命的后果	死亡

(2)导致恶心呕吐的常见化疗药物:高度致吐风险($>90\%$)药物:AC(阿霉素＋环磷酰胺),顺铂$\geqslant 50mg/m^2$,环磷酰胺$>1500mg/m^2$,卡莫司汀$>250mg/m^2$,六甲密胺,氮烯咪胺,氮芥,链脲霉素等;中度致吐风险($30\%\sim 90\%$)药物:顺铂$<50mg/m^2$,环磷酰胺$\leqslant 1500mg/m^2$,卡铂,奥沙利铂$>75mg/m^2$,阿霉素,表阿霉素,异环磷酰胺,VP-16,替莫唑胺等。

(3)恶心呕吐的处理:中高致吐化疗药物时采用选择性 5-HT$_3$ 受体拮抗剂(如昂丹司琼、格拉司琼等)＋NK-1 受体拮抗剂(阿瑞匹坦、福沙匹坦等)＋类固醇化合物(地塞米松等);低致吐化疗药物时采用选择性 5-HT$_3$ 受体拮抗剂(如昂丹司琼、格拉司琼等)或地塞米松或胃复安或奋乃静等。

2.骨髓抑制

骨髓抑制是化疗药物常见的非特异性毒性,也是影响化疗疗程及剂量的关键因素,大多联合化疗在用药后 1~2 周出现白细胞数下降,10~14 天达到最低点,3~4 周恢复正常。

(1)骨髓抑制的分级 CTC-AE 3.0 版(见表 17-1-7)

表 17-1-7　骨髓抑制的分级(CTC-AE 3.0 版)

	1 级	2 级	3 级	4 级	5 级
血红蛋白(Hb)/g/L	$100\leqslant Hb<LLN$	$80\leqslant Hb<100$	$65\leqslant Hb<80$	$Hb<65$	死亡
白细胞(WBC)/$\times 10^9$/L	$3.0\leqslant WBC<LLN$	$2.0\leqslant WBC<3.0$	$1.0\leqslant WBC<2.0$	$WBC<1.0$	死亡
中性粒细胞(ANC)/$\times 10^9$/L	$1.5\leqslant ANC<LLN$	$1.0\leqslant ANC<1.5$	$0.5\leqslant ANC<1.0$	$ANC<0.5$	死亡
血小板(PLT)/$\times 10^9$/L	$75\leqslant PLT<LLN$	$50\leqslant PLT<75$	$25\leqslant PLT<50$	$PLT<25$	死亡

注:LLN 是 Lower Limit of Normal(正常值低限)的缩写。

(2)骨髓抑制的处理:正确使用化疗药物包括使用的剂量以及频率;当出现 1~2 级骨髓抑制反应时一般不需要调整剂量,出现 3 级及以上骨髓抑制时需要减少化疗药物的剂量,首次减量 25％,第 2 次再次减量 25％,整个化疗周期一般只做 2 次减量;一般首次不推荐预防性药物治疗,当出现 3 级及以上骨髓抑制时推荐使用。

3.心脏毒性

(1)心脏毒性的表现:S-T 段下降,QRS 波群下降,LVEF 下降,出现心律失常、心肌病、心包炎等。

(2)心脏毒性的常见药物:蒽环类(如阿霉素、表阿霉素等)、环磷酰胺、异环磷酰胺、博来霉素、多西他赛、氟尿嘧啶、曲妥珠单抗等。

(3)心脏毒性的处理:严格控制药物累积剂量;使用心肌保护药物(如氨磷汀等)和抗氧化剂(如维生素 C、维生素 E、谷胱甘肽、辅酶 Q$_{10}$ 等);心肌营养(如磷酸肌酸钠等)。

4.肝脏毒性

(1)肝脏毒性的表现:乏力、恶心、厌食、血清酶学异常(转氨酶、胆红素)、腹水、肝硬化、肝性脑病等。

(2)肝脏毒性的处理:抗肿瘤药物的调整:肝脏酶学指标$\leqslant 2$ 倍正常值,药物正常使用,肝脏酶学指标$\geqslant 5$ 倍正常值,药物停止使用,肝脏酶学指标在 2~5 倍之间,药物减量使用;使用保肝药物(还原性谷胱甘肽、复方甘草酸苷、异甘草酸镁、多烯磷脂酰胆碱等)。

5.肾脏毒性

(1)肾脏毒性的表现:少尿、无尿、血尿、蛋白尿、尿素氮增高、肌酐增高、低钙血症、肾积水、肾病综合征、尿毒症等。

(2)肾脏毒性的处理:水化(液体入量>2500～3000mL/d)、利尿治疗;细胞保护剂(氨磷汀、硫代硫酸钠、美司钠等);糖皮质激素等。

(四)治疗药物的相互作用(见表17-1-8)

表 17-1-8　治疗药物的相互作用

药物名称	合用药物	相互作用结果
表阿霉素	曲妥珠单抗	两药均有心脏毒性,联合应用明显增加心功能异常的风险
曲妥珠单抗	紫杉醇	协同作用,前者血药浓度相对基线升高1.5倍
卡培他滨	香豆素类抗凝剂(如华法林等)	加重出血风险
卡培他滨	索立夫定及其类似物(如溴夫定等)	导致氟尿嘧啶毒性升高,有致死可能
安罗替尼	环丙沙星、依诺沙星	前者代谢减慢,血药浓度增加,出血风险加大
顺铂	异环磷酰胺、头孢菌素或氨基糖苷类	增加耳毒性、肾毒性
厄罗替尼	利福平	显著降低前者的血药浓度
环磷酰胺	多柔比星	心脏毒性增加
异环磷酰胺	顺铂	骨髓抑制、神经毒性以及肾毒性增加
奥沙利铂	氟尿嘧啶、环磷酰胺、甲氨蝶呤、多柔比星	具有协同作用
多西他赛	长春瑞滨、依托泊苷、环磷酰胺、氟尿嘧啶、甲氨蝶呤	具有协同作用

思考题

1.常用的抗肿瘤药物的分为哪几类? 每类举出 1～2 种代表药物。

2.请简述抗肿瘤药物的应用原则及常见不良反应。

17-4　习题

第二节　肺　癌

17-5　课件

一、疾病概述

从病理学角度,肺癌(lung cancer)主要包括非小细胞肺癌(non-small cell lung cancer, NSCLC)和小细胞肺癌(small cell lung cancer,SCLC)两大类,其中非小细胞肺癌占 80％～85％,其余为小细胞肺癌。在我国,近 30 年来肺癌是发病率增长最快的恶性肿瘤,特别是进入 21 世纪以来,其发病率和死亡率均居恶性肿瘤首位,男性高于女性,城市高于农村,东、中部地区高于西部。

肺癌的危险因素包括:①吸烟和被动吸烟。吸烟是公认的最重要的危险因素,肺癌风险大小与烟草种类、吸烟年份、开始吸烟年龄关系密切。被动吸烟也是肺癌发生的危险因素，主要见于女性。②室内污染。主要由室内燃料和烹调油烟污染所致，可以产生苯并芘、甲醛、多环芳烃等多种致癌物。③室内氡暴露。氡是一种放射性气体，建筑材料特别是含放射性元素的天然石材是室内氡的主要来源，其可以造成辐射损伤，引发肺癌。④室外空气污染，主要包括苯并芘、苯、颗粒物及臭氧等。⑤职业因素。多种职业接触，如石棉、石英粉尘、砷、二氯乙醚等，均可增加肺癌的发病风险。⑥肺癌家族史和遗传易感性。目前认为致癌物代谢、基因组不稳定、基因多态性以及 DNA 修复等都可能是肺癌的遗传易感性。

肺癌的临床表现具有多样性，无明显特异性，且早期可无明显症状。其临床表现可归纳为：

1. 原发肿瘤本身局部生长引起的症状，包括：①咳嗽：是就诊时最常见的症状，约占 50% 以上；②咯血：通常为痰中带血，大咯血少见，是最具提示性的肺癌症状，约占 25%～40%；③呼吸困难：常因阻塞、压迫、肺炎等因素导致；④发热：肿瘤组织坏死以及继发感染等因素引起。

2. 原发肿瘤侵犯邻近器官、结构引起的症状，包括胸腔积液、声音嘶哑、膈神经麻痹、上腔静脉综合征、吞咽困难及 Pancoast 综合征等。

3. 肿瘤远处转移引起的症状，包括脑转移而出现头痛、恶心、呕吐等症状，骨转移出现剧烈的疼痛等。

4. 肺癌的肺外表现，主要表现为瘤旁综合征，约占所有肺癌的 10%～20%，更常见于小细胞肺癌，临床常见异位内分泌、骨关节代谢异常等。

肺癌的治疗原则为采取多学科综合治疗（multiple disciplinary team，MDT）与个体化治疗相结合。非小细胞肺癌分期治疗的模式为：Ⅰ期 NSCLC 首选外科手术治疗，不推荐术后化疗、放疗及靶向治疗等，Ⅱ期 NSCLC 首选外科手术治疗，推荐术后含铂两药辅助化疗，Ⅲ期 NSCLC 推荐开展多学科（MDT）讨论，推荐新辅助化疗±放疗＋手术，或者手术＋化疗±放疗的治疗方案，Ⅳ期 NSCLC 患者在开始治疗前，应先获取肿瘤组织进行 EGFR、ALK 和 ROS1 基因的检测，根据以上基因状况决定相应的治疗策略。小细胞肺癌分期治疗的模式为：局限期 SCLC 推荐手术＋辅助化疗（EP 方案或 EC 方案，4～6 个周期），广泛期 SCLC 应采取化疗为主的综合治疗，一线推荐 EP 方案或 EC 方案、IP 方案、IC 方案化疗 4～6 个周期。

二、治疗药物

(一)治疗药物的分类

1. 化学治疗药物　常用的化疗药物有顺铂、卡铂、奈达铂、紫杉醇、多西他赛、长春瑞滨、吉西他滨、培美曲塞、伊立替康、VP-16 等，其中 NSCLC 常用化疗方案的用法用量见表 17-2-1，SCLC 常用化疗方案的用法用量见表 17-2-2。

表 17-2-1　非小细胞肺癌常用的化疗方案

化疗方案	剂量	用药时间	时间及周期
NP 方案			
长春瑞滨	$25mg/m^2$	第 1、8 天	21 天为 1 个周期，
顺铂	$75mg/m^2$	第 1 天	4～6 个周期

化疗方案	剂量	用药时间	时间及周期
TP 方案			
紫杉醇	135~175mg/m²	第1天	21天为1个周期， 4~6个周期
顺铂或卡铂			
顺铂	75mg/m²	第1天	
卡铂	AUC＝5~6	第1天	
GP 方案			
吉西他滨	75mg/m²	第1、8天	21天为1个周期， 4~6个周期
顺铂或卡铂			
顺铂	1000~1250mg/m²	第1天	
卡铂	AUC＝5~6	第1天	
DP 方案			
多西他赛	75mg/m²	第1天	21天为1个周期， 4~6个周期
顺铂或卡铂或奈达铂			
顺铂	75mg/m²	第1天	
卡铂	AUC＝5~6	第1天	
奈达铂(仅限鳞癌)	100mg/m²	第1天	
PP 方案			
培美曲塞(非鳞癌)	500mg/m²	第1天	21天为1个周期， 4~6个周期
顺铂或卡铂			
顺铂	75mg/m²	第1天	
卡铂	AUC＝5~6	第1天	

表 17-2-2　小细胞肺癌常用的化疗方案

化疗方案	剂量	用药时间	时间及周期
EP 方案			
VP-16	100mg/m²	第1~3天	21天为1个周期， 4~6个周期
顺铂	75mg/m²	第1天	
IP 方案			
伊立替康	65mg/m²	第1、8、15天	28天为1个周期， 4~6个周期
顺铂或卡铂			
顺铂	75mg/m²	第1天	
卡铂	AUC＝5~6	第1天	

2.靶向治疗药物　肺癌的靶向药物主要包括 EGFR-TKI 类药物、抗肿瘤新生血管药物、ALK 和(或)ROS1 抑制剂等,其中 EGFR-TKI 类药物主要用于驱动基因突变阳性的患

者,它选择性地作用于 EGFR 酪氨酸激酶,阻断 EGFR 信号转导系统,抑制肺癌形成过程中的重要环节,最终达到抗肿瘤作用,常用药物有吉非替尼、厄罗替尼、埃克替尼、阿法替尼、奥希替尼等。抗肿瘤新生血管药物主要通过封闭 VEGF 或抑制内皮细胞增生,从而达到抑制肺癌细胞的生长以及转移的作用,常用药物有贝伐珠单抗、内皮抑素以及安罗替尼等。ALK 和(或) ROS1 抑制剂主要用于 ALK 融合基因阳性或 ROS1 融合基因阳性晚期 NSCLC 的治疗,常用药物有克唑替尼、塞瑞替尼等。常见靶向药物的用法用量见表 17-2-3。

表 17-2-3 常用靶向治疗药物的用法用量

药物	剂量	用药时间
EGFR-TKI 类药物		
吉非替尼	250mg	1 次/天
厄洛替尼	150mg	1 次/天
埃克替尼	125mg	3 次/天
阿法替尼	40mg	1 次/天
奥西替尼(T790M 阳性)	80mg	1 次/天
抗肿瘤新生血管类药物		
血管内皮抑素	$7.5mg/m^2$	第 1～14 天,21 天为 1 个周期
贝伐珠单抗	15mg/kg	第 1 天,21 天为 1 个周期
安罗替尼	12mg	第 1～14 天,21 天为 1 个周期
ALK 和(或)ROS1 抑制剂药物		
克唑替尼	250mg	2 次/天
塞瑞替尼	450mg	1 次/天

3. 免疫治疗药物 免疫治疗其实是一种加强免疫系统对肿瘤识别和杀伤能力的抗肿瘤方式。简言之,免疫治疗是在抗原递呈细胞的作用下,激活免疫细胞中的 $CD4^+$ T 细胞和募集 $CD8^+$ T 细胞,然后对肿瘤细胞进行攻击。目前程序性死亡因子-1(PD-1)是研究最多的免疫检查点之一,代表性 PD-1/PD-L1 抑制药有纳武单抗(nivolumab)、派姆单抗(pembrolizumab)、阿特珠单抗(atezolizumab)等。其主要利用抗体关闭 PD-1/PD-L1 通路,增强自身免疫反应,使得人体自身的免疫系统能够发现并攻击癌细胞,打破肿瘤免疫逃逸机制,从而抑制肿瘤,实现治疗癌症的目的。但是 PD-1 抑制剂治疗并不是对所有肿瘤患者都有效,PD-L1 是否高表达是目前预判药物效果的重要指标,因此,在治疗前建议接受 PD-L1基因表达的检测。常用免疫治疗药物的用法用量见表 17-2-4。

表 17-2-4 常用免疫治疗药物的用法用量

药物	剂量	用药时间
纳武单抗	3mg/kg	第 1 天,14 天为 1 个周期
派姆单抗	200mg	第 1 天,21 天为 1 个周期
阿特珠单抗	1200mg	第 1 天,21 天为 1 个周期

(二)治疗药物的不良反应

1. 化学治疗药 该类药物主要作用在肿瘤细胞生长繁殖的不同环节上,抑制或者杀死肿瘤细胞,临床上均有不同程度的毒副作用,常见的不良反应有:①骨髓抑制:表现为白细胞减少、血小板减少、贫血等,导致疲乏无力、抵抗力下降、感染及出血等并发症;②胃肠毒性:表现为口干、食欲不振、恶心呕吐、肠梗阻、胃肠出血等;③肝肾毒性:表现为坏死、纤维化、炎症、水肿等,导致肝肾功能异常、出血、黄疸等,严重者导致肝肾功能衰竭;④其他可导致心律失常、心功能衰竭、肺间质性炎症、肺纤维化、周围神经炎、麻痹性肠梗阻、肢体麻木、免疫功能下降以及药物局部刺激导致的静脉炎、组织坏死等。

2.靶向治疗药　其中 EGFR-TKI 类药物以及 ALK 和 ROS1 抑制剂类药物,如吉非替尼、厄罗替尼、克唑替尼等,常见不良反应为皮疹、腹泻及间质性肺炎,其中间质性肺炎为最严重的不良反应,发生率为 0.8%,应该停药并采取相应的对症处理措施。抗肿瘤新生血管药,常见不良反应有高血压,如贝伐珠单抗高血压总的发生率达 30%,严重高血压(>200/110mmHg)发生率为 7%,治疗过程中需严密监测血压变化,对血压>160/100 mmHg或出现相应症状者需要降压治疗,经降压治疗后仍旧持续高血压或出现高血压危象,应停药;心血管毒性,有充血性心力衰竭病史、高危不能控制的心律失常、需要药物治疗的心绞痛、严重心肌梗死心电图改变者以及既往有动脉血栓栓塞史的患者慎用,中央型肺鳞癌或具有大咯血风险的患者禁用,重度肝肾功能不全患者禁用;其他如出血、蛋白尿、伤口愈合不良等慎用。

3.免疫治疗药　最常见免疫相关的不良反应,如免疫相关的肺炎、免疫相关的肝炎、免疫相关的结肠炎、免疫介导的内分泌疾病、免疫相关的重症肌无力、眼毒性、免疫相关的胰腺炎等,当出现明显反应时应暂停用药,重度或危及生命则永久停药,其他还有如疲劳、咳嗽、恶心、瘙痒、皮疹、食欲降低、便秘、关节痛和腹泻(≥20%)等不良反应。

4.其他特殊人群　因为许多药物,包括抗体药物被排泄在人乳汁中,建议治疗期间哺乳期妇女终止哺乳;化疗药物具有致畸作用,妊娠 3 个月内禁用;2 岁以上儿童应注意剂量调整。

(三)治疗药物的应用原则

1.对于体力状态(performance status,PS)评分≤2 分的患者,尽量选择联合药物治疗;对于 PS 评分>2 分或者高龄患者,尽量选择单药治疗。

2.联合药物治疗应避免选择作用机制相同的药物,否则疗效没有提高,反而导致药物不良反应发生率的增加。

3.应每 2~3 个疗程评估治疗药物的疗效,指导进一步的用药选择,避免无效用药。

(四)治疗药物的选用

1.新辅助治疗　对于可切除的Ⅲ期 NSCLC 患者可选择含铂两药的新辅助化疗,如 NP、GP、TP、DP、PP 等。

2.辅助治疗　对于已切除的Ⅱ～Ⅲ期 NSCLC 患者选择含铂两药的辅助化疗,如 NP、GP、TP、DP、PP 等。

3.晚期一线治疗　对于 NSCLC 患者含铂两药化疗是标准的一线治疗方案,对于 EGFR 驱动基因突变的患者可选择靶向药物治疗,如吉非替尼、厄罗替尼、埃克替尼等,其中 ALK 融合和(或)ROS1 突变患者可选择克唑替尼靶向药物一线治疗,对于无驱动基因突变的患者可选择在标准化疗的基础上联合抗肿瘤血管生成药物和(或)免疫治疗药物,如贝伐珠单抗、内皮抑素、纳武单抗、派姆单抗、阿特珠单抗等;SCLC 患者 EP、IP 等仍是一线治疗的标准方案。

4.晚期二线治疗　对于 NSCLC 患者多西他赛、培美曲塞可作为二线化疗方案,对于一线靶向治疗耐药的患者,根据耐药基因的不同选择二线靶向治疗,如 T790M 突变阳性选择奥希替尼等,克唑替尼耐药后选择塞瑞替尼等。SCLC 患者选择拓扑替康、伊立替康等。

5.晚期三线治疗　根据一线、二线用药情况以及基因突变情况选择用药,如安罗替尼、奥希替尼、纳武单抗、派姆单抗等。

(五)治疗药物的相互作用

详见"第十六章　恶性肿瘤的药物治疗　第一节　概论"相关内容。

三、病例分析

(一)病例简介

患者,女,69 岁。因"确诊右肺癌伴胸膜转移 2 年,右肩背痛 1 个月"来院就诊。患者 2 年前因右侧胸痛及气急就诊,查胸部 CT 提示右上肺占位,伴右侧胸腔积液,予以胸腔穿刺引流,胸水脱落细胞找到癌细胞,症状缓解后予以右肺占位经皮肺穿刺活检,病理提示低分化腺癌,基因检测示 EGFRexo19 突变阳性,诊断:右肺低分化腺癌Ⅳ期(胸膜),EGFRexo19 阳性。给予埃克替尼片 125mg,每天 3 次口服靶向治疗,右侧胸痛及气急明显改善,1 个月前患者出现右肩背部疼痛,胸部 CT 提示右上肺结节较前缩小,右侧胸膜增厚,右侧胸椎旁软组织占位。入院后予以椎旁软组织活检病理提示低分化腺癌,考虑肺癌转移,基因检测提示 T790M 突变阳性,故给予奥希替尼片 80mg 口服二线靶向治疗,定期复查示患者右肺占位以及椎旁软组织均缩小,疼痛缓解,生活质量明显改善。治疗期间,患者血常规正常,有轻度皮疹及腹泻,对症处理后好转。

请对该病例进行用药分析。

(二)病例解析

患者,老年,女性,不吸烟,腺癌,EGFR 驱动基因突变阳性,初诊是疾病晚期,一般状况较差,PS 评分 2 分,诊断:右肺低分化腺癌Ⅳ期(胸膜),EGFRexo19 阳性。根据 CSCO 原发性肺癌诊疗指南以及原发性肺癌诊疗规范,对于晚期 NSCLC 伴有 EGFR 基因突变阳性患者,一线治疗推荐使用 EGFR-TKI 类药物,该患者行埃克替尼靶向治疗,定期复查(对于早、中期肺癌经包括外科手术的综合治疗后,一般主张治疗后 2 年内每 3 个月复查 1 次,2 年至5 年内每半年复查 1 次,5 年后每年复查 1 次;对于晚期肺癌治疗后,一般每 2～3 个治疗周期复查 1 次,即 1.5～2 个月复查 1 次),疾病稳定近两年,1 个月前出现疾病进展,发现耐药基因 T790M 突变阳性,给予二线靶向药物奥希替尼治疗,取得良好效果。一线、二线靶向治疗期间无骨髓抑制不良反应,有轻度皮疹(予保持局部皮肤的清洁卫生、勿搔抓,对于皮疹渗出、破溃伴感染者,给予抗生素治疗)及腹泻(予禁忌油腻、辛辣饮食,适量应用蒙脱石散剂、黄连素片等止泻药物,对于腹泻严重伴有脱水者,予积极补充水分及电解质治疗),对症处理后好转。药物治疗合理有效。

思考题

请列出肺癌 10 种常用的治疗药物,并归纳其分类及注意事项。

第三节　胃　癌

17-7　课件

一、疾病概述

胃癌(gastric carcinoma)是指原发于胃的上皮源性恶性肿瘤。在我国,胃癌的发病率位居第二位,仅次于肺癌,死亡率排在第三位。我国早期胃癌比例很低,大多数发现时已是中晚期,总体5年生存率不足50%,随着胃镜检查的普及,早期胃癌的比例逐渐增高。我国胃癌的分布地区差异显著,以西北和东南沿海地区较为集中,男性发病率和死亡率均约为女性的2倍,农村高于城市。

胃癌的病因及危险因素目前尚未完全明确,可能为:①地域环境及饮食生活因素,我国西北及东部沿海地区的胃癌发病率高于南方地区,可能与该地区人群长期食用熏烤、腌制食物有关;吸烟者的发病危险较不吸烟者高50%。②幽门螺杆菌(HP)感染,在我国胃癌高发地区,HP感染率高,达60%以上,其可能机制为HP能够促使硝酸盐转化成致癌物亚硝酸盐及亚硝胺,其感染还可引起胃黏膜慢性炎症,加速黏膜上皮细胞的过度增殖,导致畸变致癌,并且其毒性产物,如CagA、VacA等可能有促癌作用。③癌前病变,包括慢性萎缩性胃炎、残胃炎、胃溃疡、胃息肉以及肠上皮化生和不典型增生等,这些病变有可能转变成癌。④遗传性,胃癌的发病具有家族聚集现象,发病率是正常人群的2~3倍。

早期胃癌多数无特异症状,少数有恶心、呕吐或类似溃疡的上消化道症状,难以引起足够的重视。进展期胃癌常出现如下症状及体征:①上腹饱胀不适或隐痛,偶可触及上腹部肿块,如女性患者于下腹部扪及肿块,应考虑Krukenberg瘤的可能。②上腹部深压痛,有时伴轻度肌抵抗感,常是体检可获得的唯一体征;疼痛向腰背部放射,提示可能存在局部外侵可能,如胰腺及腹腔神经丛;剧烈腹痛提示可能是胃穿孔的症状。③食欲减退、嗳气、返酸、恶心、呕吐、乏力及贫血等,其中恶心、呕吐常为肠梗阻或胃功能紊乱所致。④出血和黑便,肿瘤侵犯血管,可引起消化道出血。少量出血表现为大便潜血阳性,出血量较大时表现为黑便和(或)呕血。⑤其他症状,如腹泻(患者因胃酸缺乏胃排空加快)、转移灶的症状等。晚期患者可出现严重消瘦、贫血、水肿、发热、黄疸和恶病质等。

胃癌的治疗原则为采取多学科综合治疗(MDT)与个体化治疗相结合的模式,即根据肿瘤的病理学类型及临床分期,结合患者的机体状态,有计划、合理地应用手术、化疗、放疗和靶向等治疗手段,达到根治或最大幅度地控制肿瘤,延长患者生存期,改善生活质量的目的。

二、治疗药物

(一)治疗药物的分类

1. 化学治疗药物　胃癌的化疗分为新辅助治疗、辅助治疗、转化治疗以及姑息治疗。化疗应当充分考虑患者的疾病分期、年龄、体力状况、治疗风险、生活质量及患者意愿等,在肿瘤内科医师的指导下施行,避免治疗过度或治疗不足,及时评估化疗效果,密切监测及防治不良反应,并酌情调整药物和(或)剂量。常用化疗药物的用法用量见表17-3-1。

表 17-3-1 胃癌常用化疗方案

1. 顺铂＋氟尿嘧啶类

方案名称	方案药物组成
PF	顺铂 75～100mg/m² iv d1 5-氟尿嘧啶 750～1000mg/(m² · d) civ 24h d1～4 每 28d 重复 顺铂 50mg/m² iv d1 亚叶酸钙 200mg/m² iv d1 5-氟尿嘧啶 2000mg/m² civ 24h d1 每 14d 重复
XP	顺铂 80mg/m² iv d1 卡培他滨 1000mg/m² po bid d1～14 每 21d 重复
SP	顺铂 60mg/m² iv d1 替吉奥 40～60mg po bid d1～14 每 21d 重复

2. 奥沙利铂＋氟尿嘧啶类

方案名称	方案药物组成
奥沙利铂＋5-FU/CF	奥沙利铂 85mg/m² iv d1 亚叶酸钙 400mg/m² iv d1 5-氟尿嘧啶 400mg/m² iv d1 5-氟尿嘧啶 2400～3600mg/(m² · d) civ 48h 每 14d 重复
XELOX	奥沙利铂 130mg/m² iv d1 卡培他滨 1000mg/m² po bid d1～14 每 21d 重复
SOX	奥沙利铂 130mg/m² iv d1 替吉奥 80mg/m² po bid d1～14 每 21d 重复

3. 三药联合方案

方案名称	方案药物组成
ECF	表阿霉素 50mg/m² iv d1 顺铂 60mg/m² iv d1 5-氟尿嘧啶 200mg/(m² · d) civ 24h d1～21 每 21d 重复

续表

方案名称	方案药物组成
EOX	表阿霉素 50mg/m² iv d1 奥沙利铂 130mg/m² iv d1 卡培他滨 625mg/m² po bid d1~21 每21d重复
DCF	多西他赛 75mg/m² iv d1 顺铂 75mg/m² iv d1 5-氟尿嘧啶 1000mg/(m²·d) civ 24h d1~5 每28d重复
mDCF	多西他赛 60mg/m² iv d1 顺铂 60mg/m² iv d1 5-氟尿嘧啶 600mg/(m²·d) civ 24h d1~5 每14d重复

4. 单药方案

方案名称	药物用法	
替吉奥	按照体表面积决定初始每天给药量(体表面积<1.25m²:40mg po bid; 1.25m²≤体表面积<1.5m²:50mg po bid;体表面积≥1.5m²:60mg po bid) 连续给药14d,休7d,或连续给药28d,休14d	
多西他赛	多西他赛 75~100mg/m² iv d1	每21d重复
紫杉醇	紫杉醇 80mg/m² iv d1、8、15	每28d重复
	紫杉醇 135~250mg/m² iv d1	每21d重复
伊立替康	伊立替康 150~180mg/m² iv d1	每14d重复
	伊立替康 125mg/m² iv d1、8	每21d重复

　　2. 靶向治疗药物　靶向治疗药物的主要适应证是晚期胃癌患者,主要包括曲妥珠单抗和甲磺酸阿帕替尼,其中曲妥珠单抗主要用于人表皮生长因子受体2(HER2)过表达的晚期胃癌患者,推荐在化疗的基础上联合使用曲妥珠单抗。而甲磺酸阿帕替尼是我国自主研发的新药,是高度选择 VEGFR-2 抑制剂,其适应证是晚期胃癌患者的三线及三线以上治疗。胃癌常用靶向药物的用法用量见表 17-3-2。

表 17-3-2　胃癌常用靶向治疗药物

药物	用法用量
曲妥珠单抗(+化疗)	负荷剂量 8mg/kg(iv,90min),维持剂量 6mg/kg(iv,30~90min),每3周重复
甲磺酸阿帕替尼	850mg po qd,餐后半小时以温开水送服,28天为1个周期

(二)治疗药物的不良反应

　　1. 化学治疗药　该类药物主要作用在肿瘤细胞生长繁殖的不同环节上,抑制或者杀死肿瘤细胞。化学治疗药在临床上均有不同程度的毒副作用,常见的不良反应有:①骨髓抑制,主要代表药物有多西他赛、表阿霉素等,表现为白细胞减少、血小板减少、贫血等,导致疲乏无力、抵抗力下降、感染及出血等并发症;②胃肠毒性,主要代表药物有顺铂、表阿霉素、奥沙利铂、伊立替康等,表现为口干、食欲不振、恶心呕吐、腹泻、肠梗阻、胃肠出血等;③肝肾毒性,主要代表药物有顺铂、奥沙利铂等,表现为坏死、纤维化、炎症、水肿等,导致肝肾功能异常、出血、黄疸等,严重者导致肝肾功能衰竭;④神经毒性,主要代表药物有多西他赛,紫杉醇等,可致周围神经炎以及肢体麻木等;⑤手足综合征,主要代表药物有卡培他滨,可导致手足端麻木、疼痛、糜烂、渗出,严重者导致局部坏死等。

2.靶向治疗药　曲妥珠单抗不良反应主要包括心肌毒性、输液反应、血液学毒性和肺毒性等。因此在应用前需全面评估病史、体力状况及心功能等。在首次输注时需严密监测输液反应,并在治疗期间密切监测左室射血分数(LVEF)。LVEF 相对治疗前绝对降低≥16%或者 LVEF 低于当地医疗机构的该参数正常值范围且相对治疗前绝对降低≥10%时,应停止曲妥珠单抗治疗。其禁忌证为既往有充血性心力衰竭病史、高危未控制心律失常、需要药物治疗的心绞痛、有临床意义的瓣膜疾病、心电图显示透壁心肌梗死和控制不佳的高血压。甲磺酸阿帕替尼的不良反应包括血压升高、蛋白尿、手足综合征、出血、心脏毒性和肝脏毒性等。治疗过程中需严密监测出血风险、心电图和心脏功能、肝脏功能等。其禁忌证为有明显出血倾向、心脑血管系统基础病和肾功能严重受损的患者。

3.其他特殊人群　因为许多药物,包括抗体药物被排泄在人乳汁中,建议治疗期间哺乳期妇女终止哺乳;化疗药物具有致畸作用,妊娠 3 个月内禁用;2 岁以上儿童应注意剂量调整。

(三)治疗药物的应用原则

1.治疗前根据患者疾病的分期以及结合患者的体力状况评分,决定单药治疗或者联合用药。

2.治疗中应避免选择作用机制相同的药物,否则不仅疗效没有提高,反而导致药物不良反应的发生率增加。

3.治疗后及时评估疗效以及药物的不良反应,指导进一步的用药选择,避免无效用药。

(四)治疗药物的选用

1.新辅助化疗　对无远处转移的局部进展期胃癌(T3/4、N+),推荐术前新辅助化疗,应当采用铂类与氟尿嘧啶类联合的两药方案,或在两药方案基础上联合紫杉类组成三药联合的化疗方案,不宜单药应用。新辅助化疗的时限一般不超过 3 个月,应当及时评估疗效,并注意判断不良反应,避免增加手术并发症。常用的两药方案为 PF、XP、SP、FOLFOX、XELOX、SOX 等,常用的三药方案为 ECF、DCF、EOX 等。

2.辅助化疗　适用于 D2 根治术后病理分期为Ⅱ期及Ⅲ期者。辅助化疗方案推荐氟尿嘧啶类药物联合铂类的两药联合方案,如 PF、XP、SP、FOLFOX、XELOX、SOX 等。对体力状况差、高龄、不耐受两药联合方案者,考虑采用口服氟尿嘧啶类药物的单药化疗,如 5-FU、卡培他滨、替吉奥等。辅助化疗期间需规范合理地进行剂量调整,密切观察患者营养及体力状况,务必保持体重,维持机体免疫功能。联合化疗不能耐受时可减量或调整为单药,在维持整体状况时尽量保证治疗周期。辅助化疗一般在术后 4 周开始进行,联合化疗在 6 个月内完成,单药化疗不宜超过 1 年。

3.转化治疗　对于初始不可切除但不伴远处转移的局部进展期胃癌患者,可考虑化疗,或同步放化疗,争取肿瘤缩小后转化为可切除。只有肿瘤退缩后才可能实现 R0 切除,故更强调高效缩瘤,在患者能耐受的情况下,可相对积极考虑三药化疗方案,如 ECF、DCF、EOX 等。

4. 姑息治疗　一线治疗:基因检测提示 HER2 阴性的患者,多采用两药联合方案,如 PF、XP、SP、FOLFOX、XELOX、SOX 等;对于体力状况好且肿瘤负荷较大的患者,多采用三药联合方案,如 ECF、mDCF、EOX 等;对于基因检测提示 HER2 阳性患者,一线治疗的标准方案建议在两药化疗的基础上联合曲妥珠单抗靶向治疗。二线治疗:对于 HER2 阳性患者,如一线治疗未使用曲妥珠单抗靶向治疗,建议联合曲妥珠单抗靶向治疗;对于 HER2 阴性患者以及一线治疗已行曲妥珠单抗靶向治疗患者,建议更换化疗药物治疗或参加临床试验,其中对于 PS 评分 0～1 分患者建议两药联合化疗,对于 PS 评分 2 分患者考虑单药化疗。三线治疗:对于 PS 评分 0～1 分患者建议甲磺酸阿帕替尼靶向治疗或参加临床研究,对于 PS 评分 2 分及以上患者,建议最佳支持治疗或参加临床研究。

(五)治疗药物的相互作用

详见"第十六章　恶性肿瘤的药物治疗　第一节　概论"相关内容。

三、病例分析

(一)病例简介

患者,女,61 岁。因"胃癌术后 2 年,左下腹痛 3 个月"来院就诊。患者 2 年前体检胃镜发现胃癌,予以"胃癌根治术",术后病理提示中分化腺癌,病理分期为 pT3N1M0 Ⅲ期,术后予以行"XELOX"方案辅助化疗 8 周期。3 个月前患者无明显诱因下出现左下腹疼痛不适,现来院就诊,全腹部增强 CT 提示左侧附件区占位性病变,约 3cm×4cm 大小,考虑胃癌卵巢种植转移可能性大,排除禁忌证,予以盆腔手术切除左侧附件区占位,病理提示中分化腺癌,结合临床考虑胃癌转移,免疫组化提示 HER-2(+++),术后予以"氟尿嘧啶＋顺铂＋曲妥珠单抗"一线治疗。疗效评估:疾病控制良好,未发现疾病进展。不良事件:Ⅲ度恶心呕吐,予以托烷司琼、地塞米松止吐、护胃治疗后好转;Ⅱ度骨髓功能抑制,予以利可君口服升高白细胞治疗等,Ⅰ度手足综合征,未特殊处理。

请对该病例进行用药分析。

(二)病例解析

患者,老年,女性,初诊因体检胃镜发现胃癌,予以根治性切除,术后病理提示Ⅲ期,为局部进展期胃癌,具有术后辅助化疗指征,该患者 PS 评分 0 分,故行"XELOX"两药联合方案化疗半年,3 个月前出现下腹痛不适,经查提示左侧附件区占位,考虑胃癌种植转移,未见其余部位明显转移,予以盆腔手术明确转移诊断,并进行肿块切除,术后行晚期胃癌的一线化疗。根据 ToGA 研究结果显示,曲妥珠单抗联合顺铂和氟尿嘧啶类药物较单纯化疗能显著提高 HER2 阳性晚期胃癌患者的总生存(overall survival, OS)。该患者使用"氟尿嘧啶＋顺铂＋曲妥珠单抗"一线治疗,取得良好疗效,其主要不良反应为恶心呕吐,可以使用"糖皮质激素(地塞米松等)＋5-HT$_3$受体拮抗剂(托烷司琼、昂丹司琼等)＋NK-1 受体拮抗剂(阿瑞匹坦等)"三联止吐方案对症处理。药物治疗合理有效。

思考题

请列出胃癌 8 种常用的治疗药物,并归纳其分类及注意事项。

17-8　习题

(袁祖国　杨辉)

第十八章

疼痛的药物治疗

 学习目标

1. **掌握** 疼痛的定义,慢性疼痛的药物治疗原则及规范化疼痛处理的原则。
2. **熟悉** 关于疼痛的治疗药物种类、不良反应及药物相互作用。
3. **了解** 疼痛的诊断、分级和评估。

一、疼痛概述

疼痛是人类的第五大生命体征,是一种主观感受。国际疼痛学会
(International Association for Study of Pain,IASP)在 1986 年提出,
疼痛是指由实际或潜在的组织损伤导致的一种不愉快的感受和情感

18-1 课件

体验。当机体受到损伤性刺激时,局部释放致痛物质,将疼痛信号通过感受器传到神经中
枢,机体感受到疼痛。

根据病因分类,疼痛可分为外伤性疼痛、病理性疼痛、代谢病引起的疼痛、神经源性疼痛
和心理性疼痛等。根据疼痛程度分类,疼痛可分为微痛、轻度疼痛、中度疼痛和剧烈疼痛。
根据病程分类,疼痛可分为短暂性疼痛、急性疼痛和慢性疼痛。

疼痛是很多疾病的常见症状,是机体的一种保护性反应,同时也是疾病诊断的重要依
据。在疾病未确诊之前应慎用镇痛药,以免掩盖病情。但剧烈的疼痛和慢性持续性疼痛不
仅影响患者生活质量,严重的还可能引起生理功能紊乱,甚至死亡。慢性疼痛开始时间不明
确,一般由病理过程造成,逐渐发生,通常呈发作性或持续性存在,持续发作时间超过 3 个月
以上。癌症患者最常见和难以忍受的症状之一就是疼痛,若癌症疼痛(以下简称癌痛)不能
及时、有效地控制,可能会引起或加重患者焦虑、抑郁、失眠、乏力、食欲减退等症状,导致患
者日常活动能力、自理能力、社会交往能力及整体生活质量受到极大的影响。因此,在实际
临床药物治疗过程中合理应用镇痛药物显得尤为重要。近年来,镇痛治疗新观念——规范
化疼痛处理(good pain management,GPM)强调只有规范化才能有效提高疼痛的诊疗水平,

最大程度减少药物的不良反应及并发症,以达到有效缓解疼痛,改善功能的目的。

癌痛治疗应当采用综合治疗的原则,包括病因治疗、药物治疗和非药物治疗。根据患者自身病情和身体状况,选择合适的止痛治疗手段,及早、持续、有效地消除疼痛,预防和控制药物的不良反应,降低疼痛和治疗带来的心理负担,提高患者生活质量。

18-2 疼痛的分级

二、药物治疗

(一)治疗药物的分类

1.非甾体类抗炎药物又称解热镇痛抗炎药,根据化学结构不同,可分为水杨酸类、苯胺类、吡唑酮类、吲哚乙酸类、芳基乙酸类和芳基丙酸类等(见表 18-1-1)。不同的非甾体类抗炎药大多具有相似的作用机制,主要是通过抑制体内环氧化酶(COX)活性,减少局部组织前列腺素(PG)等炎性介质合成,产生外周镇痛作用。

表 18-1-1   常用的非甾体类抗炎药物

药物类别	常用药物名称	用法剂量
水杨酸类	阿司匹林	口服:0.3~0.6g,3 次/d,需要时每 4h 1 次
	二氟尼柳	口服:开始服 1000mg,以后每 8~12h 服 500mg
苯胺类	对乙酰氨基酚	口服:0.6~1.8g/d,一天不超过 2g,疗程不超过 10 天
吡唑酮类	保泰松	口服:0.1~0.2g,3 次/d,每天不超过 0.8g,1 周后若无不良反应可继续服用并递减至维持剂量 0.1~0.2g/d
吲哚乙酸类	吲哚美辛	口服:25mg,2~3 次/d
芳基烷酸类	布洛芬	口服:0.2~0.4g,每 4~6h 1 次,成人不超过 2.4g/d
	萘普生	口服:开始时 0.5g,必要时 6~8h 后再服 0.25g,每天不超过 1.25g
选择性 COX-2 抑制药	塞来昔布	口服:0.1~0.2g,2 次/d

2.中枢性镇痛药物包括阿片类和非阿片类(见表 18-1-2)。阿片类镇痛药物主要通过激动中枢阿片受体产生强大的镇痛作用。根据药物作用的强弱,分为强效阿片受体激动药和弱效阿片受体激动药。强阿片类,如吗啡、芬太尼、美沙酮、哌替啶、喷他佐辛等。弱阿片类,如可待因,镇痛效力只有吗啡的 1/12~1/7,但不易成瘾。由于每个人对疼痛的耐受程度不同,对药品的敏感度个体间差异也很大,同一个患者在癌症不同病程阶段,疼痛的程度也在变化,所以阿片类药物并没有标准用量,临床上需要时刻根据患者的疼痛状况调整镇痛药的剂量。凡能使疼痛得到缓解并且不良反应最低的剂量就是最佳剂量。

3.辅助类镇痛药能直接产生一定的镇痛作用或辅助性增强阿片类药物的止痛效果,包括糖皮质激素类药(如地塞米松)、三环类抗抑郁类药(如阿米替林)、抗惊厥药(如卡马西平)、镇静催眠药(如地西泮)、N-甲基-D-天冬氨酸受体(NMDA)拮抗剂和局部麻醉药等。辅助类镇痛药的选择和剂量需要个体化对待,常用于辅助治疗神经病理性疼痛、内脏痛、骨痛等。

表 18-1-2　常用的中枢性镇痛药物

药物类别	常用药物名称	用法用量
阿片生物碱及衍生物	磷酸可待因片	口服,15~30mg/次,30~90mg/d;极量:口服,100mg/次,250mg/d。
	吗啡缓释片	包括硫酸盐或盐酸盐。必须整片吞服,不可掰开、碾碎或咀嚼。成人每隔 12h 服用一次,应根据疼痛的严重程度、年龄及服用镇痛药史决定用药剂量,个体差异较大。最初应用本品者,宜从每 12h 服用 10mg 或 20mg 开始,根据镇痛效果调整剂量。
	吗啡口服即释片(片剂、口服液)	吗啡片:包括硫酸盐或盐酸盐。口服,成人 5~15mg/次,15~60mg/d。重度癌痛患者应按时口服,个体化给药,逐渐增量达到充分缓解癌痛。老年人及肝、肾功能不全患者应酌情减量。 硫酸吗啡口服溶液:口服,成人 5~10mg/次,每 4h 1 次,按照拟定的时间表按时服用。根据患者情况逐渐增量调整,一次用量一般不超过 30mg,一日用量不超过 0.1g。对癌症患者镇痛使用吗啡应由医师根据患者病情需要和耐受情况决定剂量。
	吗啡注射剂	盐酸吗啡注射液:皮下注射,成人 5~15mg/次,10~40mg/d;静脉注射,成人常用量 5~10mg,重度癌痛患者首次剂量范围较大,3~6 次/天。 硫酸吗啡注射液:皮下注射,常用量 10~30mg,3~4 次/天。一般每日用量不超过 100mg,如长期使用剂量可增高,身体虚弱或体重轻于标准的患者,初始剂量应适当减少。
	硫酸吗啡栓	经肛门给药,成人常用量 10~20mg/次,每 4h 1 次,按照拟定的时间表按时给药。可根据患者情况逐渐增量调整,一次用量一般不超过 30mg,一日用量不超过 0.1g。对癌症患者镇痛使用吗啡应由医师根据病情需要和耐受情况决定剂量。
	盐酸羟考酮缓释片	整片吞服,不得掰开、咀嚼或碾碎。每 12h 服用 1 次,用药剂量取决于患者的疼痛严重程度和既往镇痛药用药史。根据病情滴定剂量直至理想镇痛。
	盐酸羟考酮口服即释片(胶囊)	每 4~6h 给药 1 次。若疼痛程度增加,需要增大给药剂量以达到疼痛的缓解。首次服用阿片类药物或用弱阿片类药物不能控制其疼痛的重度疼痛患者,初始给药剂量为 5mg,每 4~6h 给药 1 次,然后进行剂量滴定,必要时可每日 1 次,缓解疼痛。

续表

药物类别	常用药物名称	用法用量
阿片生物碱及衍生物	盐酸羟考酮注射液	静脉推注:以 0.9%生理盐水、5%葡萄糖注射液或注射用水稀释药液至 1mg/mL,在 1~2min 内缓慢推注给药 1~10mg。给药频率不应短于每 4h 1 次。 静脉输注:以 0.9%生理盐水、5%葡萄糖注射液或注射用水稀释药液至 1mg/mL,推荐起始剂量为每小时 2mg。 静脉(PCA 泵):以 0.9%生理盐水、5%葡萄糖注射液或注射用水稀释药液至 1mg/mL,每次给药量为 0.03mg/kg,给药间隔不应短于 5min。 皮下推注:使用浓度为 10mg/mL 的溶液,推荐起始剂量为 5mg,必要时每 4h 重复给药 1 次。 皮下输注:必要时以 0.9%生理盐水、5%葡萄糖注射液或注射用水稀释。对未使用过阿片类药物的患者推荐起始剂量为每日 7.5mg。
	盐酸丁丙诺啡透皮贴剂	每贴使用 7 天,初始剂量 5μg/h,根据患者用药史及当前疾病情况,增加剂量以对补充性止痛药的需求和患者对贴剂的止痛效果的反应为基础。
	盐酸氢吗啡酮注射液	皮下注射或肌内注射:起始剂量为每 2~3h 按需要给予 1~2mg,未使用过阿片类药物的患者起始剂量可低一些。根据患者疼痛程度、不良事件的严重程度以及患者年龄和潜在疾病情况,调整用药剂量。 静脉注射:起始剂量为每 2~3h 给予 0.2~1mg,需根据药物剂量缓慢静脉注射至少 2~3min。通过滴定剂量达到镇痛程度和不良事件均可接受的程度。年老患者和身体虚弱的患者相应降低起始剂量至 0.2mg。
合成的阿片类药物	芬太尼透皮贴剂	根据患者目前使用阿片类药物剂量确定初始剂量,建议用于阿片耐受患者,每 72h 更换 1 次。
	盐酸美沙酮片	口服,成人起始剂量 5~10mg/次,慢性疼痛患者应逐渐增加剂量以达有效的镇痛效果或遵医嘱使用。
含阿片类药物的复方制剂	氨酚羟考酮片	口服,成人常规剂量为每 6h 服用 1 片,根据疼痛程度和给药后反应调整剂量。重度疼痛患者或对阿片类镇痛药产生耐受的患者,必要时可超过推荐剂量给药。对乙酰氨基酚用量不宜大于 1.5g/d。
	氨酚可待因片	口服,成人每次 1 片,每天 3 次,中度癌症疼痛患者必要时可由医生决定是否增加剂量。对乙酰氨基酚用量不宜大于 1.5g/d。
曲马多	盐酸曲马多片/胶囊	盐酸曲马多片:口服,50~100mg/次,必要时可重复给药,每天不超过 400mg。 盐酸曲马多胶囊:单次剂量 50~100mg,若镇痛不满意,30~60min 后可再给予 50mg。若疼痛较剧烈,镇痛要求较高,应给予较高的初始剂量。一般情况下总量 400mg/d 已足够,但在治疗癌性疼痛和重度术后疼痛时,可使用更高日剂量。

续表

药物类别	常用药物名称	用法用量
曲马多	盐酸曲马多缓释片	足量水吞服,不可嚼碎。用量视疼痛程度和个人敏感性而定。成人和大于12岁的青少年:通常初始剂量为50～100mg,每日早晚各1次,若止痛不满意,可增加到150～200mg,每日2次。除特殊情况外,每日剂量不应超过400mg。两次服药间隔不少于8h。
	盐酸曲马多注射液	成人和12岁以上者:静脉(缓慢注射或稀释于输液中滴注)、肌内、皮下注射:50～100mg/次,一般情况总量400mg/d已足够,但在治疗癌性疼痛和重度术后疼痛时,可使用更高日剂量。
非阿片类	罗通定	口服:60～120mg/次,每天1～4次;肌内注射:60～90mg/次。

(二)治疗药物的不良反应

1. 非甾体类抗炎药物常见的不良反应,包括消化性溃疡、消化道出血、血小板功能障碍、肝肾功能损害、过敏反应等。这些不良反应的发生,与药物剂量和使用时间相关。使用非甾体类抗炎药,用药剂量达到一定水平以上时,再增加药物剂量并不能增强患者的止痛效果,相反,药物毒性反应将明显增加。

2. 阿片类镇痛药物的常见不良反应,包括:①耐受性和成瘾性,表现为兴奋、失眠、流泪、流涕、呕吐、腹泻、肌肉疼痛等;②中毒反应,表现为昏迷、呼吸抑制、瞳孔缩小、血压下降等;③长期使用阿片类镇痛药物可导致便秘,通常持续发生于阿片类药物止痛治疗的全过程,多数患者需常规合并应用缓泻剂来防治便秘。

3. 辅助类镇痛药物的常见不良反应。糖皮质激素的不良反应有类肾上腺皮质功能亢进,诱发和加重感染,加重溃疡,影响生长发育,停药反应等。三环类抗抑郁类药的不良反应包括便秘、口干、情绪低落、体位性低血压、心动过速等。抗惊厥药最常见的副作用是精神和运动功能损伤,使用剂量过大或静注过快可使血压下降,呼吸中枢麻痹,导致心肌传导阻滞。镇静催眠药的不良反应有嗜睡、乏力、头晕、困倦、过敏反应等。局麻药的不良反应表现为中枢神经系统和心血管系统的毒性。

(三)治疗药物的应用原则

慢性疼痛药物治疗遵循世界卫生组织(WHO)关于癌痛治疗的三阶梯镇痛原则(见表18-1-3)。

1. 口服给药　尽可能采用口服给药,口服给药方式简单无创,便于患者长期用药,是最常用的给药途径;也可根据患者的具体情况选用其他给药途径,如静脉、皮下、直肠和经皮给药等。

2. 按阶梯用药　镇痛药物选择应根据患者疼痛程度由弱到强的顺序逐级提高,有针对性地选用不同性质、不同作用强度的镇痛药物。

使用阿片类药物时,适当联合应用非甾体类抗炎药物,能增强阿片类药物的止痛效果,并可减少阿片类药物使用剂量。若能达到良好的镇痛效果,且无严重不良反应,轻中度疼痛患者也可考虑使用强阿片类药物。若患者为神经病理性疼痛,首选三环类抗抑郁类药物或抗惊厥类药物等。若患者是癌症骨转移引起的疼痛,应联合使用双膦酸盐类药物,抑制骨溶解。

表 18-1-3　三阶梯镇痛原则

疼痛程度	治疗药物
轻度疼痛	非阿片类镇痛药＋辅助药物
中度疼痛	弱阿片类＋非阿片类镇痛药＋辅助药物
重度疼痛	强阿片类＋非阿片类镇痛药＋辅助药物

3. 按时用药　按时给药即按照规定时间间隔规律性地给予止痛药,而不是按需使用(即患者有疼痛时才给药)。按时给药有助于维持有效、稳定的血药浓度。目前,缓释药物的使用较为广泛,建议以缓释阿片类药物作为基础用药,以即释阿片类药物进行剂量滴定;出现爆发痛时,可给予即释阿片类药物进行对症处理。

4. 个体化给药　根据患者病情和药物剂量,制订个体化用药方案。由于患者个体差异大,使用阿片类药物时,不应对药量限制过严,应根据患者的实际病情个体化用药,应使用足够剂量的药物尽可能缓解疼痛。注意鉴别患者是否有神经病理性疼痛的性质,考虑联合用药的可能。

5. 注意具体细节　对使用止痛药的患者加强监护,密切观察其疼痛缓解程度和机体反应情况,及时调整药物剂量。药物联合应用时注意相互作用,尽可能减少药物的不良反应,使患者获得最佳疗效,提高生活质量。

(四)治疗药物的选用

应当根据患者疼痛的性质、程度、正在接受的治疗和伴随疾病等情况,合理地选择止痛药物和辅助镇痛药物,个体化调整用药剂量、给药频率,积极防治不良反应,以期获得最佳止痛效果,且减少不良反应。

非甾体类抗炎药物具有止痛和抗炎作用,常用于缓解轻度疼痛,或联合阿片类药物用于缓解中、重度疼痛,可选择布洛芬、双氯芬酸、对乙酰氨基酚、吲哚美辛、塞来昔布等。如需长期使用或日用剂量已达到限制性用量时,应考虑更换为单用阿片类止痛药;如为联合用药,则只增加阿片类止痛药用药剂量,不得增加非甾体类抗炎药物的剂量。

针对慢性癌痛治疗,推荐选择阿片受体激动剂。中、重度癌痛治疗首选阿片类药物。目前临床上用于癌痛治疗的短效阿片类药物有吗啡即释片,长效阿片类药物有吗啡缓释片、羟考酮缓释片、芬太尼透皮贴剂等。长期使用阿片类止痛药物时,首选口服给药途径,有明确指征时可选择透皮吸收途径给药,也可临时皮下注射给药,必要时也可自控静脉给药镇痛。对于癌痛患者采用药物治疗期间,应在病历中详细、及时记录疼痛评分变化及药物的不良反应,确保有效、安全、持续控制或缓解患者疼痛。

1. 初始剂量滴定　由于阿片类止痛药的有效性和安全性个体差异大,使用时需逐渐调整剂量,以获得最佳用药剂量,称为剂量滴定。

患者初次使用阿片类药物止痛,建议按照如下原则进行滴定:使用吗啡即释片进行治疗;根据疼痛程度,拟定初始固定剂量 5～15mg,口服,q4h 或按需给药,若用药后疼痛不缓解或缓解不满意,则应于 1h 后根据疼痛程度给予滴定剂量(见表 18-1-4),密切观察疼痛程度、疗效及药物不良反应。第 1 天治疗结束后,计算次日药物剂量:次日总固定量＝前 24h 总固定量＋前日总滴定量。次日治疗时,将计算所得的次日总固定量分 6 次口服,次日滴定量为前 24h 总固定量的 10％～20％。依法逐日调整剂量,直到疼痛评分稳定在 0～3 分。

如果出现不可控制的药物不良反应,疼痛强度<4,应考虑将滴定剂量下调 10％～25％,并且重新评价病情。

表 18-1-4　剂量滴定增加幅度参考标准

疼痛强度(NRS)	剂量滴定增加幅度
7～10	50％～100％
4～6	25％～50％
2～3	≤25％

　　对于未曾使用过阿片类药物的中、重度癌痛患者,推荐初始用药时选择短效阿片类止痛药,个体化滴定用药剂量;当用药剂量调整到理想止痛及安全的剂量水平时,可考虑换用等效剂量的长效阿片类止痛药。

　　对于已经使用阿片类药物治疗疼痛的患者,可根据患者的疗效和疼痛强度,参照表 18-1-4进行滴定。

　　对于疼痛病情相对稳定的患者,可考虑使用阿片类药物缓释剂作为背景给药,在此基础上备用短效阿片类药物,用于治疗爆发性疼痛。阿片类药物缓释剂的剂量调整参考表 18-1-4。

　　2.维持用药　在我国常用的长效阿片类药物有吗啡缓释片、羟考酮缓释片和芬太尼透皮贴剂等。在应用长效阿片类药物期间,应备用短效阿片类止痛药,用于爆发性疼痛。当患者因病情变化,长效止痛药物剂量不足时,或发生爆发性疼痛时,立即给予短效阿片类药物,用于解救治疗及剂量滴定。解救剂量为前 24h 用药总量的 10％～20％。每日短效阿片类药物解救用药次数≥3 次时,应当考虑将前 24h 解救用药换算成长效阿片类药物按时给药。阿片类药物之间的剂量换算,可参照换算系数表(见表 18-1-5)。换用另一种阿片类药物时,仍然需要仔细观察病情变化,并且个体化滴定用药剂量。

表 18-1-5　阿片类药物剂量换算表

药物	非胃肠给药	口服	等效剂量
吗啡	10mg	30mg	非胃肠道：口服＝1：3
可待因	130mg	200mg	非胃肠道：口服＝1：1.2
			吗啡(口服)：可待因(口服)＝1：6.5
羟考酮	10mg		吗啡(口服)：羟考酮(口服)＝(1.5～2)：1
芬太尼透皮贴剂	25μg/h (透皮吸收)		芬太尼透皮贴剂 q72h 剂量(μg/h)＝口服吗啡剂量 (mg/d)的一半

　　如需减少或停用阿片类药物,应该采用逐渐减量法,一般情况下阿片剂量可按照每天 10％～25％的剂量减少,直到每天剂量相当于 30mg 口服吗啡的剂量,再继续服用两天后即可停药。

　　辅助用药种类选择和剂量调整需具体情况具体分析,做到个体化用药。如用于神经损伤所致的撕裂痛、放电样疼痛及烧灼痛,可选择抗惊厥类药物;用于中枢性或外周神经损伤所致的麻木样痛、灼痛,可选择三环类抗抑郁类药,也可改善心情和睡眠。

（五）治疗药物的相互作用（见表 18-1-6）

表 18-1-6　治疗药物的相互作用

药物名称	合用药物	相互作用结果
非甾体类抗炎药	其他非甾体类抗炎药	胃肠道不良反应增加,出血风险增加,肝肾功能损害可能性加大
非甾体类抗炎药	糖皮质激素	胃肠道溃疡和出血风险增加
吲哚美辛、布洛芬	强心苷药物	后者血药浓度增加,增加毒性
非甾体类抗炎药	呋塞米	降低后者利尿作用,加重肾损害
吗啡	局麻药	中枢抑制作用加强
吗啡	苯二氮䓬类	可引起呼吸暂停
哌替啶	单胺氧化酶抑制剂	中枢抑制,甚至死亡

三、病例分析

（一）病例简介

患者,女,56 岁。肾癌晚期伴肺转移,患者持续疼痛剧烈,严重影响睡眠功能,伴有自主神经功能紊乱,盐酸吗啡缓释片 10mg,每 12h 口服 1 次无效。请为该患者选择合理的治疗药物,并说明理由。

（二）病例解析

此患者为重度疼痛,吗啡缓释片 10mg,每 12h 口服 1 次无效,根据癌性疼痛三阶梯镇痛原则,应逐步加大使用剂量,直到有效缓解、控制疼痛,剂量的滴定可参照表 18-1-4,但需防止发生过量中毒,同时可配合三环类抗抑郁类药,如阿米替林 25～50mg,每日 2 次口服辅助治疗。密切监测疗效及不良反应,及时评估和干预。

思考题

1. 常用的治疗慢性疼痛的药物分哪几类？请每类举出 1～2 种代表药物。

2. 如何制订慢性疼痛患者的药物治疗方案？

18-3　习题

（岑丹维）

第十九章

急性中毒的药物治疗

→ **学习目标**

1. **掌握** 急性中毒治疗的基本原则;急性酒精中毒、有机磷酸酯中毒、巴比妥类药物中毒的临床表现及如何规范选择治疗药物。
2. **熟悉** 急性酒精中毒、有机磷酸酯中毒、巴比妥类药物中毒的治疗药物种类、不良反应和相互作用。
3. **了解** 急性酒精中毒、有机磷酸酯中毒、巴比妥类药物中毒的发病机制及治疗原则。

第一节　急性中毒治疗原则

19-1　课件

一、疾病概述

毒物是指在一定条件下,较小剂量就能损害机体的器官、组织,引起机体功能性或器质性病理改变的外源性物质。毒物具有以下基本特征:①对机体有一定程度的损害性,但具备损害性特征的物质并不都是毒物。②毒物的确定需经过毒理学研究。③必须能够进入机体,与机体发生有害的相互作用。具备上述三点才能称之为毒物。毒物引起的疾病称为中毒,毒物的剂量与中毒反应具有一定的相关性。而毒物能引起机体直接或间接损害作用的能力,称为毒性。

中毒可分为急性中毒、亚急性和慢性中毒。急性中毒是指毒物短时间内经皮肤、黏膜、呼吸道、消化道等途径进入人体,使机体功能受损并发生器官功能障碍。急性中毒起病急骤,症状严重,病情变化迅速,必须尽快作出诊断与急救处理。慢性中毒指毒物在不引起急性中毒的剂量下,长期反复进入机体所引起的病理学改变。亚急性中毒介于急性中毒与慢性中毒之间。本章重点讨论急性中毒的药物治疗。

　　毒物种类很多,急性中毒的方式各有不同,而且有些毒物没有特效的解毒剂,但是治疗的基本原则是相同的。

二、急性中毒治疗的基本原则

(一)中毒情况的了解

　　1.中毒基本情况的确定　在采取急救措施的同时应尽早明确中毒的时间、毒物的种类、中毒的途径,初步估计毒物的剂量以及患者中毒前后的情况。

19-2　急性中毒解救

　　2.生命体征的观测　密切观察患者的意识、体温、呼吸、脉搏、血压,尤其对于重症患者,首先应做生命体征检查。当患者失去意识时,要保持呼吸道畅通,谨防窒息;注意瞳孔的大小及对光反应;查看皮肤的温度、湿度及色泽;观察有无胸部、腹部阳性体征;大小便是否失禁;有无肌肉颤动或痉挛等以协助判断病情。

(二)急性中毒救治步骤

　　救治是否得当,关系到患者的生命安危,所以必须冷静、沉着、迅速地采取合理的急救措施。

　　1.立即中止接触毒物　要使中毒患者立即停止和毒物的接触以避免中毒加重,如一氧化碳中毒,要开窗通风或者尽快使其远离现场。如果皮肤接触毒物,要彻底清洗皮肤和清理接触过毒物的衣物。

　　2.清除进入体内已被或尚未被吸收的毒物　根据不同的毒物性质采取不同的措施。①气体中毒,需让患者脱离中毒环境,给予吸氧,并保持呼吸道畅通,必要时进行人工呼吸。②接触性中毒,如皮肤污染,应清理衣物上的毒物,并彻底清洗皮肤,若毒物种类明确可用特殊清洗液,若毒物种类不明确可用大量温清水冲洗。眼内沾染毒物必须尽快用清水冲洗至少5min。③口服中毒,如果毒物进入消化道,4～6h内可进行催吐和洗胃。催吐可以分为机械催吐(用手指、压舌板等物品刺激舌后根和咽后壁)和药物催吐(阿扑吗啡0.1mg/kg皮下注射)。但需注意昏迷、惊厥、食入腐蚀性毒物、休克、严重心脏病、消化道出血等患者禁止催吐。洗胃能彻底清除胃内容物,以阻止毒物吸收和吸附。服毒4～6h内洗胃效果最好,对深度昏迷、强腐蚀剂中毒、惊厥、休克、严重心脏病、上消化道出血等患者禁止洗胃。另外,还可选择活性炭吸附、导泻、灌肠等方法使进入肠道的毒物尽早排出,以减少毒物在肠道的吸收。

　　3.促进已吸收的毒物排出体外　大多数毒物进入机体后由肾排泄,可通过快速大量静脉补液及利尿剂呋塞米、甘露醇的应用强化利尿,还可通过改变尿液酸碱度促进毒物排泄。另外,血液净化也可达到治疗目的,即把患者血液引出体外并通过一种净化装置,清除某些致病物或毒物,常用的方法有血液透析、血液灌流、血浆置换、血液滤过,有适应证时应尽早进行。

　　4.使用特效解毒药　如果针对某些毒物有特效拮抗剂,在中毒救治中应尽早积极使用,可降低死亡率,改善预后。如纳洛酮可竞争性结合阿片受体,拮抗阿片类药物中毒;氟马西尼拮抗苯二氮䓬类药物中毒;阿托品拮抗有机磷农药中毒;硫代硫酸钠拮抗氰化物中毒;二巯基丙磺酸钠拮抗砷剂中毒;去铁胺拮抗铁中毒等。详见表19-1-1。

表 19-1-1　常用的特殊解毒剂

药物	适应证	常用用量	主要不良反应
二巯基醇	砷、汞、金、铋中毒	2～3mg/kg,肌注,4～6 次/天,疗程 7～14 天	恶心、呕吐、头痛、心跳加快
二硫丁二钠	锑、铅、汞、砷中毒	0.5g,2 次/天,肌注	头痛、恶心、四肢酸痛
依地酸钙钠	铅、锰、铜、镉中毒	0.2～0.5g,2 次/天,肌注	头晕、恶心、腹痛
青酶胺亚甲蓝	铜、汞、铅、氰化物、亚硝酸盐、甲脒类中毒,高铁血红蛋白血症	重金属解毒:0.25g,4 次/天,疗程 5～7 天;氰化物解毒:10mg/kg;亚硝酸盐解毒:1～2mg/kg,4～6h 可重复	全身发蓝,青霉素过敏禁用
硫代硫酸钠	氰化物、砷、汞、铅中毒	氰化物解毒:12.5～25g;其他解毒:0.5～1.0g	头晕、乏力
碘解磷定	有机磷酸酯类中毒	首次:轻度 0.4g,中度 0.8～1.0g,重度 1.0～1.2g	头痛、胸闷、恶心、呕吐
亚硝酸钠	氰化物中毒	6～12mg/kg	恶心、呕吐、头痛、发绀、低血压、休克、抽搐
纳洛酮	吗啡、哌替啶中毒	5～10mg	眩晕、嗜睡、出汗、感觉异常
谷胱甘肽	丙烯腈、氰化物、一氧化碳、重金属中毒	50～100mg,1～2 次/天	食欲不振、恶心、呕吐、过敏
乙酰胺	有机氟杀虫农药或灭鼠药中毒	2.5～5g,2～4 次/天,疗程 5～7 天	注射局部疼痛
乙酰半胱氨酸	对乙酰氨基酚过量	首次 140mg/kg,以后 70 mg/kg,每 4h 1 次,17 次	皮疹、恶心、哮喘、心悸、高血压
纳洛酮	急性阿片类、酒精中毒	0.4～0.8mg	肺水肿、室颤
氟马西尼	苯二氮䓬类中毒	0.3mg	焦虑、头痛、眩晕、震颤
阿托品	毛果芸香碱中毒	1～2mg(严重中毒可加大 5～10 倍),每 15～20min 重复	口干、心悸、烦躁
维生素 C	高铁血红蛋白血症	1～2g/次,6～10g/天	坏血病、腹泻(长期大量服用)
维生素 K₁	灭鼠药中毒	10～30mg/次,1～3 次/天	肌注部位疼痛

5. 对症治疗与并发症处理　由于目前绝大多数毒物急性中毒无特效解毒剂,因此尽早对症支持治疗与处理并发症就显得非常重要,包括维持稳定的生命体征,维护机体内环境稳定,保护心、脑、肺、肝、肾等重要脏器功能,防治并发症。另外,也需要做好护理,避免吸入性肺炎、深静脉血栓、压疮等情况发生。

三、病例分析

(一)病例简介

女性,42 岁,平素有焦虑病史。近日因单位减员自感压力增大,且工作不顺,自感紧张不安、坐卧不宁加重,一时冲动口服地西泮(安定)50 片,不久出现头晕、乏力、共济失调、嗜睡等,被家人紧急送往医院。

请为该患者制订药物治疗方案。

(二)病例解析

1.该患者的诊断为苯二氮䓬类药物(BZD)中毒。

2.治疗目的:清除进入体内的毒物,促进已吸收的毒物排出体外,有效解毒,维持正常生命体征和内环境稳定。

3.治疗措施:①监测血压、呼吸、心率等生命体征,保持呼吸道通畅,维持血压。②清除体内药物:洗胃,活性炭吸附,利尿治疗。③特效解毒药:氟马西尼 0.2mg 静脉注射 30s,如无反应,再给 0.3mg,如仍然无反应,则每隔 1min 给予 0.5mg,最大剂量 3mg。④对症治疗:维持水、电解质和酸碱代谢平衡,防治感染及脏器功能损伤等。

4.具体方案如下:

呋塞米 40mg iv st

氟马西尼 0.2mg iv st

5%葡萄糖注射液 500mL＋维生素 C 2.0g＋维生素 B_6 0.2g ivgtt st

5.监测疗效及不良反应,及时评估和调整用药。

19-3　BZD 中毒救治

思考题

请简述急性中毒治疗的基本原则。

19-4　习题

第二节　急性酒精中毒

19-5　课件

一、疾病概述

急性酒精中毒指的是在短时间内摄入大量酒精或含酒精饮料后出现的中枢神经系统功能紊乱状态,多表现为行为和意识的异常,严重者会出现脏器功能衰竭,甚至有生命危险。酒精对中枢神经系统具有抑制作用,症状与饮酒量和血乙醇浓度以及个人耐受性有关。小剂量的酒精可引起兴奋作用;随着血中酒精浓度的增高,作用于小脑可引起共济失调,作用于网状结构可引起昏睡和昏迷;极高浓度的酒精抑制延脑中枢引起呼吸、循环功能衰竭。

急性酒精中毒可分为轻、中、重度。轻度患者临床表现可见兴奋作用,表现为语无伦次;中度患者可出现躁狂,有攻击行为,意识不清,步态不稳,可有错觉或者幻觉;重度患者可出现较深的意识障碍,如昏睡、昏迷,神经反射减弱,体温降低,血压升高或降低,呼吸节律异常,心搏加快或减慢等。通过血清乙醇浓度测定可以明确诊断。

急性酒精中毒的治疗原则：①轻度患者居家观察，注意保暖，多饮水，可自行恢复。中重度患者需医院就诊治疗。②酌情予洗胃、催吐、导泻，促进酒精排出。③药物治疗。④当血乙醇含量＞108mmol/L，伴酸中毒或同时服用甲醇或其他可疑药物时可应用血液净化治疗。⑤对症支持治疗，纠正低血糖、脑水肿等并发症。

二、治疗药物

(一)治疗药物的分类

1.促进酒精代谢药物

(1)美他多辛：是乙醇脱氢酶激活剂，能拮抗急、慢性酒精中毒引起的乙醇脱氢酶活性下降，加速乙醇及其代谢产物乙醛和酮体经尿液排泄，能改善因酒精中毒而引起的心理行为异常。可用于中、重度酒精中毒且伴有攻击行为、情绪异常的患者。每次 0.9g，静脉滴注给药。

(2)维生素：补充维生素 B_1、维生素 B_6、维生素 C 以及适当补液有利于酒精代谢。

2.促进患者苏醒药物　纳洛酮能解除酒精中毒的神经毒性，缩短昏迷时间，促进患者苏醒。

3.镇静剂　急性酒精中毒因抑制中枢神经系统，所以应慎重使用镇静剂，在患者烦躁不安或过度兴奋，特别是有攻击行为时，可酌情肌内注射地西泮，需注意观察呼吸和血压。躁狂者首选氟哌啶醇，避免使用氯丙嗪、吗啡、苯巴比妥类镇静剂。

4.胃黏膜保护药物　质子泵抑制剂或 H_2 受体拮抗剂可常规应用于中、重度酒精中毒，特别是消化道症状明显的患者，可起到抑酸、保护胃黏膜的作用。

(二)治疗药物的不良反应

1.纳洛酮　偶见低血压、高血压、室性心动过速和纤颤、呼吸困难、肺水肿和心脏停搏等不良反应。

2.地西泮　常见头昏、嗜睡、乏力，大剂量使用可出现共济失调、震颤等，罕见皮疹、白细胞减少。

(三)治疗药物的选用

1.特效解毒剂　纳洛酮能拮抗急性酒精中毒对中枢神经系统的抑制作用，促进患者苏醒。中度中毒患者首次建议用 0.4～0.8mg 加生理盐水 10～20mL，静脉推注，必要时加量重复；重度中毒时首剂用 0.8～1.2mg 加生理盐水 20mL，静脉推注，用药 30min 后神志如果未恢复，可再重复 1 次，或 2mg 加入 5％葡萄糖注射液或生理盐水 500mL 内，以 0.4mg/h 的速度静脉滴注或微泵注入，直到神志清醒为止。

2.抗生素应用　一般而言，单纯的急性酒精中毒不需要使用抗生素，如果由于呕吐导致误吸引起肺部感染，在有明确感染的证据下，可考虑使用抗生素，应用抗生素时应避免诱发双硫仑样反应。

3.其他药物治疗　予大量快速补液，质子泵抑制剂抑酸保护胃黏膜及其他对症支持治疗。

（四）治疗药物的相互作用（见表 19-2-1）

表 19-2-1　治疗药物的相互作用

药物名称	合用药物	相互作用结果
纳洛酮	普萘洛尔	拮抗前者的作用
纳洛酮	肾上腺素	有协同效应

三、病例分析

（一）病例简介

患者，男，30 岁。在一次应酬中大量饮酒，出现话语增多、语无伦次，但仍继续饮酒，出现呕吐不止、面色苍白、大汗淋漓，随即意识不清，同事将其送到医院就诊。查体：嗜睡，T 36.5℃，P 112 次/min，R 15 次/min，BP 95/65mmHg，双肺呼吸音粗，未闻及啰音，心律齐，腹部无殊。辅助检查：血气分析 pH 7.315，PaO_2 70mmHg，$PaCO_2$ 66.6mmHg。血常规 WBC $12×10^9$/L。急诊科医生诊断为"急性酒精中毒"，给予如下药物治疗：

5％葡萄糖注射液 500mL＋维生素 C 2.0g＋维生素 B_6 0.2g ivgtt st

生理盐水 100mL＋纳洛酮 0.4mg ivgtt st

生理盐水 100mL＋奥美拉唑 40mg ivgtt st

请评价药物治疗方案是否合理。

（二）病例解析

该患者诊断为急性酒精中毒，救治目的以加速酒精代谢、促醒为主。选用纳洛酮可以有效拮抗酒精中毒，较好地解除呼吸抑制及其他中枢抑制症状，可缩短中重度酒精中毒患者苏醒时间，降低死亡率；同时加强补液能加速酒精代谢；加用奥美拉唑可保护胃黏膜。此外，需要做好防护措施：加强巡视，防止坠床跌倒；及时清理呕吐物，防止窒息。因此，该患者的药物治疗方案合理。

19-6　习题

思考题

请简述急性酒精中毒治疗药物的选用。

19-7　课件

第三节　有机磷酸酯中毒

一、疾病概述

有机磷农药大多属于有机磷酸酯，其结构近似于乙酰胆碱，进入人体内可与胆碱酯酶结合形成化学性质稳定的磷酰化胆碱酯酶，使胆碱酯酶分解乙酰胆碱的能力丧失，造成体内乙酰胆碱大量堆积，产生先兴奋、后抑制的一系列毒蕈碱样症状（M 样症状）、烟碱样症状（N 样症状）以及中枢神经系统症状。

有机磷酸酯中毒的发病时间与毒物种类、剂量、侵入途径以及机体状态（如空腹或进餐）等密切相关。口服中毒在 10min～2h 发病，吸入者在数分钟至半小时内发病，皮肤吸收者

2～6h发病。典型的中毒症状包括:呼出气大蒜味、瞳孔缩小(针尖样瞳孔)、大汗、流涎、气道分泌物增多、肌纤维颤动及意识障碍等。中枢神经系统症状早期可表现出头晕、头痛、疲乏、无力等症状,继后出现烦躁不安、谵妄、运动失调、言语不清、惊厥、抽搐,严重者可出现昏迷、中枢性呼吸循环功能衰竭等。按临床表现可分为轻度中毒、中度中毒和重度中毒。

治疗原则以脱离中毒源,清除毒物为主。应早期、足量、联合、重复使用阿托品和碘解磷定。此外要给予支持对症治疗,并积极防治各类并发症,如肺水肿、脑水肿等。

二、治疗药物

(一)治疗药物的分类

1. M受体阻断药　阿托品能阻断M胆碱能受体,对抗乙酰胆碱的毒蕈碱样作用,特别是能解除平滑肌痉挛,也可消除和减轻有机磷农药中毒的中枢神经系统症状。一般可给予1～2mg肌内注射或者静脉注射,重度中毒时可加大剂量,每15～30min重复给予1次,使用原则是早期、足量、反复用药直至阿托品化。

19-8　阿托品化与中毒

2. 胆碱酯酶复活药　能与磷酰化胆酯酶的磷酰基结合,使胆碱酯酶游离,恢复水解乙酰胆碱的能力,还能直接与有机磷酸酯类结合,以无毒的形式排出体外。

(1)氯解磷定:轻度中毒者,肌内注射0.25～0.50g;中度中毒者,肌内注射0.50～0.75g,必要时2～4h重复给药1次;重度中毒者,0.75～1.0g加入生理盐水20～40mL稀释后缓慢静注,30～60min可重复给药。可根据病情缓解程度逐步减量停药。

(2)碘解磷定:轻中度中毒可视病情给予0.5～1g静脉注射,必要时重复给药1次。重度中毒可加大剂量,1～2g缓慢静脉注射,30min后如无明显效果可重复给药,病情好转后需逐步停用药物。

(二)治疗药物的不良反应

1. 阿托品　可见便秘、出汗减少、口干、视物模糊、皮肤潮红、排尿困难、心率加快等不良反应。青光眼及前列腺增生患者禁用。大剂量使用会出现阿托品中毒,如心率加快、兴奋、躁动、谵语、惊厥,应立即停药,并用毛果芸香碱解救治疗。

2. 氯解磷定　偶见嗜睡、恶心、呕吐、眩晕、视物模糊、头痛等,如果用量过大、过快可能导致呼吸抑制,也可抑制胆碱酯酶,引起暂时性神经肌肉阻滞。

(三)治疗药物的选用

轻度中毒患者可用阿托品单药治疗,中重度中毒患者需要阿托品和胆碱酯酶复活药氯解磷定或碘解磷定联合使用。因为阿托品仅能缓解M样急性中毒症状,一旦阿托品作用消失,M样中毒症状又会出现,因此要以胆碱酯酶复活药为主,M受体阻断剂为辅。

阿托品治疗重度中毒的原则为早期足量重复给药,要达到阿托品化,但要避免出现阿托品中毒。使用胆碱酯酶复活药可以减少阿托品的使用剂量,以减少阿托品中毒的可能。对碘过敏者,可将碘解磷定换成氯解磷定。不能同时用2～3种胆碱酯酶复活药,胆碱酯酶复活药注射时注意控制剂量不可过大、注射速度不可过快,尤其是老年人、肾功能减退者,注意适当减少剂量,并减慢注射速度。

(四)治疗药物的相互作用(见表 19-3-1)

表 19-3-1　治疗药物的相互作用

药物名称	合用药物	相互作用结果
阿托品	氯解磷定	协同效应
阿托品	其他抗胆碱药	前者毒副反应增加
阿托品	金刚烷胺	前者毒副反应增加
阿托品	三环类抑抑郁类药物	前者毒副反应增加
碘解磷定	碱性溶液	生成氰化物,毒性增加
氯解磷定	碱性溶液	生成氰化物,毒性增加

思考题

请简述阿托品及氯解磷定、碘解磷定在有机磷酸酯中毒救治中的应用原则。

19-9　习题

第四节　巴比妥类药物中毒

19-10　课件

一、疾病概述

巴比妥类属于巴比妥酸的衍生物,有镇静作用,也可用作抗焦虑药、安眠药等,由于其长期使用具有成瘾性等副作用,目前在临床中多用于全身麻醉和癫痫治疗。巴比妥类药物对中枢神经系统的抑制作用有剂量-效应相关性,随着剂量增加,作用由镇静、催眠到麻醉。大剂量的巴比妥类可直接抑制延髓呼吸中枢和血管运动中枢,出现呼吸抑制和血压下降,导致呼吸循环衰竭。呼吸衰竭是急性巴比妥类药物中毒的主要死亡原因。急性巴比妥类中毒患者,中枢神经系统高度抑制,感觉迟缓,言语不清,定向力障碍至深度昏迷,多数患者体温明显下降。

治疗原则以促进毒物排出和对症支持治疗为主。可用洗胃、灌肠、导泻等方式加速药物排泄,中毒患者如出现昏迷可用尼可刹米兴奋中枢。

二、治疗药物

(一)治疗药物的分类

1.尼可刹米　可兴奋呼吸中枢和血管运动中枢。用于深度昏迷或者呼吸衰竭患者。治疗剂量为 $0.25\sim0.5g$,肌内注射或者静脉注射,必要时 $1\sim2h$ 重复用药 1 次。

2.呋塞米　通过抑制肾小管髓袢厚壁段对 NaCl 的主动重吸收,导致水、钠、氯排泄增多。可以用 $40\sim80mg$ 静脉注射,同时要充分补液以保证患者尿量在 $300\sim400mL/h$。

3.碳酸氢钠　能中和 H^+,碱化尿液,加快药物排泄,可使长效巴比妥类排泄速率加快 $3\sim5$ 倍。一般用 5% 碳酸氢钠溶液静脉滴注。

（二）治疗药物的不良反应

1.尼可刹米　不良反应较少,但大剂量应用可引起血压升高、心悸、出汗、呕吐、震颤及肌僵直,也可能出现惊厥。若出现惊厥,则立即停药并及时静脉注射苯二氮䓬类药物或小剂量的硫喷妥钠。

2.呋塞米　常见水、电解质紊乱,包括低血钠、低血钾、低血钙等,大剂量或长期应用时可致尿酸升高、血糖增高、直立性低血压、听力障碍等。

（三）治疗药物的选用

可用洗胃、灌肠、导泻等方式加速药物排泄,注意足量补液。洗胃可以用 1∶4000 高锰酸钾溶液,亦可选用等渗盐溶液。在充分补液的前提条件下,可静脉滴注 5% 碳酸氢钠或静脉滴注甘露醇或静脉注射呋塞米,并酌情使用尼可刹米兴奋中枢。

（四）治疗药物的相互作用（见表 19-4-1）

表 19-4-1　治疗药物的相互作用

药物名称	合用药物	相互作用结果
尼可刹米	其他中枢兴奋剂	产生协同作用,可引起惊厥
呋塞米	甘露醇	加重肾功能损害
呋塞米	氨基糖苷类抗生素	加重耳毒性
呋塞米	碳酸氢钠	可导致低氯性碱中毒

思考题

巴比妥类药物中毒的救治原则是什么?

19-11　习题

（梅新路　王芳）

第二十章

抗菌药物的合理使用

第一节 抗菌药物的分类与特点

20-1 课件

抗菌药物是用于治疗感染性疾病的特效药物，但是不同的致病菌和不同的感染部位需要选择不同类型的抗菌药物才能达到抗感染治疗的目的。在使用抗菌药物之前，应熟悉抗菌药物的分类、作用机制以及它们的主要不良反应。

20-2 使用现状

一、β-内酰胺类

β-内酰胺类抗菌药物有相同的中央结构，该结构由一个内酰胺环和一个噻唑烷环组成（青霉素类和碳氢霉烯类），或者由一个内酰胺环和一个双氢三嗪环组成（头孢菌素类）。连接在β-内酰胺环上的侧链决定了抗菌特性，连接在双氢三嗪环上的侧链则决定了药物代谢动力学特性。青霉素类、头孢菌素和碳氢霉烯类都是β-内酰胺类抗菌药物，都能结合并抑制青霉素结合蛋白，该酶对细菌细胞壁肽聚糖交联很重要。

1.青霉素类 青霉素类抗菌药物分为天然青霉素、氨基青霉素、耐酶青霉素、羧基类青霉素和脲基类青霉素。不同青霉素抗菌谱不同，天然青霉素抗菌谱窄，氨基青霉素抗菌谱中等,羧基/脲基类青霉素具有广谱抗菌活性。

(1)天然青霉素:代表药物为青霉素 G,可静脉给药或肌注,不可口服。半衰期短(15～30min),经肾排泄,肾功能不全患者使用时需要减量。穿透性较好,能够穿透绝大多数炎性体腔,推荐用于青霉素敏感的肺炎链球菌,也可用于治疗化脓性链球菌和草绿色葡萄球菌。

(2)氨基青霉素:代表药物为阿莫西林、氨苄西林,可以静注或肌注,也可口服。半衰期短(1h),经肾排泄,抗菌谱较天然青霉素稍广。阿莫西林口服吸收好,生物利用度约 75%,氨苄西林口服生物利用较低,约 40%,吸收不受食物的影响。氨基青霉素单用易耐药,与β-内酰胺酶抑制剂制成复合制剂,可降低耐药率,代表药物为阿莫西林克拉维酸钾和氨苄西林舒巴坦。

(3)耐酶青霉素:代表药物为苯唑西林、萘夫西林、氯唑西林/双氯西林。苯唑西林、萘夫西林须静脉给药,氯唑西林/双氯西林可口服给药。苯唑西林在肾功能不全时不需要调整剂量。氯唑西林/双氯西林口服吸收率较低,用于治疗轻度的皮肤软组织感染,不适用于严重的全身感染。苯唑西林、萘夫西林与天然青霉素抗菌谱相近,适用于革兰阳性球菌感染。

(4)羧基类青霉素和脲基类青霉素:代表药物为替卡西林和哌拉西林,半衰期短,需要一日多次静脉给药。很多国家和地区已经不出售替卡西林和哌拉西林单独制剂,需与 β-内酰胺酶抑制剂合用制成复合制剂(替卡西林-克拉维酸钾和哌拉西林-他唑巴坦)。替卡西林-克拉维酸钾和哌拉西林-他唑巴坦为超广谱抗菌药物,对革兰阴性菌产生的 β-内酰胺酶耐受性更好,与氨基糖苷类联用对铜绿假单胞菌有协同作用。

2.头孢菌素类 头孢菌素分为四代,第一代头孢菌素主要对革兰阳性球菌有效,第二代头孢菌素主要增强了对需氧和厌氧的革兰阴性菌的抗菌作用,但是对革兰阳性球菌的活性同第一代,第三代头孢菌素对革兰阴性杆菌的作用更广,但是对革兰阳性球菌的作用有限,第四代头孢菌素的抗菌谱最广,对革兰阴性杆菌和革兰阳性球菌都有效。

(1)第一代头孢菌素:静脉给药的代表药物为头孢唑啉,半衰期较青霉素长,能够穿透大部分体腔,但不能穿透血-脑屏障。口服制剂的代表药物为头孢氨苄、头孢拉定和头孢羟氨苄,这些药物口服吸收好,食物对吸收没有影响,主要经肾排泄,肾功能不全患者使用时需要根据肾功能调整剂量。第一代头孢菌素对革兰阳性球菌的抗菌活性较强,口服制剂适用于轻度软组织感染,头孢唑啉常用于外科预防用药,但不能透过血-脑屏障,因而不用于细菌性脑膜炎的治疗。

(2)第二代头孢菌素:代表药物为头孢呋辛、头孢克洛、头孢西丁、头孢替坦。主要经肾排泄,半衰期为 0.8～3.5h,能透过机体的所有体腔。对流感嗜血杆菌、奈瑟菌和黏膜炎莫拉菌的抗菌活性较上一代头孢菌素有所增强,其中头孢西丁和头孢替坦对厌氧菌有效,可应用于软组织的混合感染和盆腔炎。头孢呋辛酯是常用的口服制剂,适用于单纯尿路感染和中耳炎。

(3)第三代头孢菌素:代表药物为头孢曲松、头孢噻肟、头孢克肟等。第三代头孢菌素需静脉给药(头孢克肟除外)。除了头孢曲松主要经肝代谢外,其他都经肾排泄。这些药物的半衰期各不相同,短的 1.5h(头孢噻肟),长的 8h(头孢曲松),它们能进入机体的大部分组织,头孢曲松半衰期长,可以每日给药 1 次,其他均需每日多次给药。与第一、二代头孢菌素相比,第三代头孢菌素加强了对革兰阴性杆菌的抗菌作用,但是对绿脓杆菌无效(除头孢他啶和头孢哌酮以外),头孢他定虽然对大部分铜绿假单胞菌有很好的效果,但是对金黄色葡萄球菌活性较弱。头孢曲松、头孢噻肟适用于社区获得性肺炎和细菌性脑膜炎。头孢克肟是治疗社区获得性肺炎的二线用药,也可用于治疗细菌性咽喉炎,且有口服制剂。

(4)第四代头孢菌素:代表药物为头孢吡肟和头孢匹罗,经肾排泄,半衰期与第三代头孢菌素相近,能够很容易地穿透细菌的细胞壁和人体组织,对 β-内酰胺酶的诱导作用较弱,因此不易产生耐药菌。对革兰阳性菌和革兰阴性菌都有效,为经验治疗的常用药物,头孢吡肟对铜绿假单胞菌的效果和头孢他定相似,治疗严重的绿脓杆菌感染时给药的频率要增加到每 8h 1 次,可用于中性粒细胞减少患者出现的感染发热,是有效治疗医院感染的经验性药物。

3. 碳青霉烯类 代表药物为亚胺培南和美罗培南,经肾排泄,半衰期较短,需 1 日多次给药。碳青霉烯的 β-内酰胺环的稳定性更高,且有两性离子的特点,因此能穿透所有组织。亚胺培南易被肾脱氢肽水解酶 I 水解,西司他丁可阻断肾脱氢肽水解酶 I 对亚胺培南的快速分解,因此亚胺培南需与西司他丁以 1:1 的比例制成复合制剂。美罗培南不会被该酶显著降解,因此不需要与西司他丁联合用药,可以单独使用。

碳青霉烯类抗菌药物对所有细菌的青霉素结合蛋白都有很高的亲和力,对需氧和厌氧的革兰阳性菌和革兰阴性菌有广谱杀菌活性。亚胺培南和美罗培南常作为微生物培养结果未出时,有严重感染的重症患者的经验性抗感染用药,例如多种细菌引起的败血症和脓毒血症等。美罗培南适用于治疗脑膜炎,在脑积液中可达到治疗性血药浓度,而亚胺培南可引起癫痫大发作,因此不推荐使用。

二、大环内酯类

代表药物为红霉素、克拉霉素、阿奇霉素,口服吸收良好,一般情况下不需要静脉给药。除阿奇霉素外,大环内酯类抗菌药物均在肝代谢和清除,阿奇霉素不被肾代谢,只有少部分药物从尿液中排泄,阿奇霉素在组织内的浓度是血浆浓度的 10~100 倍,组织中平均半衰期是 2~4 天,一般情况下阿奇霉素 5 天 1 个治疗疗程,疗程结束后,阿奇霉素的治疗水平仍可持续 5 天。

大环内酯类药物对大多数革兰阳性菌和革兰阴性菌有极好的抗菌活性,因此是社区获得性肺炎的推荐用药。但随着肺炎链球菌对大环内酯类的耐药性逐步上升,在部分地区,大环内酯类已不作为社区获得性肺炎的首选用药。另外,大环内酯类也是治疗肺炎支原体和肺炎衣原体相关的非典型肺炎的主要抗菌药物。

大环内酯类抗菌药物属于比较安全的药物,主要的不良反应是药物对肠道运动功能的刺激,可以引起腹部痛性痉挛、恶心呕吐、腹泻和胃酸分泌过多,这些症状都是剂量相关性的,且更多见于口服制剂,也可发生在静脉给药之后,停止给药后会减弱。除胃肠道毒性外,患者用药后还可能出现眼球运动调节困难,引起视物模糊或复视;可能加重重症肌无力患者的临床症状;可能延长 Q-T 间期,红霉素偶可引起室性心动过速。

三、喹诺酮类

代表药物为环丙沙星、左氧氟沙星、莫西沙星等,口服吸收率高,不宜口服患者可选择静脉给药。环丙沙星、左氧氟沙星主要从肾排泄,莫西沙星部分由肝代谢。所有的喹诺酮类药物都有相似的组织渗透性,在前列腺、粪便、胆汁和肺中均有较高浓度。

环丙沙星是喹诺酮类中对铜绿假单胞菌最有效的抗菌药物,是治疗泌尿道感染的主要抗菌药物之一。因其在前列腺中的浓度较高,也被推荐用于治疗前列腺炎,当发生头孢菌素过敏时,它还可替代头孢曲松治疗淋菌性尿道炎。

喹诺酮类抗菌药物是社区获得性肺炎的一线治疗药物(无基础疾病患者不需要住院时),由于莫西沙星、加替沙星和吉米沙星的不良反应更加严重,故一般首选左氧氟沙星用于治疗社区获得性肺炎。

四、其他类

1. 甲硝唑 甲硝唑口服吸收快速、完全,也可静脉给药,在体内所有体液中都可以达到治疗浓度,包括脑积液,因此可以用于治疗脑脓肿。甲硝唑还可用于滴虫性阴道炎的治疗,局部给药和口服给药都有效,也可治疗幽门螺杆菌、阿米巴脓肿和贾第虫病。甲硝唑对大多数厌氧菌有效,而对需氧菌没有抗菌活性,所以通常与头孢菌素类联合使用,以便覆盖需氧菌。

2. 万古霉素 万古霉素是糖肽类复合物,主要作用于革兰阳性菌的细胞壁,也可以干扰RNA 的合成,快速杀死繁殖期细菌,使用后有 2h 的抗生素后效应。万古霉素半衰期 4～6h,由肾排泄,对于无尿的患者,其半衰期延长到 7～9h。该药可以进入大多数组织,但在没有炎症的情况下,不能通过血-脑屏障,在炎症存在时,如在脑膜炎患者的脑积液中,是可以达到治疗浓度的。万古霉素可用于治疗耐甲氧西林金黄色葡萄球菌(MRSA)所致的败血症和细菌性心内膜炎,对于耐青霉素的肺炎链球菌也有很好的抗菌活性,故推荐用于经验性治疗肺炎链球菌所致脑膜炎。该药还被大量用于治疗粪肠球菌和屎肠球菌所致的感染,然而伴随着耐药菌株的大量增加,也为上述感染的治疗带来重大挑战。万古霉素最常见的副作用是"红人综合征",在快速输注时最常发生,患者表现为脸、颈及上胸部发红,这种反应被认为是继发于局部高渗透压的组胺突然释放引起的,并不是真正的过敏,当缓慢输注超过 1h,通常不会发生这种反应,因此万古霉素输注时间不应小于 1h。

3. 利奈唑胺 利奈唑胺口服吸收良好,口服后 1～2h 内可达到血浆峰浓度,食物可减慢其吸收速率,也可通过静脉给药。利奈唑胺能很好地渗入所有组织间隙,包括脑脊液。利奈唑胺仅对革兰阳性菌有抗菌活性,对耐万古霉素的屎肠球菌和粪肠球菌(VRE)都有较强的抗菌活性,因此主要用于 VRE 的治疗。利奈唑胺可引起血小板减少,治疗后可好转,对于接受利奈唑胺治疗 2～3 周的患者要监测血小板计数。

20-3 常见不良反应   20-4 不良反应防治

四、案例分析

(一)案例一

1. 病例简介

患者,男性,29 岁。临床诊断为头外伤,预防性给予左氧氟沙星氯化钠注射液 500mg,每日 1 次,静脉滴注。

请判断用药是否合理。

2.病例解析

头外伤后发生的感染,致病菌为金黄色葡萄球菌可能性大,预防用药时应覆盖金黄色葡萄球菌,左氧氟沙星为广谱抗菌药,广泛使用易诱导耐药,不适用于预防感染,建议选择头孢呋辛或头孢唑林。

(二)案例二

1.病例简介

患者,男性,68岁。肺部感染,痰培养结果为肺炎克雷伯菌,对头孢曲松敏感,给予复方氯化钠注射液 250mL＋注射用头孢曲松钠 1g,每 8h 1 次,静脉滴注。

请判断用药是否合理。

2.病例解析

(1)头孢曲松不能加入含钙的溶液中,而复方氯化钠注射液含有钙离子,与头孢曲松合用会导致严重不良反应。

(2)头孢曲松半衰期约 8h,可每日给药 1 次,因此每 8h 给药频率不合理。

20-5　习题

思考题

1.开具抗菌药物处方前,医生应该掌握哪些抗菌药物的知识?

2.请归纳总结各类抗菌药物的不良反应。

20-6　课件

第二节　抗菌药物的治疗性应用

感染性疾病是人体各系统最常见的疾病。抗菌药物在治疗感染性疾病、挽救患者生命及保障公共卫生安全中发挥了重要作用。但是,目前全球范围内都存在不合理应用抗菌药物的问题,不仅导致发生频繁药物不良反应,而且同时引发细菌

20-7　超级细菌

20-8　基本原则总论

耐药问题日益突出,使抗菌药物逐步失效,并可能导致出现无药可治的多重耐药菌。细菌耐药已经成为全球公共卫生领域面临的一项重大挑战。合理应用抗菌药物是提高疗效、降低不良反应发生率以及减少或延缓细菌耐药发生的关键。抗菌药物临床应用是否合理,基于以下两方面:有无抗菌药物应用指征;选用的品种及给药方案是否适宜。

一、抗菌药物治疗性应用基本原则

(一)诊断为细菌性感染者方可应用抗菌药物

根据患者的症状、体征、实验室检查或放射、超声等影像学检查结果,诊断为细菌、真菌感染者方可应用抗菌药物;由结核分枝杆菌、非结核分枝杆菌、支原体、衣原体、螺旋体、立克次体及部分原虫等病原微生物所致的感染亦可应用抗菌药物。缺乏细菌及上述病原微生物感染的临床或实验室证据,诊断不能成立者,以及病毒性感染者,均无应用抗菌药物指征。

（二）尽早查明感染病原，根据病原种类及药物敏感试验结果选用抗菌药物

抗菌药物品种的选用，原则上应根据病原菌种类及病原菌对抗菌药物敏感性，即细菌药物敏感试验（以下简称药敏试验）的结果而定。因此有条件的医疗机构，对临床诊断为细菌性感染的患者应在开始抗菌治疗前，及时留取相应合格标本（尤其血液等无菌部位标本）送病原学检测，以尽早明确病原菌和药敏试验结果，据此调整抗菌药物治疗方案。

（三）抗菌药物的经验治疗

对于临床诊断为细菌性感染的患者，在未获知细菌培养及药敏试验结果前，或无法获取培养标本时，可根据患者的感染部位、基础疾病、发病情况、发病场所、既往抗菌药物应用史及其治疗反应等推测可能的病原体，并结合当地细菌耐药监测数据，先给予抗菌药物经验治疗。待获知病原学检测及药敏试验结果后，结合先前的治疗反应调整用药方案；对培养结果阴性的患者，应根据经验治疗效果和患者情况采取进一步诊疗措施。

（四）按照药物的抗菌作用及其体内过程特点选择用药

各种抗菌药物的药效学和药动学特点不同，因此各有不同的临床适应证。医生应根据各种抗菌药物的药学特点，按临床适应证正确选用抗菌药物。

（五）综合患者病情、病原菌种类及抗菌药物特点制订抗菌治疗方案

根据病原菌、感染部位、感染严重程度和患者的生理、病理情况及抗菌药物药效学和药动学证据制订抗菌治疗方案，包括抗菌药物的品种、剂量、给药次数、给药途径、疗程及联合用药等。在制订治疗方案时应遵循下列原则。

1. 品种选择　根据病原菌种类及药敏试验结果尽可能选择针对性强、窄谱、安全、价格适当的抗菌药物。进行经验治疗时应根据可能感染的病原菌及当地耐药状况选用抗菌药物。

2. 给药剂量　一般按各种抗菌药物的治疗剂量范围给药。治疗重症感染（如败血症、感染性心内膜炎）和抗菌药物不易达到部位的感染（如中枢神经系统感染），抗菌药物剂量宜较大（治疗剂量范围高限）；而治疗普通非重症感染，如单纯性下尿路感染时，由于多数药物尿药浓度远高于血药浓度，则可应用较小剂量（治疗剂量范围低限）。

3. 给药途径　对于轻、中度感染的大多数患者，应予口服治疗，选取口服吸收良好的抗菌药物，不必采用静脉或肌内注射给药。仅在下列情况下可先予以注射给药：①不能口服或不能耐受口服给药的患者（如吞咽困难者）；②患者存在明显可能影响口服药物吸收的情况（如呕吐、严重腹泻、胃肠道病变或肠道吸收功能障碍）；③所选药物有合适抗菌谱，但无口服剂型；④需在感染组织或体液中迅速达到高药物浓度以达杀菌作用者（如感染性心内膜炎、化脓性脑膜炎）；⑤感染严重、病情进展迅速，需给予紧急治疗的情况（如败血症、重症肺炎）；⑥患者对口服治疗的依从性差。肌内注射给药时难以使用较大剂量，其吸收也受药动学等众多因素影响，因此只适用于不能口服给药的轻、中度感染者，不宜用于重症感染者。接受注射用药的感染患者经初始治疗病情好转并能口服时，应及早转为口服给药。

抗菌药物的局部应用应尽量避免：如皮肤黏膜局部应用抗菌药物后，很少被吸收，在感染部位不能达到有效浓度，反而易导致耐药菌产生，因此治疗全身性感染或脏器感染时应避免局部应用抗菌药物。抗菌药物的局部应用只限于少数情况：①全身给药后在感染部位难以达到有效治疗浓度时加用局部给药作为辅助治疗（如治疗中枢神经系统感染时某些药物需同时鞘内给药，包裹性厚壁脓肿脓腔内注入抗菌药物）；②眼部及耳部感染的局部用药；

③某些皮肤表层及口腔、阴道等黏膜表面的感染可采用抗菌药物局部应用或外用,但应避免将主要供全身应用的品种作局部用药。局部用药宜采用刺激性小、不易吸收、不易导致耐药性和过敏反应的抗菌药物。青霉素类、头孢菌素类等较易产生过敏反应的药物不可局部应用。氨基糖苷类等耳毒性药不可局部滴耳。

4. 给药次数　为保证药物在体内能发挥最大药效,杀灭感染灶病原菌,应根据药动学和药效学相结合的原则决定给药次数。青霉素类、头孢菌素类和其他 β-内酰胺类、红霉素、克林霉素等时间依赖性抗菌药,应 1 日多次给药。氟喹诺酮类和氨基糖苷类等浓度依赖性抗菌药可 1 日给药 1 次。

5. 疗程　抗菌药物疗程因感染不同而异,一般宜用至体温正常、症状消退后 72～96h,有局部病灶者需用药至感染灶控制或完全消散。但败血症、感染性心内膜炎、化脓性脑膜炎、伤寒、骨髓炎、B组链球菌咽炎和扁桃体炎、侵袭性真菌病、结核病等需较长的疗程方能彻底治愈,并减少或防止复发。

6. 抗菌药物的联合应用　单一药物可有效治疗的感染不需联合用药,仅在下列情况时有联合用药指征:

(1)病原菌尚未查明的严重感染,包括免疫缺陷者的严重感染。

(2)单一抗菌药物不能控制的严重感染,需氧菌及厌氧菌混合感染,2 种及 2 种以上病原菌感染,以及多重耐药菌或泛耐药菌感染。如烧伤患者因铜绿假单胞菌引起的败血症(铜绿假单胞菌易产生耐药)。

(3)需长疗程治疗,但病原菌易对某些抗菌药物产生耐药性的感染,如某些侵袭性真菌病;或病原菌含有不同生长特点的菌群,需不同抗菌机制的药物联合使用,如结核和非结核分枝杆菌。

(4)毒性较大的抗菌药物,联合用药时剂量可适当减少,但需有临床资料证明其同样有效。如两性霉素 B 与氟胞嘧啶联合治疗隐球菌脑膜炎时,前者的剂量可适当减少,以减少其不良反应。

联合用药时宜选用具有协同或相加作用的药物,如青霉素类、头孢菌素类或其他 β-内酰胺类与氨基糖苷类联合。联合用药通常采用 2 种药物联合,3 种及 3 种以上药物联合仅适用于个别情况,如结核病的治疗。此外,必须注意联合用药后药物不良反应亦可能增多。

20-9　应用原则(一)　　　20-10　应用原则(二)

三、案例分析

(一)案例一

1. 病例简介

患者,男,19 岁。因手外伤(开放)就诊,医师清创后,予头孢克肟胶囊 100mg,每日 2 次,口服。

请审核用药的适宜性。

2.病例解析

头孢克肟为第三代头孢菌素,其抗菌谱为革兰阴性杆菌和链球菌,对葡萄球菌几乎无作用。开放性手外伤多为葡萄球菌等革兰阳性菌感染,因此选择针对革兰阴性菌的第三代头孢不合理。

(二)案例二

1.病例简介

患者,女,50岁。因慢性支气管炎急性发作予 0.9%氯化钠注射液 100mL＋哌拉西林他唑巴坦钠 4.5g,每日 1 次,静脉输注。

请审核用药的适宜性。

20-11　习题

2.病例解析

哌拉西林他唑巴坦钠应为 4.5g,每 8h 1 次,静脉输注。每日 1 次的用法不但无法达到既定的抗感染目的,还会诱导耐药。

思考题

抗菌药物治疗性使用的基本原则是什么?

20-12　课件

第三节　抗菌药物的预防性应用

抗菌药物的预防性应用涉及临床各科,合理的预防性应用,有助于降低高危患者的感染率以及提高外科手术的成功率,降低手术患者的死亡率、住院时间、住院费用等。

一、非手术患者抗菌药物的预防性应用

(一)预防用药目的

预防特定病原菌所致的或特定人群可能发生的感染,包括:①已经感染但尚处在潜伏期,试图阻止其发病;②避免原有感染如风湿热的复发;③与结核病带菌者、易感病原体携带者(如甲型流感)密切接触;④其他高危人群等。

(二)预防用药基本原则

1.用于尚无细菌感染征象但暴露于致病菌感染的高危人群。

2.预防用药适应证和抗菌药物选择应基于循证医学证据。

3.应针对 1 种或 2 种最可能细菌的感染进行预防用药,不宜盲目地选用广谱抗菌药或多药联合预防多种细菌多部位感染。

4.应限于针对某一段特定时间内可能发生的感染,而非任何时间可能发生的感染。

5.应积极纠正导致感染风险增加的原发疾病或基础状况。可以治愈或纠正者,预防用药价值较大;原发疾病不能治愈或纠正者,药物预防效果有限,应权衡利弊决定是否预防用药。

6.以下情况原则上不应预防使用抗菌药物:普通感冒、麻疹、水痘等病毒性疾病;昏迷、休克、中毒、心力衰竭、肿瘤、应用肾上腺皮质激素等患者;留置导尿管、留置深静脉导管以及建立人工气道(包括气管插管或气管切口)患者。

(三)对某些细菌性感染的预防用药指征

严重中性粒细胞缺乏(中性粒细胞≤$0.1×10^9$/L)持续时间超过 7 天的高危患者和实体器官移植及造血干细胞移植的患者,在某些情况下有预防用抗菌药物的指征。

二、围手术期抗菌药物的预防性应用

(一)预防用药目的

主要是预防手术部位感染,包括浅表切口感染、深部切口感染和手术所涉及的器官/腔隙感染,但不包括与手术无直接关系的、术后可能发生的其他部位感染。

(二)预防用药原则

围手术期抗菌药物预防用药,应根据手术切口类别(见表 20-3-1)、手术创伤程度、可能的污染细菌种类、手术持续时间、感染发生机会和后果严重程度、抗菌药物预防效果的循证医学证据、对细菌耐药性的影响和经济学评估等因素,综合考虑决定是否预防用抗菌药物。但必须说明,抗菌药物的预防性应用并不能代替严格的消毒、灭菌技术和精细的无菌操作,也不能代替术中保温和血糖控制等其他预防措施。

1. 清洁手术(Ⅰ类切口):手术部位无污染,通常不需预防用抗菌药物。但在手术涉及重要脏器或存在异物植入,以及有感染高危因素的患者可以考虑预防性用药。

2. 清洁-污染手术(Ⅱ类切口):手术部位存在大量人体寄殖菌群,手术时可能污染手术部位引致感染,故此类手术通常需预防用抗菌药物。

3. 污染手术(Ⅲ类切口):已造成手术部位严重污染的手术。此类手术需预防用抗菌药物。

4. 污秽-感染手术(Ⅳ类切口):在手术前即已开始治疗性应用抗菌药物,术中、术后继续使用,此不属预防应用范畴。

表 20-3-1　手术切口类别

手术切口类别	定　　义
Ⅰ类切口 (清洁手术)	手术不涉及炎症区,不涉及呼吸道、消化道、泌尿生殖道等人体与外界相通的器官
Ⅱ类切口 (清洁-污染手术)	上、下呼吸道,上、下消化道,泌尿生殖道手术,或经以上器官的手术,如经口咽部手术、胆道手术、子宫全切除术、经直肠前列腺手术,以及开放性骨折或创伤手术等
Ⅲ类切口 (污染手术)	造成手术部位严重污染的手术,包括:手术涉及急性炎症但未化脓区域;胃肠道内容物有明显溢出污染;新鲜开放性创伤但未经及时扩创
Ⅳ类切口 (污秽-感染手术)	有失活组织的陈旧创伤手术;已有临床感染或脏器穿孔的手术

(三)抗菌药物品种选择

1. 根据手术切口类别、可能的污染菌种类及其对抗菌药物的敏感性、药物能否在手术部位达到有效浓度等综合考虑。

2. 选用对可能的污染菌针对性强、有充分的预防有效的循证医学证据、安全、使用方便及价格适当的品种。

3.应尽量选择单一抗菌药物预防用药,避免不必要的联合使用。

4.头孢菌素过敏者,针对革兰阳性菌可用万古霉素、去甲万古霉素、克林霉素;针对革兰阴性杆菌可用氨曲南、磷霉素或氨基糖苷类药物。

5.对某些手术部位感染会引起严重后果者,如心脏人工瓣膜置换术、人工关节置换术等,若术前发现有耐甲氧西林金黄色葡萄球菌(MRSA)定植的可能,可选用万古霉素、去甲万古霉素预防感染,但应严格控制用药维持时间。

6.不应随意选用广谱抗菌药物作为围手术期预防用药。

7.常见围手术期预防用抗菌药物的品种选择,见表 20-3-2。

表 20-3-2 抗菌药物在围手术期预防应用的品种选择①②

手术名称	切口类别	可能的污染菌	抗菌药物选择
脑外科手术(清洁,无植入物)	I	金黄色葡萄球菌,凝固酶阴性葡萄球菌	第一、二代头孢菌素③,MRSA 感染高发医疗机构的高危患者可用(去甲)万古霉素
脑外科手术(经鼻窦、鼻腔、口咽部手术)	II	金黄色葡萄球菌,链球菌属,口咽部厌氧菌(如消化链球菌)	第一、二代头孢菌素③±⑤甲硝唑,或克林霉素+庆大霉素
脑脊液分流术	I	金黄色葡萄球菌,凝固酶阴性葡萄球菌	第一、二代头孢菌素③,MRSA 感染高发医疗机构的高危患者可用(去甲)万古霉素
脊髓手术	I	金黄色葡萄球菌,凝固酶阴性葡萄球菌	第一、二代头孢菌素③
眼科手术(如白内障、青光眼或角膜移植、泪囊手术、眼穿通伤)	I、II	金黄色葡萄球菌,凝固酶阴性葡萄球菌	局部应用妥布霉素或左氧氟沙星等
头颈部手术(恶性肿瘤,不经口咽部黏膜)	I	金黄色葡萄球菌,凝固酶阴性葡萄球菌	第一、二代头孢菌素③
头颈部手术(经口咽部黏膜)	II	金黄色葡萄球菌,链球菌属,口咽部厌氧菌(如消化链球菌)	第一、二代头孢菌素③±⑤甲硝唑,或克林霉素+庆大霉素
颌面外科(下颌骨折切开复位或内固定,面部整形术有移植物手术,正颌手术)	I	金黄色葡萄球菌,凝固酶阴性葡萄球菌	第一、二代头孢菌素③
耳鼻喉科(复杂性鼻中隔鼻成形术,包括移植)	II	金黄色葡萄球菌,凝固酶阴性葡萄球菌	第一、二代头孢菌素③

续表

手术名称	切口类别	可能的污染菌	抗菌药物选择
乳腺手术（乳腺癌、乳房成形术，有植入物如乳房重建术）	I	金黄色葡萄球菌,凝固酶阴性葡萄球菌,链球菌属	第一、二代头孢菌素③
胸外科手术（食管、肺）	II	金黄色葡萄球菌,凝固酶阴性葡萄球菌,肺炎链球菌,革兰阴性杆菌	第一、二代头孢菌素③
心血管手术（腹主动脉重建、下肢手术切口涉及腹股沟、任何血管手术植入人工假体或异物、心脏手术、安装永久性心脏起搏器）	I	金黄色葡萄球菌,凝固酶阴性葡萄球菌	第一、二代头孢菌素③,MRSA感染高发医疗机构的高危患者可用(去甲)万古霉素
肝、胆系统及胰腺手术	II、III	革兰阴性杆菌,厌氧菌（如脆弱拟杆菌）	第一、二代头孢菌素或头孢曲松③±⑤甲硝唑,或头霉素类
胃、十二指肠、小肠手术	II、III	革兰阴性杆菌,链球菌属,口咽部厌氧菌（如消化链球菌）	第一、二代头孢菌素③,或头霉素类
结肠、直肠、阑尾手术	II、III	革兰阴性杆菌,厌氧菌（如脆弱拟杆菌）	第一、二代头孢菌素③±⑤甲硝唑,或头霉素类,或头孢曲松±⑤甲硝唑
经直肠前列腺活检	II	革兰阴性杆菌	氟喹诺酮类④
泌尿外科手术:进入泌尿道或经阴道的手术(经尿道膀胱肿瘤或前列腺切除术、异体植入或取出,切开造口、支架的植入或取出)和经皮肾镜手术	II	革兰阴性杆菌	第一、二代头孢菌素③,或氟喹诺酮类④
泌尿外科手术:涉及肠道的手术	II	革兰阴性杆菌,厌氧菌	第一、二代头孢菌素③,或氨基糖苷类＋甲硝唑
有假体植入的泌尿系统手术	II	葡萄球菌属,革兰阴性杆菌	第一、二代头孢菌素③＋氨基糖苷类,或万古霉素
经阴道或经腹腔子宫切除术	II	革兰阴性杆菌,肠球菌属,B组链球菌,厌氧菌	第一、二代头孢菌素(经阴道手术加用甲硝唑)③,或头霉素类
腹腔镜子宫肌瘤剔除术（使用举宫器）	II	革兰阴性杆菌,肠球菌属,B组链球菌,厌氧菌	第一、二代头孢菌素③±⑤甲硝唑,或头霉素类

续表

手术名称	切口类别	可能的污染菌	抗菌药物选择
羊膜早破或剖宫产术	Ⅱ	革兰阴性杆菌,肠球菌属,B组链球菌,厌氧菌	第一、二代头孢菌素③ ±⑤ 甲硝唑
人工流产(刮宫术、引产术)	Ⅱ	革兰阴性杆菌,肠球菌属,链球菌,厌氧菌(如脆弱拟杆菌)	第一、二代头孢菌素③ ±⑤ 甲硝唑,或多西环素
会阴撕裂修补术	Ⅱ、Ⅲ	革兰阴性杆菌,肠球菌属,链球菌属,厌氧菌(如脆弱拟杆菌)	第一、二代头孢菌素③ ±⑤ 甲硝唑
皮瓣转移术(游离或带蒂)或植皮术	Ⅱ	金黄色葡萄球菌,凝固酶阴性葡萄球菌,链球菌属,革兰阴性菌	第一、二代头孢菌素③
关节置换成形术、截骨、骨内固定术、腔隙植骨术(应用或不用植入物、内固定物)	Ⅰ	金黄色葡萄球菌,凝固酶阴性葡萄球菌,链球菌属	第一、二代头孢菌素③,MRSA感染高发医疗机构的高危患者可用(去甲)万古霉素
外固定架植入术	Ⅱ	金黄色葡萄球菌,凝固酶阴性葡萄球菌,链球菌属	第一、二代头孢菌素③
截肢术	Ⅰ、Ⅱ	金黄色葡萄球菌,凝固酶阴性葡萄球菌,链球菌属,革兰阴性菌,厌氧菌	第一、二代头孢菌素③ ±⑤ 甲硝唑
开放骨折内固定术	Ⅱ	金黄色葡萄球菌,凝固酶阴性葡萄球菌,链球菌属,革兰阴性菌,厌氧菌	第一、二代头孢菌素③ ±⑤ 甲硝唑

注:①所有清洁手术通常不需要预防用药,仅在有前述特定指征时使用。

②胃十二指肠手术、肝胆系统手术、结肠和直肠手术、阑尾手术、Ⅱ或Ⅲ类切口的妇产科手术,如果患者对β-内酰胺类抗菌药物过敏,可用克林素霉＋氨基糖苷类,或氨基糖苷类＋甲硝唑。

③有循证医学证据的第一代头孢菌素主要为头孢唑啉,第二代头孢菌素主要为头孢呋辛。

④我国大肠埃希菌对氟喹诺酮类耐药率高,预防应用需严加限制。

⑤表中"±"是指两种或两种以上药物可联合应用,或可不联合应用。

(四)给药方案

1.给药方法:给药途径大部分为静脉输注,仅有少数为口服给药。

静脉输注应在皮肤、黏膜切开前 0.5～1h 内或麻醉开始时给药,在输注完毕后开始手术。万古霉素或氟喹诺酮类等由于需输注较长时间,应在手术前 1～2h 开始给药。

2.预防用药维持时间:抗菌药物的有效覆盖时间应包括整个手术过程。手术时间较短(<2h)的清洁手术术前给药 1 次即可。如手术时间超过 3h 或超过所用药物半衰期的 2 倍以上,或成人出血量超过 1500mL,术中应追加 1 次。清洁手术的预防用药时间不超过 24h,

心脏手术可视情况延长至 48h。清洁-污染手术和污染手术的预防用药时间亦为 24h,污染手术必要时延长至 48h。过度延长用药时间并不能进一步提高预防效果,且预防用药时间超过 48h,耐药菌感染机会增加。

三、案例分析

(一)案例一

1.病例简介

患者,男,59 岁。无高血压、冠心病、糖尿病病史,因腹股沟疝手术预防性使用抗菌药物:0.9%氯化钠注射液 100mL＋头孢呋辛 1.5g,静脉滴注,每日 2 次,术前 24h 使用,术后48h 停用。

请审核用药的适宜性。

2.病例解析

腹股沟疝手术为清洁手术,该患者为非高风险患者,无预防性使用抗菌药物指征,故该案例抗菌药物使用不合理。

(二)案例二

1.病例简介

患者,男,65 岁。无基础疾病,因行髋关节置换手术预防性使用抗菌药物:0.9%氯化钠注射液 100mL＋头孢他啶 1g,静脉滴注,每日 2 次,术前 30min 开始输注,术后 72h 停用。

请审核用药的适宜性。

2.用药分析

(1)髋关节置换手术为清洁手术,但手术时间长,且有植入物,因此有预防使用抗菌药物指征。可能污染菌主要有金黄色葡萄球菌、链球菌等,应选择第一、二代头孢菌素,若存在耐药菌,可选择万古霉素,选择头孢他啶不适宜。

(2)清洁手术预防用药时间不得超过 24h,术后 72h 停药不适宜,故该案例抗菌药物使用不合理。

20-13　习题

> **思考题**
>
> 1.围手术期抗菌药物预防性使用的基本原则是什么?
> 2.简述手术切口分类及感染风险。

第四节　抗菌药物的分级管理

20-14　课件

一、抗菌药物分级标准

抗菌药物临床应用的分级管理是抗菌药物合理使用的核心策略,有助于减少抗菌药物过度使用,遏制细菌耐药性上升趋势。根据安全性、疗效、细菌耐药性、价格等因素,将抗菌药物分为三级:非限制使用级、限制使用级与特殊使用级。

1.非限制使用级抗菌药物是指经长期临床应用证明安全、有效,对细菌耐药性影响较小,价格相对较低的抗菌药物。

2.限制使用级抗菌药物是指经长期临床应用证明安全、有效,对细菌耐药性影响较大,或者价格相对较高的抗菌药物。

3.特殊使用级抗菌药物是指具有以下情形之一的抗菌药物:

(1)具有明显或者严重不良反应,不宜随意使用的抗菌药物;

(2)需要严格控制使用,避免细菌过快产生耐药的抗菌药物;

(3)疗效、安全性方面的临床资料较少的抗菌药物;

(4)价格昂贵的抗菌药物。

抗菌药物分级管理目录由各省级卫生行政部门制定,报国家卫生健康委备案。

二、处方权限管理

具有高级专业技术职务任职资格的医师,可授予特殊使用级抗菌药物处方权;具有中级以上专业技术职务任职资格的医师,可授予限制使用级抗菌药物处方权;具有初级专业技术职务任职资格的医师,在乡、民族乡、镇、村的医疗机构独立从事一般执业活动的执业助理医师以及乡村医生,可授予非限制使用级抗菌药物处方权。药师经培训并考核合格后,方可获得抗菌药物调剂资格。

二级以上医院应当定期对医师和药师进行抗菌药物临床应用知识和规范化管理的培训。医师经本机构培训并考核合格后,方可获得相应的处方权。

其他医疗机构依法享有处方权的医师、乡村医生和从事处方调剂工作的药师,由县级以上地方卫生行政部门组织相关培训、考核。经考核合格的,授予相应的抗菌药物处方权或者抗菌药物调剂资格。

因抢救生命垂危的患者等紧急情况,医师可以越级使用抗菌药物。越级使用抗菌药物应当详细记录用药指征,并应当于24h内补办越级使用抗菌药物的必要手续。

20-15 习题

思考题

找5~8个常用抗生素药物,指出它们的抗菌药物级别。

(邵静萍)

第二十一章

糖皮质激素类药物的合理使用

一、药物概述

糖皮质激素类药物(以下简称糖皮质激素),又名"肾上腺皮质激素",是由肾上腺皮质分泌的一类甾体激素,也可由化学方法人工合成。糖皮质激素是机体内极为重要的一类调节分子,对机体的发育、

21-1 课件

生长、代谢以及免疫功能等起着重要调节作用,具有抗炎、抗毒、抗过敏、抗休克、非特异性抑制免疫及退热等多种作用,可以防止免疫性炎症反应和病理性免疫反应的发生,对任何类型的变态反应性疾病几乎都有效,是机体应激反应最重要的调节激素,特别是在紧急或危重情况下,糖皮质激素往往为首选,在临床中广泛应用。但是糖皮质激素的使用是一把双刃剑,其不良反应也可能会影响到患者的健康,不容忽视。

二、药物治疗

(一)治疗药物的分类

1. 按作用时间分类 根据半衰期不同可分为短效、中效与长效三类。短效药物如氢化可的松和可的松,作用时间多在

21-2 药物生理效应

21-3 应用与不良反应

8～12h;中效药物如泼尼松、泼尼松龙、甲泼尼龙,作用时间多在 12～36h;长效药物如地塞米松、倍他米松,作用时间多在 36～54h。

2. 按给药途径分类 可分为口服(地塞米松片)、注射(氢化可的松)、局部外用(比如皮

肤用药软膏或乳膏剂型、眼部用药）或吸入（如布地奈德吸入剂）。

　　常用的糖皮质激素类药物见表 21-1-1。呼吸科常用的吸入型糖皮质激素类药物见表 21-1-2。皮肤科常用的外用糖皮质激素类药物见表 21-1-3。眼科局部常用的糖皮质激素类药物见表 21-1-4。

表 21-1-1　常用糖皮质激素类药物比较

类别	药物	对糖皮质激素受体的亲和力	水盐代谢作用（比值）	糖代谢作用（比值）	抗炎作用（比值）	等效剂量（mg）	血浆半衰期（min）	作用持续时间（h）
短效	氢化可的松	1.00	1.0	1.0	1.0	20.00	90	8～12
	可的松	0.01	0.8	0.8	0.8	25.00	30	8～12
中效	泼尼松	0.05	0.8	4.0	3.5	5.00	60	12～36
	泼尼松龙	2.20	0.8	4.0	4.0	5.00	200	12～36
	甲泼尼龙	11.90	0.5	5.0	5.0	4.00	180	12～36
	曲安西龙	1.90	0	5.0	5.0	4.00	＞200	12～36
长效	地塞米松	7.10	0	20.0～30.0	30.0	0.75	100～300	36～54
	倍他米松	5.40	0	20.0～30.0	25.0～35.0	0.60	100～300	36～54

　　注：表中对糖皮质激素受体的亲和力、水盐代谢、糖代谢、抗炎作用的比值均以氢化可的松为 1 计；等效剂量以氢化可的松为标准计

表 21-1-2　呼吸科常用吸入型糖皮质激素类药物的每日剂量（μg）

药物	低剂量	中剂量	高剂量
二丙酸倍氯米松	200～500	500～1000	1000～2000
布地奈德	200～400	400～800	800～1600
丙酸氟替卡松	100～250	250～500	500～1000
环索奈德	80～160	160～320	320～1280

表 21-1-3　皮肤科常用外用糖皮质激素类药物

作用强度	药物名称	常用浓度（%）
弱效	醋酸氢化可的松	1.0
	醋酸甲泼尼龙	0.25
中效	醋酸泼尼松龙	0.5
	醋酸地塞米松	0.05
	丁酸氯倍他松	0.05
	曲安奈德	0.025～0.1
	丁酸氢化可的松	1.0
	醋酸氟氢可的松	0.025
	氟氢松	0.01

续表

作用强度	药物名称	常用浓度(%)
强效	丙酸倍氯米松	0.025
	糠酸莫米松	0.1
	氟氢松	0.025
	氯氟舒松	0.025
	戊酸倍他米松	0.05
超强效	丙酸氯倍他索	0.02~0.05
	氯氟舒松	0.1
	戊酸倍他米松	0.1
	卤美他松	0.05
	双醋二氟松	0.05

注:表中糖皮质激素类药物大多为乳膏或软膏剂型,少数为溶液剂或硬膏剂型

表 21-1-4　眼科局部常用糖皮质激素类药物

药物名称	常用浓度(%)	
	滴眼液	眼膏
醋酸可的松	0.5	0.25,0.5,1
醋酸氢化可的松	0.5	0.5
醋酸泼尼松	0.1	0.5
地塞米松磷酸钠	0.025	
氟米龙	0.1	0.1

(二)治疗药物的不良反应

1.长期大剂量应用引起的不良反应

(1)医源性库欣综合征:这是长期过量使用糖皮质激素引起的脂质代谢和水盐代谢紊乱的结果。表现为向心性肥胖、满月脸、水牛背、皮肤紫纹瘀斑、类固醇性糖尿病(或已有糖尿病加重)、低血钾、高血压、骨质疏松、女性多毛、月经紊乱或闭经不孕、男性阳痿等。

21-4　药物间剂量换算

(2)诱发或加重细菌、病毒和真菌等各种感染:长期应用易导致免疫抑制,可诱发感染或使机体的感染病灶扩散。

(3)消化系统并发症:可刺激胃酸、胃蛋白酶分泌,抑制成纤维细胞活动和黏液分泌,降低胃肠黏膜的抵抗力,故长期应用可诱发或加剧胃十二指肠溃疡,甚至造成消化道大出血或穿孔。对少数患者甚至可诱发胰腺炎或脂肪肝。

(4)心血管系统并发症:由于水钠潴留,血脂升高,长期应用激素可引起高血压、充血性心力衰竭和动脉粥样硬化、血栓形成。

(5)肌无力、骨质疏松、肌肉萎缩、伤口愈合迟缓:与糖皮质激素促蛋白质分解,抑制小肠对钙、磷的吸收及增加肾脏尿钙排泄,减少雌激素及睾酮的合成有关。由于长期应用糖皮质激素可造成血脂升高,血管内皮细胞损伤,血流瘀滞,骨内压力增加,动脉灌注不足而引起梗

塞,造成股骨头无菌性缺血坏死。

(6)糖尿病:糖皮质激素的主要生理功能就是促进糖原异生,减少机体对葡萄糖的利用,抑制肾小管对葡萄糖的重吸收作用,升高血糖,因此长期过量应用将引起糖代谢紊乱。

(7)激素性青光眼、激素性白内障:与增加小梁网房水流出阻力导致眼压升高有关。因此在使用糖皮质激素类药物时要定期检查眼底、眼压及视野。

(8)对妊娠的影响:糖皮质激素可通过胎盘,增加胎盘功能不全、自发性流产、胎儿子宫内生长发育迟缓或死胎的发生率。

(9)中枢神经系统反应:糖皮质激素治疗可出现情绪改变,如焦虑、兴奋、欣快或抑郁、失眠、性格改变、记忆力减退、神经质及精神病,故有癫痫或精神病史者禁用或慎用。

2.停药反应

(1)医源性肾上腺皮质功能不全:长期大量应用糖皮质激素的患者,减量过快或突然停药时,可引起肾上腺皮质萎缩和功能不全,表现为恶心、呕吐、乏力和休克等,需要及时抢救。这是由于长期大剂量使用糖皮质激素,反馈性抑制脑垂体前叶对 ACTH 的分泌,引起肾上腺皮质废用性萎缩。这种皮质功能不全的恢复时间与用药剂量、时间和个体差异有关。因此不可骤然停药,需逐步减量。

(2)反跳现象:在长期使用糖皮质激素时,减量过快或突然停药而致原有症状复发或加重。常需恢复糖皮质激素治疗并加大剂量,待症状稳定后再慢慢减量、停药。

(3)糖皮质激素抵抗:是指不同个体对糖皮质激素的反应并不一致,部分患者对大剂量糖皮质激素疗效很差甚至无效。关于糖皮质激素抵抗的机制已经研究多年,但至今仍不清楚。

(三)治疗药物的应用原则

1.用药指征须明确 糖皮质激素是一类临床适应证较为广泛的药物,然而,临床滥用现象较为突出,未严格按照用药指征使用的情况较为普遍,如使用糖皮质激素纯粹为了退热和止痛。只有存在用药适应证时,才能使用药物治疗。

2.治疗方案应合理 治疗方案包括药物品种、剂量、疗程和给药途径等。

(1)品种选择:不同的糖皮质激素类药物,药效学和药代动力学(包括吸收、分布、代谢和排出过程)特点不同,因此需根据患者的临床适应证、药物的特点,正确、合理选用糖皮质激素品种。

(2)给药剂量:临床上应按照不同的治疗目的选择相应的剂量。一般将给药剂量分为以下几种情况(以泼尼松为例):①长期服用维持剂量:2.5~15.0mg/d;②小剂量:<0.5 mg/(kg·d);③中等剂量:0.5~1.0mg/(kg·d);④大剂量:>1.0mg/(kg·d);⑤冲击剂量(以甲泼尼龙为例):7.5~30.0mg/(kg·d)。

(3)疗程:

①冲击治疗:疗程多小于 5 天。一般静脉给药,并使用冲击剂量,适用于危重症患者的抢救,如休克等。冲击治疗需配合其他有效治疗措施,避免引起感染、高血压、高血糖、急性消化道出血等反应,可迅速停药。

②短程治疗:疗程小于 1 个月。可能是小剂量、中等剂量或者大剂量,短程治疗需配合其他有效治疗措施,停药时需要逐渐减量至停药。

③中程治疗:疗程 3 个月以内。开始可能采用较大剂量给药,生效后减至维持剂量,停

药时需要逐渐递减。

④长程治疗：疗程大于 3 个月。通常以维持剂量治疗，疗程大于 3 个月，停药前应逐步过渡至隔日疗法，然后再逐渐停药。

⑤终身替代治疗：适用于原发性或继发性慢性肾上腺皮质功能减退症，一般不考虑减量或者停药，且于各种应激情况下需适当增加剂量。

（4）给药途径：全身用药途径包括口服、肌内注射、静脉注射或静脉滴注等，局部用药途径包括吸入、局部注射、滴入和涂抹等。

3.重视疾病的综合治疗　多数情况下，糖皮质激素用药仅是患者综合治疗的一部分，因此需要结合患者实际情况，联合其他治疗方法。

4.关注糖皮质激素的不良反应　长期应用糖皮质激素可引起一系列不良反应，其严重程度与用药品种、剂量、疗程、剂型及用法等明显相关。因此在应用中应密切关注不良反应，如感染、水电解质紊乱、高血糖、高血脂、体重增加、出血倾向、血压异常、骨质疏松等，小儿还应监测生长和发育情况。

5.糖皮质激素在儿童、妊娠、哺乳期妇女中的应用原则

（1）儿童糖皮质激素的应用：儿童长期应用糖皮质激素更应严格掌握适应证和妥当选用治疗方法。应根据年龄、体重（体表面积更佳）、疾病严重程度和患儿对治疗的反应确定糖皮质激素治疗方案。更应注意密切观察不良反应，以避免或降低糖皮质激素对患儿生长和发育的影响。

（2）妊娠期妇女糖皮质激素的应用：大剂量使用糖皮质激素者不宜怀孕。孕妇慎用糖皮质激素。特殊情况下临床医师可根据情况决定糖皮质激素的使用，例如慢性肾上腺皮质功能减退症及先天性肾上腺皮质增生症患者，妊娠期应坚持糖皮质激素的替代治疗，严重的妊娠疱疹、妊娠性类天疱疮也可考虑使用糖皮质激素。

（3）哺乳期妇女糖皮质激素的应用：哺乳期妇女应用生理剂量或维持剂量糖皮质激素对婴儿一般无明显不良影响；但若哺乳期妇女接受中等剂量、中程治疗方案的糖皮质激素时不应哺乳，以避免经乳汁分泌的糖皮质激素对婴儿造成不良影响。

（四）治疗药物的选用

1.严重感染或炎性反应　主要用于中毒性感染或严重细菌性疾病，如中毒型细菌性痢疾、中毒性肺炎、暴发型流行性脑脊髓膜炎、败血症等，若伴有休克、脑病或其他与感染有关的器质性损伤等，一定要在应用有效抗菌药物治疗感染的同时，加用糖皮质激素作辅助治疗，以缓解中毒症状和器质性损伤。人体一些重要器官的炎症，如脑炎、心包炎等，早期应用糖皮质激素可减少炎性渗出，降低后遗症的发生率。

2.风湿性疾病和自身免疫病　此类疾病多与自身免疫有关，如系统性红斑狼疮、类风湿关节炎、原发性干燥综合征、多发性肌病/皮肌炎、系统性硬化症等。糖皮质激素可缓解症状，是最基本的治疗药物之一，为尽量减少不良反应，一般不单用，采用综合疗法。

3.过敏性疾病　许多疾病如严重的荨麻疹、支气管哮喘等，需要糖皮质激素类药物治疗。

4.器官移植排斥反应　对异体组织器官移植术后所产生的排斥反应，可使用糖皮质激素预防及治疗。

5.抗休克治疗　可用于治疗各种原因所致的休克，但需结合病因治疗。

6. 血液系统疾病 用于治疗急性淋巴细胞白血病,但对急性非淋巴细胞白血病的疗效较差。还用于治疗多发性骨髓瘤、淋巴瘤、免疫性血小板减少症等。

7. 局部应用 对湿疹、接触性皮炎、银屑病、肌肉韧带或关节劳损等均有疗效;应用滴眼剂或呼吸道吸入制剂,可作用于眼部或呼吸道。

8. 替代疗法 用于原发性和继发性肾上腺皮质功能减退症、脑垂体前叶功能减退症及先天性肾上腺皮质增生症等的治疗。

(五)治疗药物的相互作用(见表 21-1-5)

表 21-1-5 治疗药物的相互作用

药物名称	合用药物	相互作用结果
糖皮质激素	儿茶酚胺	增强后者的血管收缩作用
糖皮质激素	胰高血糖素	增强后者的血糖升高作用
糖皮质激素	降血糖药或胰岛素	减弱后者的作用
糖皮质激素	非甾体类消炎药物	增加消化道出血和溃疡的发生率
糖皮质激素	噻嗪类利尿药	增加糖耐量异常及低血钾的危险
糖皮质激素	水杨酸盐	可使后者消除加快而降低其疗效
糖皮质激素	抗凝药	使后者效果降低
糖皮质激素	肝药酶诱导剂(如苯巴比妥、苯妥英钠、利福平等)	加快前者代谢,使其药效降低
糖皮质激素	抗真菌药	导致或加重低血钾,抑制后者在体内的消除,还可能使内源性肾上腺皮质功能受到抑制
糖皮质激素	强心苷	增加洋地黄毒性及心律失常的发生
糖皮质激素	蛋白质同化激素(如甲睾酮、比唑甲氢龙)	增加水肿的发生率,诱发或加重痤疮

三、病例分析

(一)病例简介

王某,74 岁,男性。因"反复咳嗽咳痰气促 20 余年,再发伴发热 10 天"住院治疗,既往有糖尿病病史 4 年,长期口服二甲双胍片控制血糖,血糖控制可。患者住院后诊断"慢性阻塞性肺疾病急性加重期糖尿病",予甲强龙 80mg qd 静脉滴注,同时用抗生素抗感染治疗,并加强血糖监测及控制血糖的治疗,治疗 5 天后患者咳嗽咳痰气促逐渐好转,体温正常,改醋酸泼尼松片 20mg bid 口服续贯治疗 2 天后出院。出院带药:醋酸泼尼松片 20mg bid 口服,出院后患者自行停药,2 天后,气促症状再次明显加重。

请对该病例进行用药分析。

(二)病例解析

1. 根据患者病情,入院后诊断"1. 慢性阻塞性肺疾病急性加重,2. 糖尿病"。慢性阻塞性肺疾病急性加重期间,应给予糖皮质激素解痉抗炎治疗,以缓解患者症状。但糖皮质激素会影响血糖代谢,特别是对于有糖尿病病史的患者,在使用糖皮质激素后,血糖常常会明显升高。因此患者住院期间,应用糖皮质激素时,要加强血糖监测,根据血糖水平调节降血糖药物使用,必要时需给予胰岛素皮下注射控制血糖,待糖皮质激素逐渐减量,血糖平稳后,可再改回口服降糖药物控制血糖。

2. 患者出院后自行停药,造成疾病再次加重。慢性阻塞性肺疾病急性加重期,经治疗症状好转后,糖皮质激素一定要逐渐减量,否则可能发生病情"反跳现象"。

3. 患者入院后应立即给予吸入性糖皮质激素/支气管扩张剂(信必可、舒利迭)并长期吸入治疗,以控制病情,减少每年急性加重次数。

思考题

老年人使用糖皮质激素需要注意哪些问题?

21-5　习题

(张聪聪)

第二十二章

计划生育药物的合理使用

一、疾病概述

计划生育是我国的一项基本国策,也是关爱女性生殖健康的重要内容。采用科学手段避孕,做好知情选择,有利于科学地控制人口数量,提高人口素质。目前避孕主要通过控制生殖的 3 个关键环节发挥

22-1 课件

作用:①抑制精子与卵子的产生;②阻止精子与卵子的结合;③改变子宫内环境,使之不适宜受精卵着床和发育。理想的避孕方法应满足安全、高效、方便、实用和经济的原则。目前常用的避孕手段有工具避孕、药物避孕、宫内节育器、外用杀精剂、自然避孕和绝育术。本章主要介绍药物避孕。

二、治疗药物

(一)避孕药的分类

1. 口服避孕药

(1)复方短效口服避孕药:复方短效口服避孕药是由雌、孕激素组成的复合制剂,因为雌、孕激素成分各不相同,构成了不同的配方及制剂。主要作用机制为抑制排卵,正确使用避孕药的有效率接近 100%。使用方法:①复方炔诺酮片和复方甲地孕酮片,于月经周期第 5 日开始服用第 1 片,连续服用 22 日,停药 7 日后开始第 2 周期。②复方去氧孕烯片、复方孕二烯片、屈螺酮炔雌醇片和炔雌醇环丙孕片,于月经周期第 1 日开始服药,连续服用 21 日,停药 7 日后开始第 2 周期。若出现漏服应及早补服,并且警惕妊娠可能。③三相片中每

相雌、孕激素的含量,是根据女性生理周期而配比的不同剂量雌、孕激素,药盒中每一相药物颜色不同,每片药的旁边注明有星期几,提醒服药者按箭头所提示的顺序服药。三相片的服用方法也是每日 1 片、连续服用 21 日。

(2)复方长效口服避孕药:由长效的雌激素和人工合成孕激素配比制成,服药 1 次可避孕 1 个月。长效雌激素为炔雌醇环戊醚,简称炔雌醚。口服后会储存在脂肪组织内缓慢释放,从而发挥长效避孕作用。避孕有效率可以达到 98%。复方长效口服避孕药中激素含量大,不良反应多,如类早孕反应、月经失调等,临床不常使用。

2.长效避孕针　有单孕激素制剂和雌、孕激素复合制剂两种,有效率可达 90% 以上。适用于对口服避孕药有明显胃肠道反应的女性。①雌、孕激素复合制剂:肌内注射 1 次,可以避孕 1 个月。②单孕激素制剂:醋酸甲羟孕酮避孕针,每隔 3 个月肌内注射 1 次,避孕效果好;庚炔诺酮避孕针,每隔 2 个月肌内注射 1 次。长效避孕针有月经紊乱、阴道点滴出血或闭经等不良反应。而单孕激素制剂对乳汁分泌的影响小,故适用于哺乳期妇女。

3.探亲避孕药　为孕激素类制剂或雌、孕激素的复合制剂。由于目前雌、孕激素类避孕药种类很多,而探亲避孕药因其所含激素剂量大,已很少使用。

4.缓释避孕药　以具备缓慢释放功能的高分子化合物为载体,1 次给药即能够在体内持续、恒定、微量释放孕激素,从而达到长效避孕目的。目前常用的有皮下埋植剂、阴道药环、避孕贴片及含药的宫内节育器。而微球和微囊还处于研究阶段。

(1)皮下埋植剂:是一种缓释系统的避孕剂,有效率可达 90% 以上。在 1987 年引入我国,国产的有左炔诺孕酮硅胶棒 Ⅰ 型和 Ⅱ 型,单根埋植剂(依托孕烯植入剂)内含依托孕烯 68mg,埋植 1 次可避孕 3 年,不良反应更小。少数女性可出现一些因为孕激素而产生的不良反应,如功能性卵巢囊肿、情绪变化、头痛等。

(2)缓释激素阴道避孕环:是以硅胶为载体含孕激素的阴道环。国产阴道环为甲地孕酮硅胶环,1 次放置可避孕 1 年,月经期不需取出,避孕效果好,妊娠率仅为 0.6%~3.6%。

(3)避孕贴片:是将避孕药放在特殊贴片内,通过皮肤吸收而达到避孕的目的。每周 1 片,连续使用 3 周,停用 1 周,每月共用 3 片。

(4)左炔诺孕酮宫内缓释系统:含左炔诺孕酮 52mg,每天释放量为 $20\mu g$,使用期限为 5 年,属于高效避孕方法。全身血药浓度低,长期使用对脂类代谢和肝功能影响小,对于有心脑血管疾病危险因素的女性不增加心脑血管病的风险,且无金属过敏的担忧。

5.紧急避孕药　在无保护性生活后或是避孕失败后几小时或几日内,女性为防止非意愿性妊娠的发生而采取的补救避孕法,称为紧急避孕。紧急避孕药主要有雌、孕激素的复方制剂,单孕激素制剂及抗孕激素制剂 3 大类。①雌、孕激素的复方制剂:我国现有的复方左炔诺孕片,含炔雌醇 $30\mu g$、左炔诺孕酮 $150\mu g$,在无保护性生活后 72h 内口服 4 片,12h 后重复口服 4 片。②单孕激素制剂:左炔诺孕酮片(含左炔诺孕酮 0.75mg),在无保护性生活 72h 内口服 1 片,12h 后重复口服 1 片。按上述方法正确使用,妊娠率仅为 4%。③抗孕激素制剂:米非司酮片(10mg 或 25mg),在无保护性生活 72h 内口服 1 片即可,避孕的有效率可达 85% 以上。紧急避孕药仅是对一次无保护性生活有效,避孕的有效率明显低于常规避孕方法,且紧急避孕药激素含量大,不良反应也大,不能替代常规的避孕方法。

(二)避孕药的不良反应

1.类早孕反应　服药初期约有 10% 的女性会出现食欲下降、恶心、呕吐、乏力、头晕等一系列类早孕反应,一般不需要特殊处理,坚持服药数个周期后会自然消失。症状严重者需考虑更换其他制剂或停药改用其他避孕措施。

2.不规则阴道流血　服药期间阴道流血又称突破性出血,多数发生在漏服避孕药之后,少数未漏服避孕药的女性也可能发生。一般不需处理,随着服药时间的延长出血会逐渐减少。出血较多者,每晚在服用避孕药的同时可加服雌激素直至停药。若出血量与月经相似或出血时间已接近月经期,需停止服药,记为 1 次月经来潮,在出血第 5 日再开始继续服用下一周期的药物,或更换其他类型的避孕药。

3.闭经　发生率仅为 1‰～2‰,常发生于月经不规则的女性,原有月经不规则者应慎用。停药后如果仍无月经,需排除妊娠,停药 7 日后方可继续服药,若连续停经 3 个月,则需停药观察。

4.体重及皮肤变化　近年来随着口服避孕药的不断发展,雌激素活性降低,孕激素活性增强,用药量逐渐减少,不良反应明显降低,而且能改善皮肤痤疮等。雌激素引起的水钠潴留是导致体重增加的原因之一,新一代的口服避孕药屈螺酮炔雌醇片有抗盐皮质激素的作用,可减少水钠潴留。雌激素的不良反应有食欲亢进、体重增加、面部色斑等。

5.对机体代谢的影响　①对糖代谢的影响　与避孕药中雌、孕激素成分及剂量有关。部分使用者胰岛功能会有一定影响,可出现糖耐量改变,停药后可恢复正常。②对脂质代谢的影响:雌激素降低低密度脂蛋白胆固醇(LDL-C),升高高密度脂蛋白胆固醇(HDL-C),升高甘油三酯。而孕激素则可对抗甘油三酯升高,使高密度脂蛋白胆固醇降低。长期应用雌、孕激素类避孕药会增加脑卒中、心肌梗死的风险。因此对于有发生心血管疾病潜在风险的女性,尤其是年龄较大的长期吸烟者以及有高血压等心血管疾病者不宜长期应用雌、孕激素类避孕药。

6.雌激素的不良反应　可使凝血因子升高,使用较大剂量的雌激素可增加发生血栓性疾病的风险。我国目前使用的甾体避孕药中含雌激素 30～35μg,属于低剂量的甾体激素避孕药,一般不会增加血栓性疾病的风险。

7.对肿瘤的影响　关于长期使用甾体激素避孕药是否增加乳腺癌的发生风险,近年来一直有争议,需要进一步研究。复方口服避孕药中孕激素对子宫内膜有保护作用,可以减少子宫内膜癌的发病率。长期服用复方口服避孕药还可以降低卵巢癌的发病风险。

8.对子代的影响　由于复方短效口服避孕药中激素含量低,停药后即可妊娠,并不影响子代生长与发育。长效避孕药内的激素成分及剂量与短效避孕药有很大的不同,建议停药 6 个月后妊娠。

(三)避孕药的应用原则

口服避孕药占避孕方法使用的第 3 位,仅次于绝育与宫内节育器。主要根据个人情况及生育史选用。

1.适应证　①年龄:月经初潮后至绝经的任何时间内都可以使用,对年龄大于 40 岁妇女使用,需考虑到随年龄增大,心血管疾病风险逐渐增加。②产次:未产妇或经产妇均可使用,新婚妇女计划生育之前或未婚经常有性生活的女性适宜选用。③产后:产后≥21 天不哺乳的妇女。④流产后:早孕、中孕或感染性流产后可立即开始使用。⑤肥胖:体重指数(BMI)<30kg/m^2。⑥异位妊娠史、子痫前期史、盆腔手术史者。

2.禁忌　①哺乳期不宜使用复方口服避孕药,因为雌激素可以抑制乳汁的分泌。年龄

>35 岁,有吸烟史的女性服用避孕药会增加心血管疾病发生的风险,不推荐长期服用。②严重的心血管疾病、血栓性疾病女性不宜服用,如高血压病、冠心病、静脉栓塞等。雌激素有促进凝血的功能,会增加心肌梗死及静脉栓塞发生的风险。③有急慢性肝炎、肾病、精神性疾病、严重偏头痛、糖尿病、甲状腺功能亢进症者禁用。④恶性肿瘤及癌前病变者禁用。

3. 用药教育　首次服用或再次服用复方口服避孕药之前,应咨询医师或药师,并按照要求,采集完整的病史,进行全面的体格检查,并定期复查,包括测血压及乳房、妇科检查、宫颈细胞学检查,以便及早发现异常情况。

在 7 天的停药期中通常会出现撤退出血,通常在最后一次服药后 2～3 天发生,且可持续到服用下一板药前还不会结束。

服用低剂量孕激素避孕药,不要漏服;坚持每天同一时间定时服药,月经紊乱现象能够改善,以免影响避孕效果及发生月经异常。

复方短效口服避孕药停药后即可妊娠,复方长效口服避孕药停药后生育能力恢复稍延长,长效避孕针停药后生育能力恢复较慢,皮下埋植剂取出半年后妊娠较好,探亲避孕药停药后计划妊娠最好间隔 3 个月以上。

(四)避孕药的选用

1. 紧急避孕药　一般在无保护的性行为 3 天内(72h),具有 85% 的避孕效果,越早服用效果越好。紧急避孕药的副作用较大,比如恶心、呕吐、头痛,以及短期内的阴道流血和月经紊乱等,这些副作用一般不需要处理。紧急避孕药只是在没有保护的性行为后才使用的(怀孕妇女不能使用),因为副作用大,避孕成功率低,不能作为常规的避孕手段。

2. 长效避孕药　长效避孕药要事先服用,避孕时间能持续 1 个月,效果很持久。但是长效避孕药,因为单次给予的激素量大,副作用略大一些,长期服用会提高血栓的风险。

3. 短效避孕药　是目前口服避孕药的主流,避孕率高,虽然也可能有体重增加和血栓形成等风险,但不良反应相对较少,还能在一定程度上减少卵巢癌、子宫内膜癌的发生,并且可以减少月经量,改善痛经。但因需每日按时服用,易发生漏服。

(五)药物的相互作用(见表 22-1-1)

表 22-1-1　药物的相互作用

药物名称	合用药物	相互作用结果
避孕药	苯妥因钠、苯巴比妥、利福平、氨苄西林、四环素	容易避孕失败
茶碱、地西泮	避孕药	前者血药浓度升高
阿司匹林、吗啡、对乙酰氨基酚	避孕药	前者血药浓度下降

三、病例分析

(一)病例简介

女性,29 岁。有避孕需求,到药店购买一盒妈富隆后,开始自行服用,遵照说明书每日服用 1 片,连续 10 天后赴外地出差,忘记带药停服 2 天,回来后继续服药,服完 1 盒后 4 天月经来潮,持续 5 天,月经干净后继续服用第 2 盒。

该女性的避孕药服用方法有哪些错误?

(二)病例解析

错误有 3 点：

1.妈富隆属于短效复方口服避孕药,第 1 次应从月经周期的第 1 天开始服用,该女性买来就开始服用,未说明是月经的第几天。

2.停服 2 天会影响避孕的效果,很容易导致避孕失败。

3.第 1 盒服完后,不论月经是否干净,都应该停 7 天再继续服用下 1 盒,该女性至少停药 9 天后才开始服用下 1 盒,影响避孕效果。

4.正确的服药方法:在月经周期的第 1 天,即月经来潮的第 1 天开始服药。按照箭头所指的方向每天同一时间服 1 片本品,连续服 21 天,随后停药 7 天,在停药的第 8 天开始服用下 1 盒。

思考题

请至邻近社会药房,各选取一种紧急避孕药、长效避孕药、短效避孕药,了解其主要组成成分及使用注意事项。

22-2 习题

（吴静怡）

第二十三章

实　训

实训一　缺血性脑卒中的药物治疗方案评定

【实训目的】

1.掌握缺血性脑卒中的药物治疗方法和原则。

2.能正确制订和评价缺血性脑卒中药物治疗方案。

3.能指导缺血性脑卒中患者合理用药。

【实训内容】

1.缺血性脑卒中的药物治疗原则。

2.合理进行药物选择。

【实训步骤】

1.实训案例导入,判断案例中的处方用药是否合理。

案例一:患者,男,68岁。因"言语障碍伴右侧肢体乏力1周"就诊,既往有"高血压"病史,有饮酒、吸烟史。查体:T 36.5℃,P 76次/min,R 14次/min,BP 152/88mmHg,神志清楚,运动性失语,右侧鼻唇沟稍浅,伸舌偏右,颈软,右侧上下肢肌力4级,右侧上下肢浅感觉减退,右侧病理征(＋),左侧肢体肌力、感觉检查正常。辅助检查:头颅MRI提示左侧基底节区脑梗死。给予以下用药:拜阿司匹林片0.1g po qn,阿托伐他汀钙片20mg po qn,拜新同控释片30mg po bid。请分析用药是否合理。

案例二:患者,女,52岁。因"左侧肢体乏力2周"入院,既往有"高脂血症、消化性溃疡"病史,体型偏肥胖。查体:T 36.8℃,P 80次/min,R 15次/min,BP 132/80mmHg,神志清楚,双侧鼻唇沟对称,言语对答流利,伸舌居中,颈软,左侧上下肢肌力4⁺级,左侧上下肢浅感觉减退,左侧病理征(＋),右侧肢体肌力、感觉检查正常。辅助检查:头颅CT提示右侧基底节区脑梗死。给予如下治疗:氯吡格雷片75mg po qn,阿托伐他汀钙片20mg po qn,奥美拉唑肠溶片20mg po bid。请分析用药是否合理。

案例三:患者,男,60岁。脑梗死后1月,有"心房颤动"病史,给予拜阿司匹林0.1g po qn,反复出现短暂性脑缺血发作。请分析用药是否合理。

2.分组讨论。每组选 2 名学生一人作为患者,一人作为药师。在模拟情境的基础上,药师根据案例和所给处方评价药物治疗方案,分析用药的合理性,并提出合理的药物治疗方案。小组内自由点评。

3.答辩。在总结讨论结果的基础上每组推出 1 位同学代表,对药物治疗方案进行汇报讲解。

4.指导教师对汇报答辩情况进行点评,并总结用药不合理之处及解决方案。

【实训思考】

1.缺血性脑卒中的常见病因及发病机制是什么?

2.缺血性脑卒中的药物治疗原则有哪些?

3.常用的抗栓药物有哪些不良反应,需要向患者交代哪些注意事项?

【实训报告】

1.回答思考题,并评价各案例中的药物治疗方案。

2.制订合理的药物治疗方案(包括所选药物、用法用量、不良反应、用药注意事项等)。

23-1 案例提示

实训二 原发性高血压的药物治疗方案评定

【实训目的】

1.掌握原发性高血压的药物治疗方法和原则。

2.能正确制订和评价原发性高血压药物治疗方案。

3.能指导原发性高血压患者合理用药。

【实训内容】

1.原发性高血压的药物治疗原则。

2.合理进行药物选择。

【实训步骤】

1.实训案例导入,判断案例中的处方用药是否合理。

案例一:患者,男性,38 岁。因"发现血压升高 10 天"就诊。患者 10 天前体检测量血压 175/100mmHg,心率 95 次/min,律齐,后在社区医院非同一天测量血压 5 次,结果均在 165～178/100～105mmHg,心率 85～105 次/min,未按医嘱服药。患者病程中无头痛头晕等不适。患者既往体检,有"2 型糖尿病史"2 年,平时用药不规律,血糖控制不佳。否认吸烟史,否认药物过敏史。体检:神清,一般情况可,呼吸平稳,视网膜检查正常,BP 172/100 mmHg,P 90 次/min,律齐,未闻及杂音,双下肢未见浮肿。其他体检未发现异常。给予以下用药:倍他乐克缓释片 47.5mg po qm。请分析用药是否合理。

案例二:患者,女性,57 岁。"反复头痛头晕 5 天"就诊。患者既往有"慢性肾功能不全"病史 7 年,"高血压病"病史 2 年,长期服用"依那普利 5mg po qm"等药物。查体:神清,一般情况可,BP 170/95mmHg,心率 78 次/min,律齐,未闻及杂音。双下肢不肿。其他体检未发现异常。辅助检查:血肌酐 302μmol/L,血钾 5.6mmol/L,血钠 142mmol/L。除给予治疗慢性肾功能不全药物外,另给予以下用药:依那普利片 5mg po qm,安体舒通片 20mg po bid。请分析用药是否合理。

2.分组讨论,每组选 2 名学生一人作为患者,一人作为药师。在模拟情境基础上,药师根据案例和所给处方评价药物治疗方案,分析用药的合理性,并提出合理的药物治疗方案。小组内自由点评。

3.答辩。在总结讨论结果的基础上每组推出 1 位同学代表,对药物治疗方案进行汇报讲解。

4.指导教师对汇报答辩情况进行点评,并总结用药不合理之处及解决方案。

【实训思考】

1.原发性高血压的定义和分级。

2.原发性高血压的药物治疗原则有哪些?

3.常用的抗高血压药物有哪些不良反应,需要向患者交代哪些注意事项?

【实训报告】

1.回答思考题,并评价各案例中的药物治疗方案。

2.制订合理的药物治疗方案(包括所选药物、用法用量、不良反应、用药注意事项等)。

23-2　案例提示

实训三　稳定型心绞痛的药物治疗方案评定

【实训目的】

1.掌握稳定型心绞痛的药物治疗方法和原则。

2.能正确制订和评价稳定型心绞痛药物治疗方案。

3.能指导稳定型心绞痛患者合理用药。

【实训内容】

1.稳定型心绞痛的药物治疗原则。

2.合理进行药物选择。

【实训步骤】

1.实训案例导入,判断案例中的处方用药是否合理。

案例一:患者,男性,68 岁。因"反复胸痛 5 年,2h 前再发"就诊。患者反复出现胸痛、胸闷约 5 年,主要在劳累或情绪激动时发生,休息几分钟或含服"硝酸甘油片"后缓解。6 个月前曾住院,通过冠脉造影等检查,诊断"冠心病、稳定性心绞痛"。2h 前患者与别人发生争吵再次出现心前区疼痛,有压榨感,3~4min 后缓解。患者否认高脂血症、糖尿病等其他慢性病史。否认药物过敏史。体检:神清,一般情况可,呼吸平稳,BP 130/75mmHg,心率 85 次/min,律齐,未闻及杂音。双下肢不肿。其他体检未发现异常。给予以下用药:倍他乐克缓释片 47.5mg po qm,阿司匹林肠溶片 100mg po qd。请分析用药是否合理。

案例二:患者,男性,46 岁,因"反复活动后胸闷 3 年,1h 前再发"就诊。患者 3 年以来反复出现活动后胸闷,休息 2~5min 或口服"硝酸甘油片"后缓解,1 年前行冠脉造影检查,符合"冠心病、稳定型心绞痛"诊断。1h 前患者活动后又出现胸闷不适,性状同前,休息 2~3min 后缓解。患者既往有高血压病史 5 年,长期口服"依那普利 5mg po qm"。查体:神清,一般情况可,BP 170/95mmHg,心率 78 次/min,律齐,未闻及杂音,双下肢不肿。其他体检未发现异常。给予以下用药:依那普利片 5mg po qm,倍他乐克缓释片 47.5mg po qm,阿托伐他汀 10mg po qn,阿司匹林肠溶片 100mg po qd。请分析用药是否合理。

2.分组讨论,每组选 2 名学生一人作为患者,一人作为药师。在模拟情境基础上,药师根据案例和所给处方评价药物治疗方案,分析用药的合理性,并提出合理的药物治疗方案。小组内自由点评。

3.答辩。在总结讨论结果的基础上每组推出 1 位同学代表,对药物治疗方案进行汇报讲解。

4.指导教师对汇报答辩情况进行点评,并总结用药不合理之处及解决方案。

【实训思考】

1.稳定型心绞痛的临床特点。

2.稳定型心绞痛的药物治疗原则有哪些?

3.常用的抗稳定型心绞痛药物有哪些不良反应,需要向患者交代哪些注意事项?

【实训报告】

1.回答思考题,并评价各案例中的药物治疗方案。

2.制订合理的药物治疗方案(包括所选药物、用法用量、不良反应、用药注意事项等)。

23-3　案例提示

实训四　呼吸道感染的药物治疗方案评定

【实训目的】

1.掌握急性上呼吸道感染、肺炎的药物治疗方法和原则。

2.能正确制订和评价急性上呼吸道感染及社区获得性肺炎药物治疗方案。

3.能指导急性上呼吸道感染及社区获得性肺炎患者合理用药。

【实训内容】

1.急性上呼吸道感染、社区获得性肺炎的药物治疗原则。

2.合理进行药物选择。

【实训步骤】

1.实训案例导入,判断案例里的处方用药是否合理。

案例一:患儿,男,6 岁。发热、咽痛、流涕 3 天,测体温波动于 37.6~38.2℃,鼻塞、流清涕、咽痛,无咳嗽咳痰,精神状态可。查血常规示:白细胞总数未升高、淋巴细胞比例增高。体格检查:咽部红肿,未见明显化脓点,扁桃体不大,两肺呼吸音清。门诊诊断:急性上呼吸道感染,医嘱给予:三九小儿氨酚那敏颗粒 1 包冲服 tid,利巴韦林颗粒 50mg 冲服 tid。请分析用药是否合理。

案例二:赵先生,27 岁。咳嗽、发热 2 天,体温最高达 40℃,干咳,咽痛,全身肌肉酸胀不适,乏力,起病前曾与一位发热、咳嗽症状的朋友密切接触。患者曾自行退烧治疗,体温下降不理想。查体:T 39.7℃,咽部充血水肿,两肺呼吸音清,未及明显干湿啰音。查血常规提示白细胞无明显升高,咽拭子 H1N1 病毒核酸阳性。诊断"甲型流感(H1N1)",医嘱:可乐必妥片 0.5g×4 片,用法 0.5g po qd,达菲胶囊 75mg×10 粒,用法 75mg po bid,莲花清瘟胶囊 2 盒,用法 4 粒 po tid。请分析用药是否合理。

　　案例三:患者,女,40 岁。淋雨受凉后发热、咳嗽、咳黄痰 4 天,咳嗽时伴胸痛不适。体格检查:神志清,两肺呼吸音粗,右肺可闻及湿啰音。实验室检查:血常规示白细胞计数 15.8×10⁹/L,中性粒细胞比例 91％,C-反应蛋白 102mg/L。胸部 CT:两肺纹理增粗,右肺可见大片实变影,考虑右侧大叶性肺炎。医嘱如下:阿莫西林克拉维酸钾针 2.4g+0.9％氯化钠溶液 100mL,每天 1 次静滴(青霉素皮试阴性),头孢曲松针 2.0g+0.9％氯化钠溶液 100mL,每天 1 次静滴,疗程 14 天。请分析用药是否合理。

　　2. 分组讨论,每组选 2 名学生一人作为患者,一人作为药师。在模拟情境基础上,药师根据案例和所给处方评价药物治疗方案,分析用药的合理性,并提出合理的药物治疗方案。小组内自由点评。

　　3. 答辩。在总结讨论结果的基础上每组推出 1 位同学代表,对药物治疗方案进行汇报讲解。

　　4. 指导教师对汇报答辩情况进行点评,并总结用药不合理之处及解决方案。

　　【实训思考】

　　1. 急性上呼吸道感染、社区获得性肺炎的常见病因是什么?

　　2. 急性上呼吸道感染、肺炎的治疗原则有哪些?

　　3. 抗菌药物有哪些常见的不良反应,应用抗菌药物需要向患者交代哪些注意事项?

　　【实训报告】

　　1. 回答思考题,并评价各案例中的药物治疗方案。

　　2. 制定合理的药物治疗方案(包括所选药物,用法用量,不良反应,用药注意事项等)。

23-4　案例提示

实训五　支气管哮喘的药物治疗方案评定

　　【实训目的】

　　1. 掌握支气管哮喘的药物治疗方法和原则。

　　2. 能正确制订和评价支气管哮喘药物治疗方案。

　　3. 能指导支气管哮喘患者合理用药。

　　【实训内容】

　　1. 支气管哮喘的药物治疗原则。

　　2. 合理进行药物选择。

　　【实训步骤】

　　1. 实训案例导入,判断案例里的处方用药是否合理。

　　案例一:患者,男性,50 岁。反复咳嗽气喘发作 40 年,再发 3 天。患者 40 年来,反复发作性气喘,冬春季节好发,活动后加重,诊断为"支气管哮喘",长期规律应用"布地奈德福莫特罗吸入剂每次 1 吸,每日两次",哮喘症状基本控制,近 2 年未发作。1 个月前,患者自己认为哮喘稳定,自行减量吸入剂,改为隔天应用一次。近 3 天,天气骤变,患者咳嗽、气喘再发,活动后发作,休息后可缓解,夜间能平卧,至医院就诊,考虑支气管哮喘急性发作(轻度),给予如下治疗:甲强龙针 40mg＋0.9％氯化钠溶液 100mL,每日一次静滴,应用 3 天,继续布地奈德福莫特罗吸入剂每次 1 吸,每日 2 次,沙丁胺醇气雾剂,每次 2 喷,按需吸入。请分析用药是否合理。

案例二:李女士,25 岁。24h 前突发气喘不适,端坐呼吸,大汗淋漓,幼时有"哮喘"病史,成年后未曾发作,查体:神志清,口唇轻度发绀,两肺可闻及散在哮鸣音。血常规提示白细胞计数正常,C-反应蛋白 7.2mg/L。诊断"支气管哮喘急性发作(重度)",医嘱如下:左氧氟沙星针每次 0.5g,每日 1 次静滴,氨茶碱针 0.5g＋5％葡萄糖溶液 250mL,每日 1 次静滴,地塞米松针 5mg＋0.9％氯化钠溶液 100mL,每次 1 次静滴。请分析用药是否合理。

案例三:李先生,63 岁。反复发作性咳嗽、喘息 20 年,曾诊断"支气管哮喘",因症状轻微未重视,未规律用药。2 年前因症状较前加重至当地卫生院就诊,给予如下治疗方案:醋酸泼尼松片 10mg po qd,氨茶碱片 0.1g po tid,沙丁胺醇气雾剂每次 2 喷,每日 1～2 次。李先生一直规律复诊及服药,自觉治疗效果可。请分析该用药方案是否合理。

2.分组讨论,每组选 2 名学生一人作为患者,一人作为药师。在模拟情境基础上,药师根据案例和所给处方评价药物治疗方案,分析用药的合理性,并提出合理的药物治疗方案。小组内自由点评。

3.答辩。在总结讨论结果的基础上每组推出 1 位同学代表,对药物治疗方案进行汇报讲解。

4.指导教师对汇报答辩情况进行点评,并总结用药不合理之处及解决方案。

【实训思考】

1.支气管哮喘的发病机制及常见诱因是什么?

2.支气管哮喘的药物治疗原则有哪些?

3.常用的支气管哮喘治疗药物分几大类,各自的适应证、不良反应有哪些,需要向患者交代哪些注意事项?

【实训报告】

1.回答思考题,并评价各案例中的药物治疗方案。

2.制订合理的药物治疗方案(包括所选药物、用法用量、不良反应、用药注意事项等)。

23-5　案例提示

实训六　消化性溃疡的药物治疗方案评定

【实训目的】

1.掌握消化性溃疡的药物治疗方法和原则。

2.能正确制订和评价消化性溃疡药物治疗方案。

3.能指导消化性溃疡患者合理用药。

【实训内容】

1.消化性溃疡病的药物治疗原则。

2.合理进行药物选择。

【实训步骤】

1.实训案例导入,判断案例中的处方用药是否合理。

案例一:患者,男,46岁。因腹痛2周食欲不振入院。初次就诊,胃镜检查提示,十二指肠溃疡(A2期)。用药:法莫替丁20mg po bid,胶体果胶铋0.15g po qid。请分析用药是否合理。

案例二:患者,女,50岁。近两年出现"反复上腹部疼痛"。诊断:胃溃疡,HP阳性。用药:胶体果胶铋0.15g po qid。请分析用药是否合理。

案例三:患者,男,61岁。平日爱饮酒,因上腹不适、反酸嗳气1月余就诊。胃镜检查提示胃溃疡,HP阳性。用药:奥美拉唑20mg po bid,胶体果胶铋150mg po tid。请分析用药是否合理。

2.分组讨论,每组选2名学生一人作为患者,一人作为药师。在模拟情境基础上,药师根据案例和所给处方评价药物治疗方案,分析用药的合理性,并提出合理的药物治疗方案。小组内自由点评。

3.答辩。在总结讨论结果的基础上每组推出1位同学代表,对药物治疗方案进行汇报讲解。

4.指导教师对汇报答辩情况进行点评,并总结用药不合理之处及解决方案。

【实训思考】

1.消化性溃疡的常见病因及发病机制是什么?

2.治疗消化性溃疡的药物有哪几类? 常见的不良反应各有哪些?

3.常用的可治疗幽门螺杆菌的药物有哪些?

【实训报告】

1.回答思考题,并评价各案例中的药物治疗方案。

2.制订合理的药物治疗方案(包括所选药物、用法用量、不良反应、用药注意事项等)。

23-6 案例提示

实训七 缺铁性贫血的药物治疗方案评定

【实训目的】

1.掌握缺铁性贫血的药物治疗方法和原则。

2.能正确制订和评价缺铁性贫血药物治疗方案。

3.能指导缺铁性贫血患者合理用药。

【实训内容】

1.缺铁性贫血的药物治疗原则。

2.合理进行药物选择。

【实训步骤】

1.实训案例导入,判断案例中的处方用药是否合理。

案例一:患者,男性,35岁。头晕乏力2年,加重伴心慌1个月。该患者近2年因"痔疮"反复出血,近 1 个月出血量较多。否认药物过敏史。体检:BP 120/70mmHg,一般状态好,贫血貌,其他体检未发现异常。实验室检查:血红蛋白 78g/L,红细胞 3.3×10^{12}/L,血清铁蛋白 $6\mu g$/L,肠镜检查提示"痔疮"。医生对该患者的诊断为"缺铁性贫血、痔疮"。除予痔疮治疗外,给予以下用药:右旋糖酐铁注射液 50mg qd im。请分析用药是否合理。

案例二:患者,女性,42 岁。活动后头晕乏力 3 月余。患者近 5 个月月经量明显增多。有"十二指肠溃疡"病史,正在服用"泮托拉唑胶囊"。查体:神清,一般情况可,贫血貌,其他体检未发现异常。血常规检查提示:血红蛋白 83g/L,白细胞 5.7×10^9/L,血小板 120×10^9/L。血清铁 $35\mu g$/dL,转铁蛋白饱和度 12%。诊断为"缺铁性贫血、十二指肠溃疡"。予以下用药:多糖铁复合物胶囊 1 粒 po qd,泮托拉唑胶囊 40mg po qd。请分析用药是否合理。

2.分组讨论,每组选 2 名学生一人作为患者,一人作为药师。在模拟情境基础上,药师根据案例和所给处方评价药物治疗方案,分析用药的合理性,并提出合理的药物治疗方案。小组内自由点评。

3.答辩。在总结讨论结果的基础上每组推出 1 位同学代表,对药物治疗方案进行汇报讲解。

4.指导教师对汇报答辩情况进行点评,并总结用药不合理之处及解决方案。

【实训思考】

1.缺铁性贫血的临床表现有哪些?

2.缺铁性贫血的药物治疗原则有哪些?

3.常用的治疗缺铁性贫血的药物有哪些不良反应,需要向患者交代哪些注意事项?

【实训报告】

1.回答思考题,并评价各案例中的药物治疗方案。

2.制订合理的药物治疗方案(包括所选药物、用法用量、不良反应、用药注意事项等)。

23-7　案例提示

实训八　2 型糖尿病的药物治疗方案评定

【实训目的】

1.掌握 2 型糖尿病的药物治疗方法和原则。

2.能正确制订和评价 2 型糖尿病药物治疗方案。

3.能指导 2 型糖尿病患者合理用药。

【实训内容】

1.2 型糖尿病的药物治疗原则。

2.合理进行药物选择。

【实训步骤】

1.实训案例导入,判断案例中的处方用药是否合理。

案例一:患者,女,45 岁。身高 160cm,体重 75kg,临床诊断 2 型糖尿病,实验室检查,空腹血糖 7.7mmol/L(参考值范围 3.9～6.1mmol/L),餐后血糖 15.1mmol/L(正常值

＜7.8mmol/L），糖化红蛋白 7.1％（正常值 4.8％～6.0％），经饮食控制、规律锻炼、口服降糖药二甲双胍 0.5g po tid，经治疗 2 周后，空腹血糖恢复正常，餐后血糖 14.1mmol/L 仍未达标，因此加用了阿卡波糖 50mg，每日 3 次。请分析该患者用药是否合理。

案例二：患者，男，75 岁。以"多饮、多尿 3 年"的主诉入院，临床诊断为"2 型糖尿病"。查体：T 36.7℃，P 85 次/min，R 16 次/min，BP 140/85mmHg，BMI 28kg/m²。实验室检查：糖化血红蛋白 8.6％，空腹血糖 8.1mmol/L，餐后 2h 血糖为 14.1mmol/L。给予以下用药：罗格列酮片 2mg po bid，二甲双胍片 0.5g po tid。请分析用药是否合理。

案例三：患者，女，73 岁。因反复胸闷、心悸 10 余年，头晕加重 3 天来医院就诊。既往有 2 型糖尿病病史 3 年。入院前空腹血糖 6.1～7.3mmol/L，餐后 2h 血糖 9.1～11.0mmol/L。心电图示窦性心动过速。入院前长期口服格列美脲 2mg，每日 1 次。入院诊断：心律失常，2 型糖尿病。医嘱：格列美脲片 4mg po qd，盐酸普萘洛尔片 10mg po tid。用药 4 天后，患者出现饥饿、乏力、心悸等症状。出现上述症状时，急查手指血，血糖为 2.4mmol/L。请分析用药不合理之处。

2.分组讨论，每组选 2 名学生一人作为患者，一人作为药师。在模拟情境基础上，药师根据案例和所给处方评价药物治疗方案，分析用药的合理性，并提出合理的药物治疗方案。小组内自由点评。

3.答辩。在总结讨论结果的基础上每组推出 1 位同学代表，对药物治疗方案进行汇报讲解。

4.指导教师对汇报答辩情况进行点评，并总结用药不合理之处及解决方案。

【实训思考】

1.2 型糖尿病的主要临床表现及诊断标准是什么？

2.2 型糖尿病治疗的"五驾马车"指的是什么？

3.常用的口服降糖药物有哪些？主要的不良反应是什么？需要向患者交代哪些注意事项？

【实训报告】

1.回答思考题，并评价各案例中的药物治疗方案。

2.制订合理的药物治疗方案（包括所选药物、用法用量、不良反应、用药注意事项等）。

23-8　案例提示

实训九　甲状腺功能亢进症的药物治疗方案评定

【实训目的】

1.掌握甲状腺功能亢进症（甲亢）的药物治疗方法和原则。

2.能正确制订和评价甲亢药物治疗方案。

3.能指导甲亢患者合理用药。

【实训内容】

1.甲亢的药物治疗原则。

2.合理进行药物选择。

【实训步骤】

1.实训案例导入,判断案例中的处方用药是否合理。

案例一:患者,女,30岁。已婚,妊娠3个月,近日自觉心慌、怕热、多汗来医院就诊。体格检查:T 37.4℃,P 110次/min,R 20次/min,BP 152/75mmHg,神志清楚,实验室检查结果显示FT_3、FT_4偏高,TSH水平降低,医生确诊后给予以下用药:丙硫氧嘧啶 100mg po tid。请分析该患者用药是否合理。

案例二:患者,女,25岁。未婚,近半年来脾气焦躁易怒、食欲亢进、多汗、体重明显减轻,伴有乏力、心悸、月经量减少。就诊查体:双手震颤,T 37.2℃,P 115次/min,R 20次/min,BP 140/70mmHg,化验结果:血清促甲状腺素(TSH)<0.1mU/L,FT_3、FT_4明显升高,肝肾功能基本正常,白细胞计数正常。基础代谢率测定:+30%。医生确诊后给予以下用药:甲巯咪唑片 10mg po tid。请分析用药是否合理。

2.分组讨论,每组选2名学生一人作为患者,一人作为药师。在模拟情境基础上,药师根据案例和所给处方评价药物治疗方案,分析用药的合理性,并提出合理的药物治疗方案。小组内自由点评。

3.答辩。在总结讨论结果的基础上每组推出1位同学代表,对药物治疗方案进行汇报讲解。

4.指导教师对汇报答辩情况进行点评,并总结用药不合理之处及解决方案。

【实训思考】

1.甲状腺功能亢进症的常见病因及发病机制是什么?

2.甲状腺功能亢进症的药物治疗原则有哪些?

3.常用的抗甲状腺功能亢进症的药物有哪些不良反应,需要向患者交代哪些注意事项?

【实训报告】

1.回答思考题,并评价各案例中的药物治疗方案。

2.制订合理的药物治疗方案(包括所选药物、用法用量、不良反应、用药注意事项等)。

23-9 案例提示

实训十 骨质疏松症的药物治疗方案评定

【实训目的】

1.掌握骨质疏松症的药物治疗方法和原则。

2.能正确制订和评价骨质疏松症药物治疗方案。

3.能指导骨质疏松症患者合理用药。

【实训内容】

1.骨质疏松症的药物治疗原则。

2.合理进行药物选择。

【实训步骤】

1.实训案例导入,判断案例中的处方用药是否合理。

案例一:患者,男,70岁。近期发生腰背痛、乏力、驼背,经检查确诊后给予以下药物治疗:鲑鱼降钙素 100IU,每日 2 次,喷鼻,葡萄糖酸钙 0.5g,每日 3 次,骨化三醇 0.25μg,每日 2 次,阿仑磷酸钠 100mg,每日 1 次,早餐前 30min 空腹服用。请分析用药是否合理。

案例二:患者,女,64 岁。绝经 10 年,腰背痛半年,仰卧位或坐位时疼痛减轻,直立、久立和久坐时疼痛加剧,休息和按摩后不能缓解,经检查确诊后给予以下药物治疗:雷洛昔芬 60mg,每日 1 次,口服,碳酸钙 0.5g,每日 3 次,骨化三醇 0.25μg,每日 2 次,依降钙素 20IU,每周 1 次,肌内注射。请分析用药是否合理。

2.分组讨论,每组选 2 名学生一人充当患者,一人作为药师。在模拟情境基础上,药师根据案例和所给处方评价药物治疗方案,分析用药的合理性,并提出合理的药物治疗方案。小组内自由点评。

3.答辩。在总结讨论结果的基础上每组推出 1 位同学代表,对药物治疗方案进行汇报讲解。

4.指导教师对汇报答辩情况进行点评,并总结用药不合理之处及解决方案。

【实训思考】

1.骨质疏松症的主要临床表现是什么?

2.骨质疏松症的药物治疗原则有哪些?

3.常用的治疗骨质疏松症药物有哪些不良反应,需要向患者交代哪些注意事项?

【实训报告】

1.回答思考题,并评价各案例中的药物治疗方案。

2.制订合理的药物治疗方案(包括所选药物、用法用量、不良反应、用药注意事项等)。

23-10 案例提示

实训十一 病毒性肝炎的药物治疗方案评定

【实训目的】

1.掌握病毒性肝炎的药物治疗方法和原则。

2.能正确制订和评价病毒性肝炎的药物治疗方案。

3.能指导病毒性肝炎疾病患者合理用药。

【实训内容】

1.病毒性肝炎的药物治疗原则。

2.合理进行用药指导。

【实训步骤】

1.实训案例导入,判断案例中的处方用药是否合理。

案例一:患者,男,37 岁。因乏力、厌食、腹胀半年余就诊。乙肝三系示:乙肝表面抗原(HBsAg)、乙肝 e 抗原(抗 HBeAg)、乙肝核心抗体(抗 HBcAb)三项阳性,HBV DNA≥10⁶ 拷贝/mL,诊断为慢性乙型病毒性肝炎。给予以下用药:恩替卡韦分散片 0.5mg po qd。患者遂每天晨起餐后即服用恩替卡韦分散片 0.5mg。请分析用药是否合理。

案例二:患者,女,29 岁。诊断为慢性丙型肝炎,HCV RNA 阳性,近期备孕中,至药师处咨询可否行干扰素治疗。作为一名药师,我们该如何给该患者提供建议。

2.分组讨论,每组选2名学生一人充当患者,一人作为药师。在模拟情境基础上,药师根据案例和所给处方评价药物治疗方案,分析用药的合理性,并提出合理的药物治疗方案。小组内自由点评。

3.答辩。在总结讨论结果的基础上每组推出1位同学代表,对药物治疗方案进行汇报讲解。

4.指导教师对汇报答辩情况进行点评,并总结用药不合理之处及解决方案。

【实训思考】

1.病毒性肝炎包括哪些分型,各有何种特点?

2.病毒性肝炎的药物治疗原则有哪些?

3.常用的抗病毒性肝炎药物有哪些不良反应,需要向患者交代哪些注意事项?

【实训报告】

1.回答思考题,并评价各案例中的药物治疗方案。

2.制订合理的药物治疗方案(包括所选药物、用法用量、不良反应、用药注意事项等)。

23-11　案例提示

实训十二　疼痛的药物治疗方案评定

【实训目的】

1.掌握慢性疼痛的药物治疗原则及规范化疼痛处理的原则。

2.能正确制订和评价关于疼痛的药物治疗方案。

3.能指导疼痛患者合理用药。

【实训内容】

1.慢性疼痛的药物治疗原则。

2.合理进行疼痛药物选择。

【实训步骤】

1.实训案例导入,判断案例中的处方用药是否合理。

案例一:患者,女,60岁。6个月前因胃癌行胃大部切除术,术后一直伴有疼痛,口服非甾体类抗炎药双氯芬酸钠肠溶片25mg,每日3次,但疼痛效果控制较差,患者每晚入睡困难,严重影响患者生活质量。请为其制订和评价合理药物治疗方案。

案例二:患者,男,58岁。肺癌晚期,为缓解疼痛,给予吗啡缓释片30mg,每日2次,近期疼痛控制较满意。患者家属因担心药物成瘾性及不良反应,认为疼痛达到缓解即可,没必要达到无痛,因此擅自为患者减少服药次数,患者疼的时候给药,不疼的时候不给药。试分析该患者用药的合理性,并提出合理的药物治疗方案。

案例三:患者,女。胰腺癌晚期伴腹膜转移。患者疼痛难忍,无法入眠,给予盐酸羟考酮缓释片20mg,每日2次。患者因害怕疼痛为增加疗效,自行加大用药剂量每次60mg,并将药物充分咀嚼后伴白开水送服。试分析该患者用药的合理性,并提出合理的药物治疗方案。

2.分组讨论。每组选2名学生一人扮演患者,一人扮演药师。在模拟情境基础上,药师根据案例和所给处方评价药物治疗方案,分析用药的合理性,并提出合理的药物治疗方案。

小组内自由点评。

3. 答辩。在总结讨论结果的基础上,每组推出 1 位同学代表,对药物治疗方案进行汇报讲解。

4. 指导教师对汇报答辩情况进行点评,并总结用药不合理之处及解决方案。

【实训思考】

1. 疼痛的药物治疗原则有哪些?

2. 常用的治疗慢性疼痛的药物分哪几类? 请每类举出 1~2 种代表药。

3. 常用的疼痛药物有哪些不良反应,需要向患者交代哪些注意事项?

【实训报告】

1. 回答思考题,并评价各案例中的药物治疗方案。

2. 制订合理的药物治疗方案(包括所选药物、用法用量、不良反应、用药注意事项等)。

23-12 案例提示

实训十三 抗菌药物的合理使用

【实训目的】

1. 掌握抗菌药物的合理选用。

2. 能正确制订和评价抗菌药物的药物治疗方案。

3. 能指导患者抗菌药物合理用药,防治不良反应。

【实训内容】

1. 抗菌药物的合理选用。

2. 抗菌药物的不良反应和防治。

【实训步骤】

1. 实训案例导入,根据给定患者信息,判断抗菌药物的用药合理性。

案例一:患者,男性,70 岁。临床诊断为股骨骨折、胫骨骨折,给予 0.9%氯化钠注射液 250mL+依替米星 300mg,每天 1 次静滴。请分析用药是否合理。

案例二:患者,女性,25 岁。需行宫腔镜下子宫肌瘤切除术,因头孢皮试(+),医嘱予 0.9%氯化钠注射液 100mL+克林霉素 900mg,术前 1h 静滴。请分析用药是否合理。

案例三:患者,男性,40 岁。诊断为丹毒,医嘱给予 0.9%氯化钠注射液 250mL+依替米星 300mg,每天 1 次静滴。请分析用药是否合理。

案例四:患者,女,47 岁。因肺部感染入院治疗,查体:T 37.8℃,白细胞计数 11.2×10^9/L,中性粒细胞比例 78%,肌酐清除率 55mL/min,痰培养为耐甲氧西林金黄色葡萄球菌,给予患者万古霉素抗感染治疗,在静滴过程中,患者出现面部、颈躯干红斑性充血、瘙痒,遂立即停止注射,给予对症治疗后,症状好转。该患者为什么会出现不良反应,该如何防治?

2. 分组讨论,每组选 2 名学生一人作为患者,一人作为药师。在模拟情境基础上,药师根据案例和所给处方评价药物治疗方案,分析用药的合理性,并提出合理的药物治疗方案。小组内自由点评。

3. 答辩。在总结讨论结果的基础上每组推出 1 位同学代表,对药物治疗方案进行汇报讲解。

4.指导教师对汇报答辩情况进行点评,并总结用药不合理之处及解决方案。

【实训思考】

1.选择抗菌药物进行治疗的依据是什么?

2.致病菌较为明确时,应选择广谱抗菌药物还是窄谱抗菌药物?

3.上述案例中所提及的抗菌药物有哪些不良反应,在使用这些抗菌药物时还需要向患者交代哪些注意事项?

【实训报告】

1.回答思考题,并评价各案例中的药物治疗方案。

2.制订合理的药物治疗方案(包括所选药物、用法用量、不良反应、用药注意事项等)。

23-13 案例提示

实训十四 糖皮质激素的合理使用

【实训目的】

1.掌握糖皮质激素的合理选用原则。

2.能正确制订和评价糖皮质激素的药物治疗方案。

3.能指导患者糖皮质激素合理用药,防治不良反应。

【实训内容和步骤】

1.糖皮质激素的治疗原则。

案例一:患者,男,78岁。因"反复胸闷气促10余年,加重伴咳嗽咳痰5天"就诊。既往有"糖尿病"病史,长期服用二甲双胍片控制血糖,自诉平素血糖控制佳,有饮酒、吸烟史。查体:T 36.5℃,P 76次/min,R 14次/min,BP 136/88mmHg,神志清,精神软,气管居中,两肺呼吸音低,未闻及干湿性啰音,心律齐,未闻及病理性杂音,腹软,无压痛、反跳痛,肝、脾未触及。入院后诊断慢性阻塞性肺疾病急性加重,给予止咳、化痰治疗,同时甲泼尼龙琥珀酸钠40mg静脉滴注,每日1次抗炎治疗。入院后患者测血糖发现餐后2h血糖15~23mmol/L。请分析用药是否合理。

案例二:患者,男,68岁。因"反复气促5余年,加重5天"就诊。查体:T 37.1℃,P 96次/min,R 23次/min,BP 131/90mmHg,神志清,精神软,口唇发绀,气管居中,两肺呼吸音清,两肺闻及少许哮鸣音,心律齐,未闻及病理性杂音,腹软,无压痛、反跳痛,肝、脾未触及。患者既往长期自行服用甲泼尼龙片,目前四肢消瘦,颜面、躯干肥胖,3个月前曾因消化性溃疡住院治疗。请分析用药是否合理。

案例三:患者,男,23岁。因"反复气促2余年,加重1周"就诊。查体:T 36.7℃,P 83次/min,R 29次/min,BP 131/74mmHg,神志清,精神软,口唇发绀,气管居中,两肺呼吸音清,两肺闻及广泛哮鸣音,心律齐,未闻及病理性杂音,腹软,无压痛、反跳痛,肝、脾未触及。患者既往有支气管哮喘病史,长期不规则间断吸入糖皮质激素治疗,平素经常感胸闷不适。请分析用药是否合理。

2.分组讨论,每组选2名学生一人作为患者,一人作为药师。在模拟情境基础上,药师根据案例和所给处方评价药物治疗方案,分析用药的合理性,并提出合理的药物治疗方案。小组内自由点评。

3.答辩。在总结讨论结果的基础上每组推出 1 位同学代表,对药物治疗方案进行汇报讲解。

4.指导教师对汇报答辩情况进行点评,并总结用药不合理之处及解决方案。

【实训思考】

1.糖皮质激素的应用原则是什么?

2.糖皮质激素的不良反应有哪些? 需要向患者交代哪些注意事项?

【实训报告】

1.回答思考题,并评价各案例中的药物治疗方案。

2.制订合理的药物治疗方案(包括所选药物、用法用量、不良反应、用药注意事项等)。

23-14　案例提示

参考文献

［1］Schwinghammer T L. 临床药物治疗学病例分析：第 6 版［M］. 陈东生，主译. 北京：人民卫生出版社，2008.

［2］Southwick F S. 感染性疾病临床短期教程：第 2 版［M］. 郑明华，主译. 天津：天津科技翻译出版公司. 2011.

［3］葛均波，徐永健，王辰. 内科学［M］. 9 版. 北京：人民卫生出版社，2018.

［4］姜远英，文爱东. 临床药物治疗学［M］. 4 版. 北京：人民卫生出版社，2016.

［5］李俊. 临床药理学［M］. 6 版. 北京：人民卫生出版社，2018.

［6］李兰娟，任红. 传染病学［M］. 9 版. 北京：人民卫生出版社，2018.

［7］刘治军，韩红蕾. 药物相互作用基础与临床［M］. 2 版. 北京：人民卫生出版社，2015.

［8］石远凯，孙燕. 临床肿瘤内科手册［M］. 6 版. 北京：人民卫生出版社，2015.

［9］万学红，卢雪峰. 诊断学［M］. 9 版. 北京：人民卫生出版社，2018.

［10］谢幸，孔北华，段涛. 妇产科学［M］. 9 版. 北京：人民卫生出版社，2018.

［11］杨宝峰，陈建国. 药理学［M］. 9 版. 北京：人民卫生出版社，2018.